西安交通大学"十一五"规划教材

U0290455

临床免疫学

主编　刘如意　范桂香

编者　袁育康　范桂香　刘如意　谢　明

　　　王军阳　史　霖　周晓勃　雷艳君

　　　胜　利　刘　珊

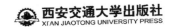 西安交通大学出版社

XI'AN JIAOTONG UNIVERSITY PRESS

内容提要

本书是在免疫学专业教师多年教学和科研实践的基础上,结合目前"临床免疫学"课程教学的现状和需求,并参考国内外最新文献所编撰的教科书。本书结合免疫学基础理论和临床实践,对临床相关的免疫分子和常见的免疫性疾病的病因、发病机理、免疫学诊断等方面作了详尽的阐述,同时反映了免疫学基础和临床实践的新进展。

读者:医学高年级本科生、研究生,临床免疫学专业和临床有关专业人员,生物学和生物医学领域的研究人员。

图书在版编目(CIP)数据

临床免疫学/刘如意,范桂香主编. —西安:西安交通大学出版社,2008.8(2021.8 重印)
(西安交通大学"十一五"规划教材)
ISBN 978 - 7 - 5605 - 2838 - 0

Ⅰ.临⋯ Ⅱ.①刘⋯ ②范⋯ Ⅲ.临床医学:免疫学 Ⅳ.R392

中国版本图书馆 CIP 数据核字(2008)第 111242 号

书　　名	临床免疫学
主　　编	刘如意　范桂香
责任编辑	吴　杰

出版发行　西安交通大学出版社
　　　　　(西安市兴庆南路 1 号　邮政编码 710048)
网　　址　http://www.xjtupress.com
电　　话　(029)82668357　82667874(发行中心)
　　　　　(029)82668315(总编办)
传　　真　(029)82668280
印　　刷　西安日报社印务中心

开　　本　720mm×960mm　1/16　印张 16.75　字数 309 千字
版次印次　2008 年 8 月第 1 版　2021 年 8 月第 4 次印刷
书　　号　ISBN 978 - 7 - 5605 - 2838 - 0
定　　价　39.00 元

Foreword 前言

免疫学是生命科学中一门迅速发展的前沿学科,与基础医学、临床医学及预防医学等学科广泛交叉。20 世纪中叶以来,尤其是随着分子生物学的兴起和基因水平研究的快速发展,免疫学在基础理论和临床应用领域不断取得令人瞩目的新成就。目前,医学免疫学已成为基础医学的一门重要的主干课程。

在高等医学院校本科课程设置中,作为一门基础与桥梁课程,医学免疫学教学被安排在二年级。由于内容多、更新快,而学时少、学生缺乏临床感性认识,因而增加了学习理解的难度。为解此症结我们本着"早期接触临床、后期回归基础"的教学理念,开设了"临床免疫学"课程(五年制选修、七年制必修),时间安排在学生学习了一定的临床课程以后。为适应教学需要,根据教学中实际执行的学时,我们在目前教学中使用的《临床免疫学》讲义的基础上修订编写了本教材。

全书共分十六章,内容主要包括自身免疫与自身免疫病、移植免疫、免疫缺陷、肿瘤免疫,以及免疫学理论、免疫学技术在临床疾病的诊断、治疗、预防方面的研究进展。力图通过基础与临床知识的互补以加深学生对免疫学知识的理解及对疾病发生发展过程中免疫发病机制的认识。在编写中文字力求通顺、流畅、简洁;内容力求能体现"三基"(基础理论、基础知识、基本技能)及"五性"(思想性、科学性、启发性、先进性、适用性)。本教材除适用于本科生的"临床免疫学"教学外,尚可作

Foreword

为医学专业研究生的辅助教材。

    本教材的编撰工作得到了西安交通大学教务处、医学院和西安交通大学出版社的大力支持,特别是参加撰稿的全体教师为本书付出了艰辛的努力。另外,著名的免疫学教授房益兰对本书的编写也提出了建设性修改意见。在此,谨向为本书作出努力的所有同志表示最诚挚的感谢。

    教材是教学环节中的一个重要元素,直接关系到教学质量。由于编者的学识水平和教学经验所限,本教材难免存在诸多不足之处,恳请同道与读者指正。

编　者

2008 年 4 月

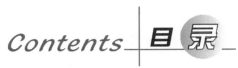

Contents 目录

Contents

Contents

第一章

免疫学基础

免疫学(immunology)是研究免疫系统(免疫的组织和器官、免疫细胞及免疫分子)的结构与免疫生物学功能的一门科学。仅仅几十年时间,免疫学从一门古老的学科跃升为一门现代的综合性、边缘性学科。

第一节　免疫相关的基本概念及免疫的功能

一、免疫的概念

"免疫(immunity)"一词来源于拉丁语"immunis",意为免除兵役或赋税,借用到医学中,指免除瘟疫、抵抗传染的能力。随着免疫学的进展,免疫的概念亦逐渐完善。现代的免疫概念是指:机体接触"抗原性异物"后所发生的特异性生理反应,其作用是识别和清除抗原性异物,以维持机体的生理平衡和稳定。通常免疫对机体是有利的,但在某些条件下也可以是有害的。

二、免疫的功能

机体的免疫系统主要有三种功能:免疫防御、免疫自稳和免疫监视。

1. 免疫防御

免疫防御(immune defense)指机体抵抗病原微生物感染的能力,即抗感染免疫。该功能发生异常可对机体产生不利影响:如应答过高,机体在清除抗原的同时,造成组织损伤和生理功能障碍,即超敏反应;如应答过低或缺如,可发生免疫缺陷病,主要表现为抗感染能力降低,易发生严重的反复感染。

2. 免疫自稳

免疫自稳(immune homeostasis)指机体识别和清除损伤、衰老的细胞,识别"自己"和"非己",维持自身稳定的功能。该功能发生异常的机体可对自身抗原产生应答,由该应答引起的疾病称为自身免疫病。

3. 免疫监视

免疫监视(immune surveillance)指机体识别和清除突变细胞的能力。由于各种因素的影响,正常机体的组织细胞也可以不断发生突变,机体通过免疫监视功能去除突变细胞,该功能若发生异常,可能导致肿瘤或持续性病毒感染。

三、抗原、抗原表位

抗原(antigen,Ag)是诱发机体免疫应答的物质基础和先决条件,一种物质能否成为抗原由其本身的结构特点和与其发生应答的机体两方面因素决定。抗原不仅能刺激机体免疫系统发生特异性免疫反应,而且能与相应的免疫应答产物(如抗体或致敏淋巴细胞)特异结合,由此决定了抗原的两种性能:①免疫原性(immunogenicity),即激发免疫应答的性能。②抗原性(antigenicity),即抗原在体内、体外与免疫应答产物结合的性能,又称免疫反应性(immunoreactivity)。医学上常见的抗原主要有病原微生物、细菌毒素和类毒素、异种动物血清、异嗜性抗原、自身抗原、同种异体抗原、肿瘤抗原等。

抗原分子进入机体,是刺激 T 细胞发生细胞免疫,还是刺激 B 细胞发生体液免疫,还是两者都可以,这与抗原分子表面的特殊结构和功能基团(抗原表位)相关。能够被 B 细胞识别的称 B 细胞表位。B 细胞表位一般位于抗原分子表面,呈立体构象结构,可直接与 B 细胞受体(B cell recepter,BCR)结合。而 T 细胞表位则存在于抗原分子内,是一段线性排列的氨基酸序列,即顺序表位。因此,刺激 T 细胞活化的蛋白质抗原需经抗原呈递细胞(APC)加工处理,与 MHC 分子结合才能构成供 T 细胞受体(T cell recepter,TCR)识别的表位。

四、抗体、免疫球蛋白和单克隆抗体

自从贝林(Von Behring)从免疫动物血清(免疫血清)中制备了抗白喉毒素并用于治疗白喉以来,人们开始对这种存在于恢复病人血清或免疫动物血清中的"杀菌素(bacteicidens)"有了认识,并将其命名为抗体(antibody,Ab)。抗体的研究与应用也开创了人工被动免疫的先河。

自然界中的抗原物质进入机体往往因存在多种抗原决定簇,所以可刺激多个不同 BCR 克隆活化及克隆扩增,产生的抗血清包括多种抗体,即多克隆抗体。多克隆抗体在研究抗体的结构、功能及应用方面都有一定局限性。

G. Kouler 和 C. Milstein 创立的杂交瘤单克隆抗体技术,利用小鼠骨髓瘤细胞与小鼠免疫脾细胞融合、筛选,成功获得了只针对某一抗原决定簇的单克隆杂交瘤细胞,制备出完全均一的单一特异性的抗体,即单克隆抗体(monoclonal antibody,McAb)。单克隆抗体的高度特异性极大地提高了免疫学诊断和治疗的水平,在免疫学的研究中作出了突出的贡献。

抗体曾按其功能命名十分混乱,1968 年 WHO 统一把具有抗体活性或化学结构与抗体相似的球蛋白命名为免疫球蛋白(immunoglobulin,Ig)。免疫球蛋白有分泌型(secreted Ig,SIg)和膜型(membrane Ig,mIg),分泌型 Ig 存在于体液,正常情况下具有抗体的各种功能。而膜型 Ig 实质上是 B 细胞膜上的抗原识别受体 BCR。

五、克隆选择学说的要点

克隆选择学说(clonal selection theory)是两次诺贝尔奖获得者澳大利亚免疫学家 M. Burnet 提出的。该学说比较完善地解释了抗体产生的机制,同时对许多免疫现象,如对抗原的识别、免疫记忆、免疫耐受、自身免疫、移植排斥等都做出了比较合理的解释或假说。克隆选择学说是近代免疫学发展的基石,是理解特异性免疫应答理论的基础。克隆选择学说的基本要点可以概括为以下几点。

(1)来自同一个克隆的细胞,具有单一的特异性受体,一旦突变,其后代即形成新的细胞克隆。识别抗原的特异性也会发生改变。

(2)抗原进入机体能特异地高亲和力地与相应特异克隆细胞受体结合,并使其活化、克隆扩增,最后形成能产生抗体的细胞及记忆细胞。

(3)具有识别自身的淋巴细胞在个体发育早期被清除或抑制,成为禁忌克隆(forbidden clone),在成熟的淋巴细胞库中不复存在,机体因此对自身成分产生了免疫耐受。

(4)禁忌克隆复活或突变,则可以成为与自身成分反应的克隆。

第二节　免疫系统简介

免疫系统(immune system)是机体担负免疫功能的物质基础,包括免疫组织和器官、免疫细胞及免疫分子三部分。

免疫器官按其功能不同,可分为中枢免疫器官和外周免疫器官,二者通过血液循环及淋巴循环相互联系。

一、中枢免疫器官

中枢免疫器官(central immune organ)是免疫细胞发生、分化、成熟的场所,在人类包括胸腺和骨髓。

（一）胸腺

胸腺（thymus）位于胸骨后，甲状腺下方，心包上方，由两叶扁平的淋巴组织组成。随年龄不同，胸腺的大小和结构有明显的差别。新生儿期胸腺重约 15～20g，以后逐渐增长，青春期可达 30～40g，青春期以后胸腺逐渐萎缩退变，但仍具有免疫功能。老年期胸腺明显缩小，其皮质和髓质多被脂肪组织代替，激素和细胞因子分泌减少，导致胸腺微环境改变，培育 T 细胞的作用减弱，使老年个体免疫功能衰退。

胸腺是 T 细胞分化、成熟的场所。裸鼠（先天无胸腺小鼠）和先天性胸腺发育不全（DiGeorge 综合征）的儿童 T 细胞发育障碍，导致细胞免疫缺陷，体液免疫受损。

胸腺细胞在胸腺微环境中，循被膜下→皮质→髓质移行成熟。在移行过程中，胸腺细胞表面分子发生变化：在被膜下为 $CD4^-CD8^-$ 双阴性细胞；在皮质为 $CD4^+CD8^+$ 双阳性细胞，低表达 $TCR\alpha\beta$；在髓质为 $CD4^+$ 或 $CD8^+$ 单阳性细胞，高表达 $TCR\alpha\beta$。

胸腺细胞在胸腺内经历了严格的选择，即发生在胸腺皮质的阳性选择（positive selection）和发生在皮-髓交界处的阴性选择（negative selection）。经过选择，胸腺细胞获得了 MHC 限制性和自身耐受性。进入胸腺的 T 细胞，约 95% 发生以凋亡为主的死亡，仅不足 5% 的细胞分化为成熟 T 细胞，进入外周免疫器官。成熟 T 细胞的表型是 $CD3^+CD4^+$ 或 $CD3^+CD8^+$。在胸腺中成熟的 T 细胞主要是 $TCR\alpha\beta^+$ T 细胞。

胸腺具有免疫调节功能。胸腺基质细胞可产生多种肽类胸腺激素，它们不仅促进胸腺细胞的分化成熟，也参与调节外周成熟 T 细胞。

血液内的大分子物质不易进入胸腺皮质内，说明皮质内毛细血管及其周围结构具有屏障作用。

（二）骨髓

骨髓（bone marrow）是各类免疫细胞发生的场所，同时也是人类 B 淋巴细胞分化成熟的场所。骨髓造血干细胞具有分化成不同血细胞的能力，故被称为多能造血干细胞。骨髓基质细胞可产生 IL-3、IL-4、IL-6、IL-7、GM-CSF 等多种细胞因子，形成造血干细胞分化的微环境。骨髓多能造血干细胞首先分化为髓系祖细胞和淋巴系祖细胞。髓系祖细胞最终分化成熟为粒细胞、单核细胞、红细胞、血小板。一部分淋巴系祖细胞经血液迁入胸腺，发育成熟为具有免疫功能的 T 细胞；另一部分则在骨髓内继续分化为 B 细胞或自然杀伤细胞（NK 细胞），然后经血液循环迁至外周免疫器官。

另外,骨髓也是发生 B 细胞应答的场所,尤其是在再次免疫应答中。因此,骨髓既是中枢免疫器官,又是外周免疫器官。

二、外周免疫器官

外周免疫器官(peripheral immune organ),是 T 细胞、B 细胞等成熟淋巴细胞定居和产生免疫应答的场所,也是滤过淋巴液的部位。外周免疫器官包括淋巴结、脾脏和黏膜免疫系统。

(一)淋巴结

人体约有 500～600 个淋巴结,广泛分布于全身非黏膜部位的淋巴通道上,常成群地分布于肺门、腹股沟及腋下等。

淋巴结表面有结缔组织被膜,被膜深入实质,形成小梁。有数条输入淋巴管进入淋巴结。淋巴结分为皮质和髓质两部分。皮质由浅皮质区、深皮质区和皮质淋巴窦组成。浅皮质区为 B 细胞定居的场所,称为非胸腺依赖区,该区内有淋巴滤泡,或称淋巴小结。未受抗原刺激的淋巴小结无生发中心,称为初级滤泡,主要含B 细胞;受抗原刺激后,小结内出现生发中心,称为次级滤泡,内含大量 B 淋巴母细胞,可向内转移至淋巴结中心部髓质的髓索,分化为浆细胞并产生抗体。深皮质区,又称副皮质区,位于浅皮质区和髓质之间,乃 T 细胞定居的场所,称为胸腺依赖区。副皮质区有许多由内皮细胞组成的毛细血管后微静脉,也称高内皮细胞小静脉(high endothelial venule,HEV)。

髓质由髓索和髓窦组成。髓索内含有 B 细胞及部分 T 细胞、浆细胞、肥大细胞及巨噬细胞(Mφ)。髓窦内 Mφ 较多,有较强的滤过作用。T 细胞约占淋巴结内淋巴细胞的 75%,B 细胞约占 25%。

淋巴结有过滤作用,病原微生物及毒素等有害物质随淋巴液进入淋巴结,被淋巴窦内的 Mφ 吞噬。淋巴结是 T 细胞及 B 细胞定居的场所及免疫应答发生的部位,并参与淋巴细胞再循环。来自血液的淋巴细胞穿过 HEV 壁进入淋巴结实质,然后至淋巴液中,通过输出淋巴管进入胸导管或右淋巴管,再回到血液循环。由于淋巴细胞在体内周而复始的再循环,使其有更多机会与抗原和 APC 接触。淋巴组织不断从循环池中补充新的淋巴细胞,以增强整个机体的免疫功能。记忆细胞也可参与再循环,其接触相应抗原后进入淋巴组织,并迅速发生活化、增殖和分化,产生再次免疫应答。

(二)脾脏

脾脏是人体最大的淋巴器官,可分为白髓、红髓和边缘区三部分。入脾动脉的分支贯穿白髓部,成为中央小动脉。白髓由密集的淋巴组织构成,又分为动脉周围淋巴鞘和淋巴小结两部分。动脉周围淋巴鞘为 T 细胞居住区,淋巴小结受抗原刺激后出现生发中心,内含大量 B 细胞及少量 Mφ,主要为 B 细胞居住区。红髓分为脾索和脾血窦。脾索主要含 B 细胞、Mφ 和浆细胞。白髓与红髓交界处为边缘区,含 B 细胞、T 细胞和 Mφ。

　　脾脏中 B 细胞约占淋巴细胞的 60%,T 细胞约占 40%。

　　脾脏是贮存红细胞的血库,并具有重要的免疫功能。脾切除的个体易被有荚膜的细菌感染,且易患严重的疟疾,提示脾脏在机体免疫防御中发挥重要作用。

　　脾脏有过滤作用,可清除血液中的病原体及衰老死亡的自身红细胞、白细胞、某些蜕变细胞及免疫复合物等,从而使血液得到净化。

　　脾脏是免疫细胞定居的场所及发生免疫应答的部位,尚能合成某些生物活性物质,如补体、干扰素等。

(三)黏膜免疫系统

　　黏膜免疫系统(mucosal immune system,MIS)亦称黏膜相关淋巴组织(mucosa-associated lymphoid tissue ,MALT),主要指呼吸道、肠道及泌尿生殖道黏膜固有层和上皮细胞下散在的淋巴组织,以及某些带有生发中心的器官化的淋巴组织,如扁桃体、小肠的派氏集合淋巴结(Peyer's patch)、阑尾等。人体黏膜的表面积约 $400m^2$,是病原微生物等抗原性异物入侵机体的主要门户,故 MALT 是人体重要的防御屏障。MALT 主要包括鼻相关淋巴组织、肠相关淋巴组织和支气管相关淋巴组织。

三、免疫细胞

　　免疫细胞是泛指所有参与免疫应答或与免疫应答有关的细胞及其前身,包括造血干细胞、淋巴细胞、自然杀伤细胞、单核-巨噬细胞及其他抗原提呈细胞、粒细胞、红细胞、肥大细胞等。可根据它们的作用分为参与非特异性免疫应答的细胞和参与特异性免疫应答的细胞。

(一)参与非特异性免疫应答的细胞

　　主要有各类吞噬细胞、NK 细胞、γδT 细胞、B1 细胞、肥大细胞、嗜碱性粒细胞、嗜酸性粒细胞和红细胞等。

1. 吞噬细胞(phagocyte)

　　吞噬细胞主要包括单核-巨噬细胞和中性粒细胞。

　　(1)单核-巨噬细胞　单核-巨噬细胞是指血液中的单核细胞(monocyte)和组织中的巨噬细胞(macrophage, Mφ)。单核细胞在血液中短时间停留后,随血流进入脾、淋巴结、肝脏等结缔组织中分化成熟为 Mφ。在不同组织中, Mφ 被冠以不同的名称,如在肝脏称枯否(Kupffer)细胞,在脑组织中称小胶质细胞等。

Mφ具有较强的吞噬、杀伤作用。Mφ通过吞噬、吞饮和受体介导的胞吞作用吞噬病原微生物及损伤衰老的细胞,因含丰富的溶酶体,能杀伤细胞内寄生的病原体。Mφ亦参与特异性免疫应答,具抗原提呈作用。

(2)中性粒细胞　中性粒细胞具多叶形核和嗜中性颗粒,是人外周血中主要类型的白细胞,胞内含丰富的溶酶体、过氧化物酶、酸性磷酸酶等,能吞噬和清除病原微生物,尤其是化脓菌,在急性炎症中起重要作用。

2. NK 细胞

自然杀伤细胞(natural killer cell,NK 细胞)是一种淋巴细胞,因胞浆内含嗜天青颗粒,亦称大颗粒淋巴细胞,分布于外周血、脾、淋巴结、骨髓等。在正常人外周血中约占淋巴细胞总数的 5%~10%。

NK 细胞和 T 淋巴细胞、B 淋巴细胞均来源于淋巴样前体干细胞,但缺乏 T 淋巴细胞、B 淋巴细胞的典型表面标志。成熟 NK 细胞表达 CD2、CD16、CD56。NK 细胞对肿瘤细胞和病毒感染的细胞具有较强的杀伤作用,有两种受体控制其杀伤活性:杀伤细胞活化受体(killer activating receptor,KAR)和杀伤细胞抑制受体(killer inhibitory receptor,KIR)。

(二)参与特异性免疫应答的细胞

这类细胞主要有抗原提呈细胞、T 淋巴细胞和 B 淋巴细胞,这三种细胞相互协调作用,发挥特异性体液免疫和特异性细胞免疫效应。T 淋巴细胞主要介导特异性细胞免疫应答;B 淋巴细胞主要介导特异性体液免疫应答。

1. 抗原提呈细胞

抗原提呈细胞(antigen presenting cell,APC),指能摄取、加工和处理抗原,并将抗原提呈给抗原特异性淋巴细胞的一类细胞,主要包括 Mφ、DC(树突状细胞)和 B 细胞。在免疫应答过程中具有重要的提呈及免疫调节作用。

2. T 淋巴细胞、B 淋巴细胞

(1)T 淋巴细胞、B 淋巴细胞的来源与分化　来自骨髓淋巴干细胞的前 T 细胞及前 B 细胞,分别在特定的免疫器官分化成熟为 T 细胞、B 细胞。①前 T 细胞需在胸腺分化成熟为 T 细胞,所以,此类细胞称为胸腺依赖性淋巴细胞(thymus dependent lymphocyte),简称 T 细胞。成熟的 T 细胞经血流分布至外周免疫器官的胸腺依赖区定居。多数 T 细胞参加血液与淋巴液间的再循环,接受抗原刺激,发挥细胞免疫和免疫调节功能。T 细胞寿命较长,约数月至数年。T 细胞在外周血中约占淋巴细胞总数的 70%～80%,在胸导管内约占 95% 以上。②人及哺乳动物的 B 细胞在骨髓内分化成熟,故称骨髓依赖性淋巴细胞(bone marrow dependent lymphocyte),简称 B 细胞。B 细胞较少参与再循环,在外周血中约占淋巴细胞总数的 20%～30%,主要行使体液免疫功能。除少数 B 记忆细胞可存活较长时间,一般 B 细胞寿命较短,仅为数日至数周。

(2)T 淋巴细胞、B 淋巴细胞的表面标志及研究意义　所谓细胞表面标志(surface marker)是指存在于细胞膜表面的特征性结构或分子。T 淋巴细胞、B 淋巴细胞的表面标志主要指细胞的表面受体和表面抗原。研究这些标志具有十分重要的意义:①鉴别 T 细胞、B 细胞及其亚群。T 淋巴细胞、B 淋巴细胞在光镜下难以从形态特征上区别,但所有的 B 淋巴细胞都具有特征性的抗原识别受体 BCR 结构,而 T 细胞均具有 TCR 结构。另外,根据 TCR 肽链结构组成的不同,又可将其分为具有 α、β 链型 TCR 的 αβT 亚群及具有 γ、δ 链型 TCR 的 γδT 亚群。αβT 亚群是具有高度特异性的 T 细胞,而 γδT 亚群从功能而言则属于非特异免疫细胞。②用于研究淋巴细胞的分化状态及功能。受抗原刺激而活化的淋巴细胞,在其分化成熟过程的不同阶段,细胞表面可以出现很多代表不同分化程度的分子,通常称为抗原分化簇或分化群(cluster of differentiation,CD)。根据细胞表面 CD 的不同,不仅可以判断细胞类型,而且能分析其功能活性状态。如外周血中所有成熟的 T 细胞都具有 CD5 的结构,同时具有 CD4 的 T 细胞是具有免疫辅助功能的 T 亚群(T help cells,Th),表达 CD8 的可以是具有杀伤功能的细胞毒性 T 淋巴细胞(cytotoxicity T lymphocyte,CTL 或 TC)。③用于免疫性疾病的临床诊断及发病机理研究。如研究证实 CD6$^+$ 的 B 细胞与自身免疫发生有关。CD28 是 T 活化时接受第二信号的重要膜分子(与 APC 的 CD80 结合),CD28 的缺乏使 T 细胞缺乏第二信号而不能活化,导致细胞免疫功能的异常。

四、免疫分子

免疫分子根据其存在的状态可以分为膜分子及分泌性分子。

分泌性分子是由免疫细胞合成并分泌于胞外体液中的免疫应答效应分子,包括抗体分子、补体分子和细胞因子等。

膜分子是免疫细胞间或免疫系统与其他系统(如神经-内分泌系统)细胞间信息传递、相互协调与制约的活性介质,包括 TCR、BCR、MHC 分子、CD 分子及细胞黏附分子(cell adhesion molecules,CAMs)等。

第三节　非特异性免疫和特异性免疫

一、非特异性免疫

非特异性免疫（non-specific immunity）又称天然免疫或固有性免疫（innate immunity），是机体在种系长期进化过程中形成的天然防御功能。其特点是：①无特异性，作用广泛；②先天具备；③初次与抗原接触即能发挥效应，但无记忆性；④可稳定遗传给子代；⑤同一物种的个体间差异不大。非特异性免疫是在感染早期（96 小时之内）发挥作用，是机体重要的第一道免疫防线，也是特异性免疫的基础。

非特异性免疫包括三方面：屏障系统、细胞组分及体液中存在的抑菌、杀菌成分。这些天然组分通过阻挡、抑菌、吞噬和相应的炎症反应共同完成阻止病原体入侵或及时有效清除病原菌并防止其扩散的作用。

（一）屏障系统

主要包括完整皮肤、黏膜构成的物理屏障，由血-脑屏障、血-胸屏障及胎盘等构成的解剖学屏障以及皮肤黏膜表面正常菌群构成的生物学屏障等。屏障系统可有效地阻止、干扰或限制致病微生物的侵袭、定居和繁殖。

（二）非特异性免疫细胞

参与非特异性免疫的细胞主要包括 NK 细胞、吞噬细胞、具有抗原提呈作用的树突状细胞（DC）、B-1 B 细胞及 γδT 细胞，这些细胞不需要预先抗原激活，可直接在抗原进入体内的早期阶段发挥多种生物效应。

1. 吞噬细胞及其作用

吞噬细胞主要包括血液中的单核细胞、中性粒细胞和组织中的巨噬细胞。吞噬细胞可以通过胞吞（endocytosis）和吞噬（phagocytosis）两种形式摄取、清除抗原物质。①胞吞是指摄入胞外体液中的大分子的方式，又称为胞饮（pinoaptosis）。胞吞也可通过受体选择性吞入能与受体结合的大分子。②吞噬是指细胞摄入较大的颗粒状物质，如病原体或衰老细胞残骸。吞噬通常由专职吞噬细胞如单核细胞-巨噬细胞（macrophage，Mφ）或中性粒细胞进行。

吞噬细胞在发挥吞噬、清除病原体等抗原物质的同时，自身可被活化并释放多种具有生物活性的物质，如细胞因子等。吞噬细胞所释放的细胞因子可进而引起局部一系列的炎症反应（inflammation）。炎症发生时伴有血管扩张、通透性增强、血流量增多及局部液体渗出。炎症过程还可有大量趋化因子产生，吸引更多的炎性细胞到达病原体侵入部位,发挥有效的吞噬、清除作用。

2. 自然杀伤细胞

NK 细胞主要来源于骨髓造血细胞,其分化、成熟依赖骨髓及胸腺微环境。NK 细胞不表达特异性抗原受体,目前尚未找到自身特有的标记,一般将细胞表面带有 CD3、CD56、CD16 的淋巴细胞认定为 NK 细胞。NK 细胞无需抗原的预先作用,可直接非特异性杀伤靶细胞,在机体的免疫监视、早期抗感染及免疫调节中发挥重要作用。

NK 细胞的非特异性杀伤作用主要通过其表面的三种受体发挥效应:

(1)IgG Fc 受体 NK 细胞表面的 CD16 是一种低亲和性 IgG Fc 受体,当 IgG 抗体与靶细胞表面相应表位特异性结合后,可通过其 Fc 段与 NK 细胞表面的 Fc 受体结合,激发 NK 细胞产生定向非特异性杀伤作用,导致靶细胞溶解,即抗体依赖细胞介导的细胞毒作用(ADCC)。

(2)KAR 杀伤细胞活化受体(KAR)能识别靶细胞表面出现的多糖类配体,并与之结合,介导产生 NK 细胞活化信号,活化的 NK 细胞可释放穿孔素及颗粒酶,导致靶细胞溶解及细胞凋亡。

(3)KIR 杀伤细胞抑制受体(KIR)、CD94 等可识别自身 HLA I 类分子,并与之结合,使 NK 细胞处于抑制状态。因此,它不杀伤自身正常组织细胞。当病毒感染细胞时或细胞转化为肿瘤细胞后,由于 MHC I 类分子丢失或改变,解除了对 NK 细胞的抑制作用。

（三）参与非特异性免疫的体液分子

正常体液中天然存在多种抑菌、杀菌成分,包括补体、溶菌酶、干扰素、急性期蛋白等。

补体是存在于人和脊椎动物血清与组织液中的一组经活化后具有酶活性的蛋白质,由 30 多种血清蛋白和膜结合蛋白组成,故称补体系统。血清中补体含量相对稳定。在生理状态下,血清中补体多以无活性的酶前体形式存在,只有在某些激活物的作用下,补体各成分才依次活化。每当前一组分被激活,即具备了裂解下一组分的活性。因此,补体的激活过程是一系列扩大的连锁反应,最终导致靶细胞溶解。激活过程中产生的补体片段,具有不同的生物效应,广泛参与机体的免疫调节和炎症反应。

补体激活过程依据其起始顺序的不同可分为三条途径(见表 1-1):经典途径(classical pathway)、MBL 途径和旁路途径(alternative pathway)。

表 1 - 1 补体三条激活途径的主要不同点

	经典激活途径	旁路途径	MBL 途径
激活物质	抗原 - 抗体（IgM、IgG1、IgG2、）复合物	肽聚糖、酵母多糖、脂多糖、凝集的 IgA、IgG4	MBL 相关的丝氨酸蛋白酶（MASP）
起始分子	C1q	C3	C2、C4
参与的补体成分	C1、C4、C2、C3、C5～C9	C3、C5～C9、B 因子、D 因子	C2～C9、MASP
所需离子	Ca^{2+}、Mg^{2+}	Mg^{2+}	Ca^{2+}
C3 转化酶	C $\overline{4b2b}$	C $\overline{3bBb}$	C $\overline{4b2b}$
C5 转化酶	C $\overline{4b2b3b}$	C $\overline{3bnBb}$	C $\overline{4b2b3b}$
生物学作用	参与特异性免疫的效应阶段，在感染后期发挥作用	参与非特异性免疫的效应阶段，在感染早期发挥作用	参与非特异性免疫的效应阶段，在感染早期发挥作用

补体激活后可发挥多种生物学作用。

1. 补体介导细胞溶解

补体系统被激活后，可在靶细胞表面形成攻膜复合物，从而导致靶细胞溶解。这是机体抗细菌等微生物感染的重要防御机制，在一定条件下也可导致组织细胞损伤，引起相应疾病。

2. 调理作用

补体裂解产物 C3b、C4b 和 iC3b 能与细菌或其他颗粒结合，这些分子一端与靶细胞或免疫复合物结合，另一端与具有相应受体的吞噬细胞结合，在靶细胞与吞噬细胞之间搭桥，可促进吞噬细胞的吞噬作用，称为调理作用。因此，在微生物细胞表面发生的补体激活，可促进微生物与吞噬细胞黏附，并被吞噬及杀伤。这可能是机体抵抗全身细菌或真菌感染的主要防御机制。

3. 引起炎症反应

（1）激肽样作用 C2a 具有激肽样作用，能增加血管通透性，引起炎症充血、水肿，故称其为补体激肽。

（2）过敏毒素作用 C3a、C4a 和 C5a 具有过敏毒素作用，称其为过敏毒素。①增加毛细血管通透性；②活化中性粒细胞；③使平滑肌收缩；④使肥大细胞、嗜碱性粒细胞脱颗粒，释放组胺。

（3）趋化作用　C3a、C5a、C567 具有趋化作用,尤其是 C5a,故又称为趋化因子。吸引中性粒细胞至感染部位。

总的结果是导致急性炎症反应。在某些情况下补体介导的炎症反应也可能对自身组织成分造成损伤。如免疫复合物型肾小球肾炎。

4. 清除免疫复合物

补体成分可参与清除循环免疫复合物,其机制为:

（1）补体与 Ig 的结合可在空间上干扰 Fc 段之间的相互作用,从而抑制新的免疫复合物形成,或使已形成的免疫复合物中的抗原和抗体发生解离;

（2）免疫复合物激活补体后,可通过 C3b 黏附到具有 C3b 受体的红细胞、血小板上,形成较大复合物,有利于吞噬细胞的吞噬、清除。

5. 免疫调节作用

（1）C3 可参与捕捉、固定抗原,使抗原易被 APC 处理与递呈。

（2）补体成分可与多种免疫细胞相互作用,调节细胞的增殖分化,如 C3b 与 B 细胞表面 CR1 结合,可使 B 细胞增殖分化为浆细胞。

（3）补体参与调节多种免疫细胞效应功能,如杀伤细胞结合 C3b 后可增强对靶细胞的 ADCC 作用。

二、特异性免疫

特异性免疫(specific immunity)是在个体发育过程中由于受到抗原刺激而产生的,其作用是针对特定抗原,亦称适应性免疫 (adaptive immunity)或获得性免疫。其特点是:①有明显的针对性(特异性);②获得性,是个体出生后受到特定抗原刺激而产生的;③记忆性,机体在受到相同抗原再次刺激时,出现迅速而增强的应答;④可被动转移;⑤建立在非特异性免疫的基础上,又促进非特异性免疫。特异性免疫继非特异性免疫应答之后发挥作用(96 小时之后)。

（一）免疫应答的概念及类型

免疫应答是机体对抗原性异物所发生的一系列生理反应,包括抗原呈递细胞对抗原的加工、处理和呈递,抗原特异性淋巴细胞对抗原的识别、自身活化、增殖、分化及产生生物学效应的全过程。具有排异性、特异性、记忆性三大特点。

根据对抗原应答的状态,免疫应答可分为正免疫应答和负免疫应答。前者指在一定条件下 T、B 淋巴细胞受特异性抗原刺激后发生活化、分化和增殖,产生抗体、效应性 T 细胞或其他效应分子。反之,如 T、B 细胞受抗原刺激后不发生活化、不产生抗体或/和效应性 T 细胞,称之为负免疫应答。根据介导的细胞分,特异性免疫应答可分为 B 细胞介导的体液免疫和 T 细胞介导的细胞免疫。

1. 体液免疫

体液免疫(humoral immunity)是指 B 细胞接受抗原刺激后,活化、增殖、分化为浆细胞并产生抗体。由于抗体多在体液中发挥效应,故称为体液免疫或抗体介导的免疫。

2. 细胞免疫

细胞免疫(cellular immunity)也称细胞介导的免疫(cell midiated immunity, CMI)。T 细胞受特异抗原刺激后活化、增殖、分化为致敏的 T 淋巴细胞,通过直接杀伤带有特异抗原的靶细胞或产生具有多种生物活性的淋巴因子而发挥炎症反应,达到清除抗原的作用。因此细胞免疫是由致敏的 T 淋巴细胞、淋巴因子及其他炎性细胞共同完成的。

(二)T 淋巴细胞、B 淋巴细胞对抗原的特异识别、克隆扩增

T 淋巴细胞、B 淋巴细胞之所以能够发挥特异性免疫应答是由于细胞表面上存在着特异性抗原识别受体。TCR 是 T 细胞抗原识别受体,BCR 是 B 淋巴细胞抗原识别受体。一个 T 淋巴细胞或 B 淋巴细胞表面只表达一种 TCR 或 BCR,只能精确地特异识别并结合一种抗原分子,因此,T 细胞及 B 细胞对抗原的识别具有严格的特异性。由于 TCR、BCR 及相应分子(如抗体)在结构上的高度异质性,因此赋予机体大量存在的 T 细胞、B 细胞具有识别数量庞大的各种不同抗原并能与之发生特异应答的能力。结构特异的 TCR、BCR 的高度多样性,是机体能对不同抗原产生特异应答的分子基础。

B 细胞通过表达 BCR 可直接识别并与特异抗原结合开始活化。在体内一些细胞因子(如 IL-2、IL-4)作用下开始增殖。由表达一种 BCR 的一个 B 细胞增殖产生的后代 B 细胞群体与原来 B 细胞表达完全相同的 BCR,这一个细胞群称为一个克隆(clone),其增殖过程称为克隆扩增。

T 细胞表达的 TCR 只能识别抗原肽而不能直接识别蛋白抗原分子。因此 T 细胞识别、结合抗原肽而活化的过程较为复杂,可简单概括为以下几点:①蛋白抗原分子必须先经抗原提呈细胞(antigen presenting cell,APC)处理,降解为抗原肽。②抗原肽与 APC 胞内的主要组织相容性分子(major histocompatibility complex molecule,MHC 分子)结合,共同转运至 APC 表面形成抗原肽–MHC 复合物。③T 细胞以其表达在细胞表面的 TCR 特异识别 APC 递呈的抗原肽–MHC 复合物,产生 T 细胞活化第一信号,APC 表面尚有一些其他结构分子作为 T 细胞活化的第二信号(或称协同刺激信号 co-stimulatory signal),共同作用使 T 细胞活化。活化的 T 细胞在一些细胞因子(如 IL-2 等)作用下克隆扩增。

克隆扩增的 T 细胞、B 细胞继续受一些细胞因子作用,不断分化,最后成为效

应细胞。T 细胞、B 细胞在其分化过程中,部分细胞分化为记忆细胞(memory cell)。当再次遇到相同抗原时,记忆细胞迅速克隆增殖、分化为效应细胞。记忆细胞的效应也是特异的,它对相同抗原的再次侵入起到快速、强大的特异性免疫效应。

(三)特异性免疫应答的过程及规律

(1)T 细胞、B 细胞特异性应答的过程可以概括三个阶段:①抗原识别阶段;②T 细胞、B 细胞活化、克隆扩增和分化阶段;③效应阶段。

(2)特异性免疫应答遵循初次应答与再次应答规律,即免疫系统在第二次接触相同抗原时所出现的第二次应答与第一次接触抗原的初次应答相比表现为:潜伏期短、应答强度大等特点。这一规律对体液免疫(如抗体产生)和细胞免疫(如移植排斥反应)都是相同的。该规律的原理与免疫应答中形成抗原特异性的记忆细胞相关。免疫应答规律对免疫接种及临床免疫诊断和预防均具有重要意义。

非特异性免疫与特异性免疫共同完成免疫防御、免疫自稳与免疫监视的作用。两者是构成机体完整免疫系统不可分割的两个部分。参与非特异性免疫的细胞如 APC 为特异性免疫细胞的活化提呈抗原并提供协同刺激信号。补体经典途经的活化需要抗原抗体复合物启动,其活化产生的生物活性片段在炎性反应中发挥重要作用并参与细胞免疫的效应阶段。特异性免疫中产生的多数细胞因子的作用都是非特异性的。因此,非特异性免疫是特异性免疫的基础,在感染早期作用直接、迅速。特异性免疫在感染后期及防止再感染中发挥强大而持续的免疫效应。

第二章

细胞因子与临床

第一节　细胞因子概述

一、概念

细胞因子(cytokine,CK)是指由活化的免疫细胞和某些基质细胞分泌的,介导和调节免疫、炎症反应的小分子多肽。除免疫球蛋白和补体外,细胞因子是另一类非特异性免疫效应物质,它包括由淋巴细胞产生的淋巴因子(lymphokine)、单核-巨噬细胞产生的单核因子(monokine)和其他细胞分泌的因子等。

特异性细胞因子的发现和研究始于 20 世纪 50 年代。当时由于对传染病抗原诱导免疫应答的研究,涉及到细胞产生的一些因子,如干扰素和巨噬细胞激活因子等。70 年代,人们不断发现新的细胞因子,而且制备了特异性抗体用于单个细胞因子的纯化和特性研究。80 年代到 90 年代,随着分子生物学的迅速发展,许多细胞因子得到鉴定并制备出相应的特异性抗体。在 90 年代,细胞因子的研究进入高潮,但多集中在研究细胞因子的体外效应,对各种细胞因子在体内的效应了解甚少。近年来随着应用重组细胞因子、特异性细胞因子的单克隆抗体、转基因动物表达的细胞因子基因、缺乏特异性细胞因子的动物和基因敲除(gene knockout)等技术,细胞因子向分子和基因水平有了深入发展,使一些感染性疾病、过敏性疾病、自身免疫性疾病、免疫缺陷病、肿瘤等的发病机制的研究和防治提高到一个新的水平。

二、细胞因子的命名和分类

由于细胞因子种类繁多,迄今发现的已达数百种之多,且常具有一因子多功能和多因子同功能现象,因此给细胞因子的命名和分类带来了一定的困难。目前普遍应用并为大家所接受的分类方法主要有以下两种。

（一）根据产生细胞因子的细胞种类分类

1. 淋巴因子

1968 年由 D. C. Dumonde 首次提出淋巴因子的概念,以概括由活化淋巴细胞所产生的、除抗体以外的全部免疫效应物质,后陆续发现和命名了多种淋巴因子。重要的淋巴因子有:IL-2、IL-3、IL-4、IL-5、IL-6、IL-9、IL-10、IFN-γ、TNF-β、GM-CSF 等。

2. 单核因子

单核因子主要由单核细胞或巨噬细胞产生,如 IL-1、IL-6、IL-8、TNF-α、G-CSF和 M-CSF 等。

3. 非淋巴细胞、非单核-巨噬细胞产生的细胞因子

这类细胞因子主要由骨髓和胸腺中的基质细胞、血管内皮细胞、成纤维细胞等细胞产生,如 EPO、IL-7、IL-11、SCF、IFN-β 等。

（二）根据细胞因子主要功能分类

1. 白细胞介素

白细胞介素(interleukin,IL)1979 年由第二次国际淋巴因子会议统一命名,是指介导白细胞之间相互作用的细胞因子。按其发现顺序以阿拉伯数字排列,目前已报道 IL-1~IL-31。

2. 集落刺激因子

在对造血细胞的体外研究中发现,一些细胞因子可刺激造血干细胞在半固体培养基中形成不同的细胞集落,这些集落刺激因子(colony stimulating factor,CSF)分别被命名为粒细胞集落刺激因子(G-CSF)、单核-巨噬细胞集落刺激因子(M-CSF)、粒细胞-单核细胞集落刺激因子(GM-CSF)、多能集落刺激因子(Multi-CSF,又称 IL-3)、干细胞因子(stem cell factor,SCF)、红细胞生成素(erythropoietin,EPO)和血小板生成素(thrombopoietin,TPO)等。这些细胞因子主要作用于血液细胞和免疫细胞,促使它们成熟、分化和增殖。

3. 干扰素

干扰素(interferon,IFN)是由病毒或干扰素诱生剂诱导人或动物有核细胞产生的糖蛋白。根据细胞来源、理化性质和抗原性的不同可分为 IFN-α、IFN-β、IFN-γ,它们分别由白细胞、成纤维细胞和活化的 T 细胞产生。IFN 具有抗病毒、抗肿瘤和免疫调节等作用。

4. 肿瘤坏死因子

肿瘤坏死因子(tumor necrosis factor,TNF)是 E. A. Garswell 等在 1975 年

发现的一种能使肿瘤发生出血坏死的物质。根据其来源和结构不同,可分为
TNF-α 和 TNF-β 两类,前者主要由活化的单核-巨噬细胞产生,后者由活化的 T
细胞产生,又名淋巴毒素(lymphotoxin,LT)。两类 TNF 基本的生物学活性相似,
除具有杀伤肿瘤细胞作用外,还有免疫调节作用,参与发热和炎症的发生。大剂量
TNF-α 可引起恶液质,因而 TNF-α 又称恶液质素(cachectin)。

5. 生长因子

生长因子(growth factor,GF)包括表皮生长因子(EGF)、成纤维细胞生长因
子(FGF)、血小板衍生的生长因子(PDGF)、转化生长因子- β(TGF-β)、血管内皮
细胞生长因子(VEGF)、神经生长因子(NGF)、胰岛素样生长因子(IGF)、肝细胞
生长因子(HGF)等。生长因子主要参与组织的修复过程。

6. 趋化性细胞因子

1986 年以来,陆续发现了一类主要由免疫细胞产生的、具有趋化白细胞作用
的细胞因子。1992 年第三届国际趋化因子研讨会上,绝大多数学者建议将该细胞
因子命名为趋化性细胞因子(chemokine) ,包括 IL-8、中性粒细胞激活蛋白-1
(NAP-1)、中性粒细胞激活蛋白-2(NAP-2)、巨噬细胞炎症蛋白-1α(MIP-1α)、巨噬
细胞炎症蛋白-1β(MIP-1β)、单核细胞趋化和激活因子、单核细胞趋化蛋白-1
(MCAF/MCP-1)等。

三、细胞因子的来源

产生细胞因子的细胞种类繁多,归纳起来主要有三类:①活化的免疫细胞,包
括淋巴细胞(尤其是 T 淋巴细胞)、单核-巨噬细胞、粒细胞、肥大细胞等;②基质细
胞类,包括血管内皮细胞、成纤维细胞、上皮细胞、中枢神经系统的小胶质细胞等;
③某些肿瘤细胞、感染、炎症、抗原、丝裂原等多种因素均可刺激细胞因子的产生,
各细胞因子之间也可彼此促进合成、分泌。

四、细胞因子的共同特点

每种细胞因子各有其独特的理化特性和生物学功能,但各种细胞因子之间具
有以下共同的作用特点。

1. 细胞因子的产生

天然细胞因子是由细胞产生的。正常的静息或休止(resting)状态的细胞一般
需要经过激活后才能合成和分泌细胞因子。通常由抗原、丝裂原或其他刺激物激
活免疫细胞和相关细胞,6 到 8 小时后,细胞培养上清中即可检测出细胞因子,24
到 72 小时细胞因子水平达最高。但是有些细胞株不需外源刺激就可以自发地分

泌某些细胞因子,如正常血液中存在少量自发分泌的 TGF-β、SCF、M-SCF 等细胞因子。

2. 细胞因子的多源性和多效性

细胞因子的产生具有多源性、作用具有多效性的特点,即单一刺激如抗原、丝裂原、病毒感染等可使同一种细胞分泌多种细胞因子,一种细胞因子可由多种不同类型的细胞产生,并可作用于多种不同类型的靶细胞。

3. 细胞因子短暂的自限性分泌

细胞因子的分泌是短暂的自限过程,无前体状态的储存,其合成由新的基因转录而激发。这种转录的激活作用十分短暂,其 mRNA 分子不稳定。细胞因子一旦合成即很快分泌至细胞外发挥生物学作用。刺激停止后,合成即停止,并迅速被降解,一般极少储存。

4. 细胞因子的理化性

绝大多数细胞因子均为低分子量($<80kDa$)的分泌型糖蛋白,一般由 100 个左右的氨基酸组成。不同细胞因子之间无明显氨基酸序列的同源性。多数细胞因子以单体形式存在,只有少数细胞因子,如 IL-5、IL-12、M-CSF、TGF-β 等以双体形式存在。

5. 细胞因子自分泌与旁分泌特点

大多数细胞因子是以旁分泌(paracrine)或自分泌(autocrine)的形式发挥效应。前者作用于邻近细胞;后者作用于产生细胞自身,并在局部发挥作用。某些细胞因子也可通过内分泌的形式作用于远处细胞。

6. 细胞因子通过受体发挥效应

细胞因子必须通过与靶细胞表面特异性受体结合才能发挥其生物学效应。细胞因子与受体结合后,通过细胞内信息传递,增强或抑制某些基因的表达。细胞因子受体与细胞因子的结合具有高亲和力,其解离常数(kd)为 $10^{-10}\sim10^{-12}$M(相比之下,抗体结合抗原的 kd 为 $10^{-7}\sim10^{-11}$M,MHC 结合肽类的 kd 为 10^{-6}M)。因此,只需极小量的细胞因子,通常在 pmol/L 浓度水平即可发挥明显的生物学效应,故细胞因子的作用具有高效性。

7. 细胞因子生物学作用的多样性

细胞因子具有多样性的生物学作用。包括具有抗病毒活性;参与调节机体的免疫应答;介导炎症反应和促进机体造血等。细胞因子对靶细胞作用的强弱取决于细胞因子的局部浓度、靶细胞的敏感性以及同时存在的其他细胞因子的影响。许多细胞因子的作用具有双向性,即适量时增强免疫效应,超量时则起抑制作用。

8. 细胞因子的网络性

细胞因子的产生、生物学作用以及受体表达均具有网络特点。从细胞因子的来源看，一种细胞因子可由多种细胞产生，如 IL-1 可由单核-巨噬细胞、B 细胞、NK 细胞、内皮细胞、成纤维细胞、表皮细胞等产生；而一种细胞也可产生多种细胞因子，如活化的 T 细胞可产生 IL-1～IL-6、IL-9、IL-10、IL-13、IFN-γ、TGF-β、GM-CSF 等。从细胞因子的作用来看，一种细胞因子可具有多种生物活性；而多种细胞因子也可具有某些相同的生物活性，如 IL-2、IL-4 和 IL-9 都能维持和促进 T 细胞的增殖。

细胞因子的网络特性还反映在下列几方面：

(1)细胞因子之间可相互诱生 例如 IL-1 能诱生 IFN-α、IFN-β、IL-1、IL-2、IL-4、IL-5、IL-6、IL-8 等多种细胞因子；IL-2 能诱生 IFN-γ、TNF、LT 及 IL-2 自身。

(2)细胞因子可调节细胞因子受体的表达 例如 IL-1、IL-5、IL-6、IL-7、TNF 等均能促进 IL-2 受体表达；IL-1 能降低 TNF 受体密度，从而降低 TNF 的细胞毒作用。大多数细胞因子对自身受体的表达呈负调节，对它种细胞因子受体表达则呈正调节。

(3)细胞因子生物活性之间的相互影响 一种细胞因子常常影响另一种细胞因子的生物学作用，两种细胞因子生物学作用之间可以是相互拮抗，可以是相加效应(additive effect)，也可以取得协同效应(synergy)，甚至取得两种细胞因子单用时所不具有的新的独特效应。例如，IL-4 及 IL-12 共同激活静止 B 细胞；IL-1、IL-2、IL-4、IL-6、TNF 等协同使活化的 B 细胞增殖；IL-6、IL-2、TNF、IFN-γ 使活化 B 细胞分化为浆细胞，产生抗体；IL-1、IL-6 激活静止 T 细胞；IL-2、IL-4、TNF、IFN-γ使活化 T 细胞增殖；IL-2、IL-4、IL-6 促使 T 细胞分化为效应细胞。对肿瘤细胞，IFN-γ 与 TNF、IFN-γ 与 IL-2、IL-2 与 TNF 有协同抑制和杀伤作用。IL-1、IFN-γ 及 TNF 能增强 IL-2 诱导的 LAK 细胞增殖，但 TGF-β 却具抑制效应。细胞因子的协同作用还表现在有些细胞因子低剂量单独应用无效，联合应用时可发挥一定的调节作用。例如，低浓度 IFN-γ 或 TNF 单独应用不能激活巨噬细胞，二者联合后即有显著的激活作用。又如 IL-4 能诱导静止 B 细胞表达 MHCⅡ类抗原，但这种作用可被 IFN-γ 部分抑制(尽管 IFN-γ 本身是一种很强的 MHCⅡ类分子诱导剂)。

五、细胞因子的分子生物学特点

绝大多数细胞因子编码基因只有一个，仅 IFN-α 为多基因产物，约有 18 个亚型。很多细胞因子基因由 4～5 个外显子和 3～4 个内含子组成。在细胞因子基因

5′端含启动序列、增强子序列及一些调控序列,还有各种与细胞因子的表达调控有关的元件。在3′端非编码区往往含有重复的TAAT序列,可使细胞因子mRNA的半衰期减短,因而可控制细胞因子的表达,使其发挥一过性和局部性的效应。

此外,一些细胞因子及其受体的基因是连锁的,如在人第5号染色体长臂上集中了IL-3、IL-4、IL-5、GM-CSF、M-CSF的基因。在急性非淋巴细胞白血病患者的恶性细胞中常可发现整条第5号染色体或其长臂丢失的现象,这表明该型白血病与一些细胞因子基因异常有关。又如TNF-α和TNF-β的基因位于MHC基因组内(见表2-1)。

表2-1 人细胞因子在染色体上的定位

细胞因子基因	定位的染色体号	细胞因子基因	定位的染色体号
IL-1α、IL-β	2	IL-7	8
IL-2	4	IL-8	4
IL-3、M-CSF、GM-CSF	5	TGF-α	2
IL-4、IL-5、IL-9、IL-13	5	TGF-β、IL-11	19
IL-6	7	IL-10	1
G-CSF	17	IL-16	15
TNF-α、TNF-β	6	IL-18	11
IFN-α、IFN-β	9	IL-25	14
IFN-γ、IL-22、IL-26	12		

六、细胞因子受体

1. 细胞因子受体的分类

根据细胞因子受体的结构可将其分为五个家族。

(1)免疫球蛋白超家族　　这类受体的细胞膜外区有一个或多个免疫球蛋白(Ig)样结构域。IL-1、IL-6、M-CSF、SCF、PDGF和FGF受体都属于此类。

(2)Ⅰ型细胞因子受体家族　　又称EPO受体家族或造血因子受体家族,其胞膜外区有两个不连续的半胱氨酸残基和WSXWS基序(W代表色氨酸,S代表丝氨酸,X代表任何一个氨基酸)。IL-2、IL-3、IL-4、IL-5、IL-7、IL-9、IL-13、IL-15、EPO、GM-CSF和G-CSF等受体属于此类受体。

(3)Ⅱ型细胞因子受体家族　　干扰素和IL-10受体属于此类受体,其胞膜外区有四个不连续的半胱氨酸残基。

(4)Ⅲ型细胞因子受体家族　　又称肿瘤坏死因子受体家族,有富含半胱氨酸基序。TNF 受体、NGF 受体等属于此类受体。

(5)趋化性细胞因子受体家族　属于 G -蛋白偶联受体,IL-8 和 MIP 等受体均属于此类。

2. 可溶性细胞因子受体

大部分细胞因子的受体除与细胞膜结合的形式外,还存在着分泌游离形式,即可溶性细胞因子受体(soluble cytokine receptor,sCKR),如 sIL-1R、sIL-2R、sIL-4R~IL-8R、sIFN-γ、sTNFR 和 sG-CSFR 等。这些可溶性受体可作为相应细胞因子的运载体,也可与相应的膜受体竞争配体而起到抑制作用。

此外,一些细胞因子的受体还存在着天然拮抗剂,如 IL-1 受体拮抗剂(IL-1Ra)是一种由单核-巨噬细胞产生的 170kDa 的多肽,可以与 IL-1 受体结合,从而抑制 IL-1α 和 IL-1β 的生物学活性。

第二节　细胞因子与临床

细胞因子与临床的关系主要指两个方面:①细胞因子与疾病的关系;②细胞因子的临床应用。由于细胞因子作用有双重性(既可治病也可致病)、多样性以及网络性(各细胞因子之间既可互相促进也可互相抑制),因此在应用细胞因子治疗疾病或分析细胞因子与某些疾病的因果关系时,必须十分慎重。

一、细胞因子与疾病

1. 细胞因子与感染

感染可导致多种细胞因子的产生,如 IL-1、IL-2、IL-6、TNF、IFN、CSF 等。病毒感染可使 IFN 大量产生;细菌与病毒感染可致成纤维细胞产生 IL-6、IFN-β、CSF 等。感染后诱生的细胞因子既可参与机体抗感染免疫,也可能引起发热,参与急性期反应(如产生 IL-1、TNF)及感染性休克。例如,TNF-α 与革兰氏阴性菌引起的肾上腺出血性坏死、败血性休克以及长期慢性感染时发生的恶液质有关。

2. 细胞因子与肿瘤

细胞因子对肿瘤的作用具有双重性,既能杀伤肿瘤,也能促进肿瘤生长。已知某些细胞因子表达失控可能在某些肿瘤的发生发展过程中起重要作用。例如,IL-1、IL-6、CSF、EGF 等的过度表达,细胞因子受体质和量的改变以及受体信号传递通路异常等均可能导致某些细胞增殖失控、恶变,最终转化为肿瘤细胞。白血病、骨髓瘤等多种肿瘤细胞的进行性生长依赖于其自分泌细胞因子的能力。例如,急性髓性白血病(AML)患者产生高水平的 IL-1,并由此介导 GM-CSF 的释放,二者共同刺激 AML 细胞增殖;急性 T 细胞白血病(ATL)细胞的增殖可能是 IL-1 自分泌作用的结果;慢性 B 细胞白血病(B-CLL)与 TNF-α 刺激相对成熟的 B 细胞克隆增殖有关;IL-6 与骨髓瘤的发生发展关系密切,已证明 IL-6 和 IL-6R 基因表达失控是该病发生的主要原因,骨髓瘤细胞可依赖过度分泌的 IL-6 而生长。此外,IL-3 及 CSF 产生异常也可能与白血病有关;结肠癌细胞可产生 TNF。正是由于多种细胞因子可能通过自分泌与旁分泌方式促进瘤细胞的生长,使肿瘤细胞得以逃避免疫系统的监视,从而持续性增殖。

虽然目前关于肿瘤发生发展的确切机制尚未完全清楚,但细胞因子表达调控异常,以及细胞内信号系统紊乱可能与细胞癌变过程有密切关系。这一现象给癌变机制的研究提供了新的线索,同时也给细胞因子及细胞因子基因转导用于肿瘤治疗提出一个值得注意的问题,即在治疗前,必须排除诱发细胞因子及相关基因过度表达的可能性,避免医源性肿瘤的发生。

3. 细胞因子与自身免疫病

某些细胞因子如 IFN-γ 能促进某些自身组织细胞表达 MHC Ⅱ 类抗原,从而使这些细胞具有抗原提呈细胞的功能,可激活 T 效应细胞导致自身组织的损害(如桥本甲状腺炎、胰岛素依赖型糖尿病等)。另外,已发现类风湿性关节炎(RA)患者的关节腔滑液中 IL-1、TNF-α、IL-6 等的含量升高,这些细胞因子可促进滑膜细胞、软骨细胞、破骨细胞、成纤维细胞以及来自血液的中性粒细胞产生 PGE_2、胶原蛋白酶等,导致毛细血管扩张、通透性增高、胶原降解、促进破骨细胞溶骨作用,引起 RA 病变;系统性红斑狼疮(systemic lupus erythematosus,SLE)患者体内 IL-2 水平及 IL-2R 表达也都高于正常人。

4. 细胞因子与超敏反应

IgE 是介导 Ⅰ 型超敏反应的主要抗体,单核细胞、嗜酸性粒细胞和血小板表达的 FcεR Ⅱ 在超敏反应的发生中起关键作用。已发现 IL-4 和 IFN 等细胞因子能调节 IgE 的生成和 FcεR Ⅱ 的表达(IL-4 起促进作用,IFN 起抑制作用);IL-5 和 IL-6 可协同 IL-4 促进 IgE 生成;IFN-γ、IFN-α、PGE2 等抑制 IL-4 对 IgE 的诱生作用。某些特应性皮炎患者的 IL-4 诱生水平升高,IFN-γ 下降,两种细胞因子的 mRNA 水平也有相应变化,这表明 IL-4 分泌过度或 IFN-γ 产生不足可能是导致超敏反应发生的重要因素。此外,血小板激活因子也参与某些超敏反应性疾病的发生,如过敏性休克、支气管哮喘、过敏性鼻炎、荨麻疹、特应性皮炎等。

5. 细胞因子与移植排斥反应

在排斥反应发生时,局部和全身的 TNF、LT、IL-1、IL-2 和 IFN 等水平升高,因而认为细胞因子可能参与移植排斥反应的发生。应用抗细胞因子或抗细胞因子受体的单克隆抗体能延缓或减轻移植排斥反应。例如,抗 IL-2R 的单抗目前已用于肾移植患者,可延长移植物的存活时间。此外,已发现可溶性 IL-1R 也能抑制移植排斥反应。

6. 细胞因子与消化系统疾病

研究表明,TNF-α、IL-6 和 IL-8 与慢性乙肝患者肝细胞的损伤及纤维化形成呈正相关;而 IFN-γ 对肝星状细胞的增殖、胶原合成具有抑制作用,与肝纤维化程度呈负相关。IL-18 可促进慢性乙肝患者体内 Th1 类细胞因子的优势表达,促进 Th0 向 Th1 的转化,而对 Th2 的形成无明显影响,从而恢复 Th1/Th2 细胞的平衡,有利于清除 HBV 感染状态。

7. 细胞因子与心脑血管系统疾病

近年来研究发现,细胞因子与原发性高血压、冠心病、心肌梗死、病毒性心肌炎、脑缺血等心脑血管疾病的发生、发展密切相关。IL-1、IL-8 等细胞因子在冠心病和心肌梗死患者体内水平明显升高;IL-1β、IL-6 和 TNF-α 等细胞因子在脑缺血发生的不同时期呈不同程度升高。

8. 细胞因子与神经、内分泌系统疾病

N. Rösler 等发现 Alzheimer 病(AD)患者 CSF 中 IL-6R 含量升高,反映 IL-6 在 AD 脑内介导的免疫现象。J. Kalman 等发现 AD 患者外周血淋巴细胞产生 IL-6 比正常人和血管性痴呆患者显著升高,表明 IL-6 在 AD 发病过程中特异性升高。IL-2 可能参与多发性硬化症的病理过程,因脑内多发性硬化斑块中心及边缘区 IL-2 的免疫阳性染色增强。此外,IL-1 的产生异常也与多发性硬化症、老年性痴呆等有关。TGF-α 和 TGF-β1 与甲状腺肿瘤密切相关,其中 TGF-α 对甲状腺肿瘤的生长具有正向调节作用,而 TGF-β1 在甲状腺肿瘤的生长过程中则起着负向调节作用。

9. 细胞因子与泌尿系统疾病

肾小球细胞在某些情况下能以自分泌细胞因子的形式造成肾小球损伤,引起肾小球的病理变化。例如,肾小球细胞可分泌 TNF,激活肾小球内皮细胞、系膜细胞和炎症细胞,造成肾小球损害;血小板激活因子(PAF)也可作为肾小球内皮细胞、系膜细胞等的自分泌细胞因子直接或间接参与肾小球损伤;某些肾小球肾炎的发生以及肾小球系膜增生与 IL-6 的产生有关,在这些患者尿液中 IL-6 的含量明显增高。肾癌和前列腺癌等泌尿系统肿瘤的肿瘤细胞可分泌 IL-6 作为自分泌刺激生长因子,在促进癌细胞的转化、增殖和转移过程中起到重要的作用。

10. 细胞因子与血液系统疾病

IL-3 和 CSF 产生异常可能与白血病、贫血、白细胞减少症、血小板减少症等造血功能异常的疾病发生有关。

11. 细胞因子与其他疾病

TNF 可诱发急性肝坏死、恶液质;某些免疫缺陷病与 T 细胞 IL-1R 表达缺陷有关,这种情况导致 T 细胞对抗原刺激不能发生增殖反应,也不能产生 IL-2。

二、细胞因子的临床应用

从上述细胞因子与疾病发生的关系可见,细胞因子的临床应用具有很大的潜力,有广泛的应用前景。目前,临床上已将细胞因子用于治疗感染、肿瘤、造血功能障碍等疾病过程,并取得了一定的疗效。

1. IFN

IFN 是最早被用于临床治疗的细胞因子。目前 IFN-α、IFN-β 和 IFN-γ 都有基因工程产品,已广泛用于临床肿瘤、病毒性感染等疾病的治疗。

(1)治疗病毒性感染 IFN 对慢性活动性乙型肝炎、慢性活动性丙型肝炎、单纯疱疹性角膜炎、带状疱疹、新生儿巨细胞病毒性脑炎、鼻病毒和冠状病毒引起的普通感冒等均有一定效果。

(2)治疗肿瘤 IFN 对多种肿瘤近期有良好疗效,已用于毛细胞白血病、淋巴瘤、Kaposi 肉瘤、黑色素瘤、皮肤癌、肾肉瘤、神经胶质瘤和骨髓瘤等。其抗瘤机制可能是抑制瘤细胞增殖,诱导 NK 细胞以及 CTL 等的杀瘤效应,诱导肿瘤细胞表达 MHC I 类抗原,增加肿瘤细胞对 CTL 细胞的敏感性等。

(3)其他 IFN-α 与内啡肽具有相似结构,可以与机体阿片受体结合产生中枢和外周镇痛作用,可用于临床治疗顽固性神经源性疼痛(如晚期癌症、椎间盘突出、带状疱疹等引起的疼痛)。IFN-γ 对治疗利什曼原虫和弓形虫感染也有一定疗效。

IFN 治疗一般无严重毒副作用,少数病人可有发热、疲劳不适、食欲不佳、白细胞减少以及血压波动等,停药后很快消失。

2. IL-2

目前,重组 IL-2 已用于治疗肿瘤、AIDS 病和感染性疾病,成为继 IFN 后又一广泛应用于临床的细胞因子。

(1)抗肿瘤 IL-2 膀胱内灌注可用于治疗膀胱癌,尤其与 BCG 联合应用其有效率可达到 83%。应用 IL-2/LAK 和 IL-2/TIL 过继免疫疗法治疗某些肿瘤已获得较好疗效。近年来,用组合细胞因子(IL-1、IL-2、IFN)加抗 CD3mAb 诱导的杀伤细胞,称 CIK(cytokine induced killers),其杀瘤作用强于 LAK。将 IL-2 和肿瘤疫苗一起使用,能明显增强 CTL/NK 细胞的活性,提高机体的抗肿瘤功能。拮抗 IL-2 或 IL-2 受体的制剂也可用于 T 细胞性白血病的治疗。

（2）治疗感染性疾病　IL-2 对因细胞免疫功能低下而受感染者有一定疗效。IL-2 无直接抗病毒作用，它可能是通过增强 CTL、NK 细胞活性及诱生 IFN-γ 等细胞因子而发挥作用。目前已应用 IL-2 治疗活动性乙肝、单纯性疱疹病毒感染、AIDS 病、结核型麻风、结核病等。

（3）免疫佐剂作用　将 IL-2 与免疫原性弱的亚单位疫苗联合应用，可增强机体保护性免疫反应。

（4）其他　IL-2 可使 AIDS 患者的免疫功能有所恢复，症状有所改善；IL-2 由于可以与阿片受体结合而产生镇痛作用，有望用于神经源性疼痛的治疗；此外，IL-2 具有降血压作用，IL-2 治疗高血压已进入临床验证阶段。

3. IL-3 和其他 CSF

CSF 可刺激造血前体细胞增殖，故对因 IL-3 和 CSF 产生异常所致的造血功能障碍者可有一定疗效。目前，CSF 已被用于肿瘤化疗和放疗后引起的血细胞减少、骨髓移植后的造血功能恢复、急性白血病的诱导治疗、AIDS 病和严重烧伤等的治疗。

4. EPO

EPO 是一种主要由肾脏细胞分泌产生的细胞因子，随血液循环而作用于骨髓，促进红系造血。EPO 主要生物学活性表现为增加红细胞压积，促使未成熟的骨髓网织红细胞发生成熟前释放。临床上使用 EPO 治疗肾性贫血效果好。研究证明，可用 EPO 治疗的贫血有癌症相关性贫血、HIV 感染所致贫血、早产儿贫血、外科手术后贫血、孕产妇贫血等。

5. TNF-α

TNF-α 已试用于治疗肿瘤和病毒感染。但全身应用的效果较差，局部应用如瘤内直接注射治疗直肠癌疗效较好，副作用较轻。

虽然细胞因子已在临床上用于治疗肿瘤、造血功能障碍、感染等多种疾病，并取得了一定的疗效。但由于细胞因子受到体内复杂因素的影响，其体内效果远不如在体外理想，且细胞因子的作用半衰期较短（以分钟计），毒副作用严重，如大剂量 IL-2 可引起毛细血管渗漏综合征，甚至导致全身器官功能失调，因而其推广应用及疗效均受到限制。为了提高细胞因子的治疗效果，减少治疗过程中的毒副作用，许多新的治疗方法应运而生。如通过肿瘤局部注射细胞因子（IL-2、TNF-α 等）以提高细胞因子治疗肿瘤的有效浓度，同时可减少其全身应用产生的严重毒副作用；诱导机体自身持续性产生内源性细胞因子，从而达到治疗作用；通过将 IL-2 与毒素连接或将抗 IL-2R 的单抗与蓖麻毒素 A 连接，选择性地杀伤 IL-2R 阳性细胞，用以治疗器官移植急性排斥反应的细胞因子导向疗法；此外还有正在进行研究的基因疗法,通过细胞因子基因的转导来治疗癌症,以克服直接使用细胞因子所引起的严重毒副作用。转导的基因包括 IL-2、IL-4、IFN-γ 和 TNF-α 基因等,所选择的载体细胞多为具有杀瘤作用的效应细胞(如 TIL、LAK 等)或肿瘤细胞本身。这一技术用于人体已取得初步疗效,但尚有一些问题亟待解决。例如,如何提高目的基因在载体细胞中的表达;如何建立特异性感染肿瘤组织的病毒载体;以及外源性基因进入人体表达对机体自身免疫网络的影响等。

第三章

主要组织相容性复合体与临床

　　很早以前，人类就有了移植的设想，如远古埃及的狮身人面像，就是最原始的移植雏形，直到 1900 年，K. Landsteiner 发现了红细胞表面的血型抗原，使异体间输血变得安全可行，人类才向移植迈出了第一步。接着，学者们开始探索如何跨越异体之间实质器官（组织）移植的障碍，在其后的 30 年间，对小鼠模型的研究发现，肿瘤细胞移植到具有相同基因的小鼠体内后可以继续生长；无血缘关系的小鼠间相互移植的器官易于发生排斥。在 20 世纪 30 年代中后期，英国学者 P. Corer 用抗体发现小鼠血细胞表面的某些抗原与肿瘤的排斥现象有关。第二次世界大战后，G. Snell 开始用同系小鼠研究移植排斥现象。后来，P. Corer 加入了 G. Snell的研究室，共同研究发现了小鼠的 H-2 基因位点，并证实与基因排斥有关。从此，人类对移植排斥的实质有了更深的了解。1958 年法国人 J. Dausset 确定了第一个人类白细胞抗原，即 HLA。现已明确所有的脊椎动物都有类似的基因，与移植排斥有关，这些基因散布在不同的染色体上，其中，某些基因在排斥中起主要作用，而且，它们往往在同一染色体上，基因座位紧密相连，形成一个复合体。因此，将它们称为主要组织相容性复合体（major histocompatibility complex，MHC）。由它们编码产生的抗原称为主要组织相容性抗原（major histocompatibility antigen，MHA）。H-2 和 HLA 分别是小鼠和人类的主要组织相容性抗原。

各种动物的主要组织相容性抗原系统

物种	人	小鼠	猩猩	恒河猴	狗	兔	豚鼠
符号	HLA	H-2	ChLA	RhLA	DLA	RLA	GpLA

　　MHC 的发现为异体之间的器官移植提供了理论依据。但是在自然界，多数情况下并不存在异体间的组织和器官的交换与移植，MHC 本来的意义何在呢？随着研究的深入，人们发现 MHC 启动特异性免疫应答，控制免疫细胞间的相互作

用,与疾病的易感性相关。

第一节　人类 MHC——HLA 复合体

一、HLA 复合体的结构

人类 MHC 称为 HLA 复合体,是编码 HLA 的基因群,位于第 6 号染色体的短臂上。大约 4000kb,HLA 复合体的多样性或多基因性指的是在同一个体中,HLA 包含多个结构和功能类似的基因。这些基因彼此紧密连锁在一起,根据其编码产物结构和功能不同,可将 HLA 复合体分为三个区域。从着丝点起依次为 Ⅱ 类基因区、Ⅲ 类基因区和 Ⅰ 类基因区。

Ⅰ类基因区包括 HLA Ⅰ a 和 HLA Ⅰ b 基因。HLA Ⅰ a 就是经典的 Ⅰ 类基因 HLA-A、HLA-B、HLA-C 基因位点,分别编码化学结构相似但抗原性不同的 HLA-A、HLA-B、HLA-C 肽链,即 HLA Ⅰ 类抗原(分子)的重链 α 链。HLA Ⅰ b 是非经典Ⅰ类基因 HLA-E、HLA-F、HLA-G、HLA-H、HLA-J、HLA-K、HLA-L 基因位点。其中,HLA-G、HLA-E、HLA-F 与免疫抑制状态有关,HLA-H、HLA-J、HLA-K 的表达产物和功能目前还没有发现。

Ⅱ类基因区包括经典的 Ⅱ 类基因 HLA-DP、HLA-DQ、HLA-DR 三个亚区,以及抗原处理相关基因 HLA-DMA、HLA-DMB、HLA-DOA、HLA-DOB、LMP2、LMP7 和 TAP1、TAP2 基因。LMP 基因(蛋白酶体相关基因)编码产生 LMP,LMP 与内源性抗原的处理有关。TAP 基因(多肽转运体基因)编码产物 TAP 与抗原肽的转运有关。

Ⅲ类基因区内已定位的至少 75 个基因,大多数基因功能尚未明确。已知的基因中有一部分与免疫功能相关,如 C4、C2、Bf、肿瘤坏死因子和热休克蛋白 70(HSP70)等基因,分别编码补体成分 C4、C2、B 因子、TNF 和 HSP70 分子。还有与免疫功能完全无关的,如位于Ⅲ类基因区的 21 羟化酶基因。

在 HLA Ⅰ、HLA Ⅱ、HLA Ⅲ 基因区中都包含假基因,即到目前为止,还没有发现编码产物。人们通常所说的 MHC 往往是指 MHC Ⅰ 和 MHC Ⅱ 基因。

二、MHC 的遗传特征

(1)共显性表达　即每个个体的两条同源染色体相同座位上的两个 MHC 分子都表达。例如,某个体两条同源染色体的 HLA-A 位点分别是 A1 和 A2,那么这两个基因编码的分子都可以在此个体体内检测到。通常血清学方法或细胞学方法检测出某个个体的 HLA 抗原特异性型别称为表型(表现型),如某个个体的表型为 HLA-A1、HLA-A2、HLA-B7、HLA-B8、HLA-DR2、HLA-DR3。共显性表达也是构成人群中 HLA 表型数目庞大的原因。

（2）单元型遗传　HLA 基因在一条染色体上的组合为一个单元型，如上例中 HLA 的单元型可能是 HLA-A1、HLA-B7、DR2 或 HLA-A2、HLA-B8、HLA-DR3。HLA 的遗传是以一个单元型为单位遗传，子代的基因型由父母双方各一个单元型组成。利用这一规律可以进行法医学的相关鉴定。

（3）连锁不平衡　从理论上讲，HLA-A、HLA-B、HLA-C 和基因区的任何一个基因在组合过程中，其相互组合的频率应一样高，但事实上，这种组合频率总是高于或低于预计值。如 HLA-A1 与 B8 的基因频率分别为 10％和 16％。二者组合的理论值是 1.6％，而实际上，HLA-A1 与 HLA-B8 同时出现的频率为 8.8％，远远高于 1.6％，这种现象称为连锁不平衡，HLA 复合物中存在着显著的连锁不平衡。基因连续不平衡的机理仍不清楚，也许在进化过程中，具有选择优势。

三、MHC 的命名

MHC 是迄今为止所发现的最具多态性的基因。换句话说，在一个群体中，由 MHC 编码的蛋白质千变万化。对 MHC 的命名有血清学分型和基因型分型两种方法。血清学分型依据抗原抗体反应进行；基因型分型则依据基因序列进行命名。以人类 HLA 为例，由于各位点 DNA 顺序不同，每个位点形成的等位基因数目都已经超过 50 个。为了便于对它们的研究，国际上对命名进行了统一的规定，每个基因的命名原则为在位点名称后加一个星号"*"和 4 至 5 个数字代表一个特异的等位基因，如 HLA-A*0201。HLA Ⅰ 类分子只有 α 具有多态性，因此 α 链的多态性就可以代表该基因，HLA-DQ、HLA-DP 都是由 HLA-A1、HLA-B1 两个基因构成，而这两个基因都有多态性，因此，对它们的命名应同时标明 A1 和 B1 的基因号，如 HLA-DQA1*0501/DQB1*0201。一般说来，数字中的前 2 个尽量对应某个具有某种经典血清特异性的等位基因家族，例如：HLA-B*2701 和 HLA-B*2704 的编码产物都可以与 HLA-B27 抗体结合。

第二节　MHC 分子

一、MHC 分子结构

MHC Ⅰ 类分子是异二聚体，一条为重链（或 α 链），MHC Ⅰ 区基因编码，另一条为轻链，即 β_2 微球蛋白（β_2m），非 MHC 编码，以非共价键与 MHC Ⅰ 类分子的细胞外区结合。MHC Ⅰ 类分子的 α 链胞外区包括 α_1、α_2、α_3 三个部分，近膜的 α_3 区

与 $\beta_2 m$ 互相结合后折叠形成类似免疫球蛋白恒定区的结构，α_1 与 α_2 区形成槽样结构，是与抗原肽结合的部位，可以容纳 9～13 个氨基酸，大部分与Ⅰ类分子结合的肽为 9 个氨基酸，其末段被氢键固定在肽结合槽的保守残基上。能与某个特定的 HLAⅠ分子结合的肽通常都具有某些共同的物理特性，如能与 B27 结合的肽其氨基端第二个氨基酸通常都是精氨酸。与某个 HLA 分子结合的肽的基序可以在相关数据库中查得，如 MHCPEP。MHCⅡ类分子由 α 键和 β 键以非共价键结合而成，这两条链都是由 MHCⅡ区基因编码产生。与 MHCⅠ类分子结构相似，其结构也可分为胞外区、跨膜区和胞内区三个部分，其胞外部分分别称为 $\alpha_1 \alpha_2$ 和 $\beta_1 \beta_2$。α_1 和 β_1 相互结合，形成抗原结合槽，可容纳 12～25 个氨基酸。MHCⅡ类分子与肽的结合比较复杂，肽段的长度变化很大，12～25 个氨基酸不等，二者之间通过多个氢键连接。与 MHCⅠ类分子一样，与某种特定的分子结合的肽段也具有共同的基序，可以在数据库中查到。但是与 MHCⅡ类分子结合的多肽的情况复杂得多，对其研究也在不断的深入。

二、MHC 分子的生物学功能

1. 参与对抗原的处理和提呈

MHC 的主要功能是提呈抗原。MHCⅠ类分子提呈内源性抗原，如病毒或肿瘤抗原，这些抗原都是在细胞内部合成的。完整的抗原在胞浆内部加工成为抗原片段，再运输到内质网腔与新合成的 MHCⅠ分子的肽结合槽结合，使之折叠形成一定的空间构型。接着 $\beta_2 m$ 蛋白与之结合形成稳定的肽-MHCⅠ类分子复合体，最后经内质网腔、高尔基体转运到细胞表面，并提呈给 $CD8^+ T$ 细胞。这种加工抗原的方式称为胞浆途径。

随着研究的深入，人们对抗原加工途径有了进一步的认识。研究发现，胞浆内的完整抗原可能先与蛋白体结合，再被降解为肽段。这种蛋白体也称为催化活性蛋白酶复合体，是一种巨大的胞内蛋白酶，约由 15 条肽链组成一个形似长筒状的复合物，每条多肽链的相对分子质量为 20000～35000。此蛋白酶体是由 MHC 的 LMP2 和 LMP7 基因编码的。其完整抗原加工成为肽段后，并不具有信号肽的结构，无法进入内质网腔，必须由转运肽将其运输至内质网腔。转运肽由 TAP1 和 TAP2 基因编码，其基因也位于 MHCⅡDNA 基因与 DOB 基因之间，并处在蛋白酶体相关基因 LMP2 和 LMP7 的双侧。MHCⅠ与肽结合后，呈递于细胞表面，供 $CD8^+ T$ 细胞识别。

MHCⅡ类分子提呈外源性抗原，如细菌和毒素蛋白等。由于 MHCⅡ分子主要分布在抗原提呈细胞表面，所以，只有抗原提呈细胞才能呈递外源性抗原，活化

CD4$^+$T 细胞。专职的抗原提呈细胞(APC)通过胞吞或胞饮作用将外源性蛋白吞入胞体内,形成吞噬小体,后者再与胞浆中的溶酶体结合,形成内体。溶酶体的酶将完整抗原分解成为肽段。同时,MHCⅡ类分子在内质网腔中合成,此时,其肽结合部位被一个较短的肽段 IP88/90 占据以防止 MHCⅡ与内质网中其他肽段结合。然后,MHCⅡ分子通过高尔基体进入内体,与 IP88/90 分离,再与肽段结合,输送到细胞表面,供 CD4$^+$T 细胞识别。

现在的研究发现,MHCⅠ分子与 NK 细胞的功能也有关系。它是 NK 细胞表面的杀伤抑制受体的配体,与之结合后抑制 NK 细胞的杀伤活性。由于机体组织细胞几乎都有 MHCⅠ的表达,因此,正常情况下,NK 细胞不会损伤自身组织。MHCⅠ分子是 NK 细胞赖以识别自己和异己的标志。

2. 约束免疫细胞相互作用

MHC 限制性:是指具有相同 MHC 分子的免疫细胞才能有效地相互作用。

(1)Mφ 与 Th 细胞间相互作用受 MHCⅡ类分子限制。Th 的 CD4 分子识别 MHCⅡ类分子,TCR 识别与 MHCⅡ类分子结合的抗原多肽。

(2)Tc 与病毒感染的靶细胞间相互作用受 MHCⅠ类抗原约束。Tc 细胞的 TCR 识别病毒抗原肽- MHCⅠ类分子,Tc 的 CD8 分子识别 MHCⅠ类分子,产生杀靶细胞效应。对带有相同病毒和不同类型 MHCⅠ类抗原分子靶细胞,或带有相同 MHCⅠ类抗原分子和不同病毒抗原的靶细胞,Tc 细胞均不发挥杀伤作用。

3. 辅助 T 细胞的活化

HLA 分子是 T 细胞活化的重要辅助因子,HLAⅠ类分子与 CD8$^+$ T 细胞上的 CD8 结合、HLAⅡ类分子与 CD4$^+$ T 细胞上的 CD4 结合,辅助 T 细胞抗原受体(TCR)向 T 细胞传递活化信号,促进 T 细胞的活化。

4. 参与 T 细胞分化过程

胸腺上皮细胞表达的 MHCⅠ、MHCⅡ类分子和胸腺中 APC 表面的 MHC-自身抗原复合物,参与了胸腺细胞的阳性与阴性选择,使胸腺细胞分化发育成具有免疫功能的成熟 T 细胞,其中 MHCⅠ与 CD8$^+$ T 细胞、MHCⅡ与 CD4$^+$ T 细胞的分化成熟有关。

5. 参与对免疫应答的遗传控制

体内控制免疫应答的基因称 Ir 基因,一般认为其即是 HLA 基因。

6. 在移植排斥反应中起作用

HLA 是同种异体抗原,在进行同种异体基因移植或输血时,它可在受者体内诱导产生相应的抗体和特异性的 Tc 细胞,从而攻击移植物细胞而发生排斥反应。

第三节 HLA 与临床

一、HLA 的多态性与某些疾病的相关性

如果在某种疾患的病人中,某 HLA 的基因频率比正常人有显著性差异,则认为该 HLA 基因与这种疾病关联。对 HLA 与疾病相关强度的评价用相对危险度 (RR)或患病机率表示,该数值越大,表明相关性越高。对 HLA 相关疾病的实验性研究是将 HLA 抗原或等位基因在疾病组和对照组人群中出现的频率进行对照。由于 HLA 抗原或等位基因的出现频率通常在不同的人群和种族中不同,因此,疾病组和对照组的个体组成要有相同的人种和种族背景。

迄今为止,发现 HLA 相关疾病与抗原相关性最强的是强直性脊柱炎和 B27,在白种人中,其相对危险度可达到 81%。现在普遍认为,一些强直性脊柱炎是由于 HLA-B27 呈递的细菌抗原激活了特异的 T 细胞,这些 T 细胞随后启动了一个炎症级联反应。HLA-HFE(人的一种 MHC 2-β 基因)的特异突变等位基因同家族性血色素病(一种铁超负荷疾病)强烈相关。推测是由于 HLA-HFE 的 $\beta_2 m$ 缺陷有关。

HLA 与类风湿性关节炎(RA)的相关性也研究较多。早在 1969 年,G. P. Astorga 和 R. C. Willams 就已发现 14% 的 RA 患者的淋巴细胞在混合淋巴细胞培养中不能相互激活,表明它们有共同的 HLA 抗原,直到 1976 年,才确定 68% 的 RA 患者及仅 12% 的对照组表达 HLA-DW4。1978 年,P. Stastny 报道 70% 的白种人 RA 患者和 28% 的对照组表达 DR4。到 1987 年,与 RA 相关的 HLA-D 抗原已扩大到 HLA-DR4、HLA-DW4、HLA-DW14、HLA-DW15。对这些抗原的进一步研究发现,这些抗原的 β 链在 57—86 氨基酸只有 2~4 个不同,其余大部分都相似。1987 年,P. K. Gregersen 等人提出"共郭表位"学说来解释不同的 Ⅱ 类分子对同一疾病的倾向性,他们认为不同的 Ⅱ 类分子与 RA 相关,主要是 $DR\beta_1$ 67—74 的氨基酸形成了一个相关表位群,决定了患 RA 的危险性。后来这个范围被缩小到 70—74,这个片段就被称为 RA 表位。

尽管有关 HLA 与疾病的相关性已有很多报道,但关于其相关性的分子基础仍不清楚,目前有一些假说。第一种假说认为,疾病相关 HLA 分子是某种致病原的受体,如病毒或细菌;第二种假说认为,疾病相关 HLA 分子的肽结合槽可以特异地结合某种致病多肽;第三种假说认为,某种特异的 T 细胞受体可同时识别 HLA 分子和肽的复合物,最终导致疾病;第四种假说认为,疾病相关 HLA 分子结构与某种微生物抗原相似,因而 HLA 分子成为对该微生物抗原正常应答的 T 细

胞的靶分子。在研究了 RA 相关 DR 分子选择性结合肽及其他一些相关研究的基础上,提出了另一种假说,即特异性的疾病相关 HLA 分子多态性残基与自身蛋白的特异性残基相互作用,导致疾病相关分子选择性结合自身蛋白,HLA -自身蛋白复合物成为自身反应性 T 细胞的靶分子,于是自身免疫疾病就形成了。

二、HLA 表达异常与疾病

(1) HLA I 类抗原表达异常　已发现某些肿瘤细胞表面 HLA I 类抗原表达降低或缺失,致使 CTL 对肿瘤细胞上的抗原不能识别,使肿瘤细胞逃避宿主的免疫攻击。在小鼠和人类肿瘤中已发现有 HLA I 类抗原缺失的例子,若将 HLA I 类基因转染肿瘤细胞,则成癌性及转移率减低或消失。

(2) HLA II 类抗原表达异常　在正常情况下不表达 HLA II 类抗原的细胞,由于感染等因素的影响,异常表达 MHC II 类抗原,往往可导致自身免疫性疾病。如 Graves 病患者的甲状腺上皮细胞 HLA II 类抗原异常表达,将自身抗原提呈给自身反应性细胞,从而启动自身免疫反应。

三、HLA 与组织器官移植的关系

HLA 配型对组织器官有重要的意义,其中以 HLA II 类抗原相配更为重要。HLA I 类抗原中的 B 位点抗原较为重要。一般来说,同卵孪生子间的组织器官移植效果最好,移植物能长期存活;有血缘关系的供受者选择中,两个单元型相同的供受配对,移植效果明显优于一个单元型相同的;无血缘关系的组织、器官移植比有血缘关系者效果差。在骨髓移植中,只有供受者两个单元型都相配才易获得成功,仅一个单元型相同的同胞间骨髓移植成功率也较低。

四、HLA 与法医学

HLA 系统是多态性极为复杂的系统,每个个体的 HLA 基因都是其独特的标志。目前,已有报道可将 HLA 系统用作亲子鉴定及个体身体确认,可信度达到国际要求。

五、HLA 与输血反应

临床发现多次接受输血的病人会发生非溶血性输血反应,主要表现为发热、白细胞减少和荨麻疹等。这种输血反应的发生主要与病人血液中存在的抗白细胞和抗血小板 HLA 的抗体有关。若供者血液中含高效价此类抗体,也可发生输血反应。因此,对多次接受输血者应注意选择 HLA 抗原相同或不含抗白细胞抗体的血液,以避免此类输血反应。

第四章

白细胞分化抗原与临床

第一节　白细胞分化抗原

　　白细胞分化抗原(leukocyte differentiation antigen,LDA)是不同谱系的血细胞在正常分化、成熟的不同阶段及活化过程中出现或消失的细胞表面标志,大多是跨膜蛋白或糖蛋白,由膜外区、跨膜区、胞浆区三个部分组成,少数白细胞分化抗原是碳水化合物。白细胞分化抗原种类繁多,分布广泛,除表达于白细胞之外,还广泛分布于其他血细胞和非造血细胞,如血管内皮细胞、成纤维细胞、上皮细胞、神经内分泌细胞等。

　　根据人白细胞分化抗原胞膜外区结构特点可分为：免疫球蛋白超家族(IgSF)、细胞因子受体家族、C型凝集素超家族、整合素家族、表皮生长因子家族、补体调节蛋白结构域、肿瘤坏死因子超家族和肿瘤坏死因子受体超家族等。

　　在早期的研究中,各实验室一般应用自制的特异性抗体对白细胞分化抗原进行分析和鉴定,因而对同一分化抗原的命名各不相同。后经人类白细胞分化抗原国际协作组会议决定以分化群(cluster of differentiation,CD)代替以往的命名,即应用以单克隆抗体鉴定为主的方法,将来自不同实验室的单克隆抗体所识别的同一白细胞分化抗原称之为CD。在许多场合,抗体及其识别的抗原都用同一个CD序号,如CD4代表一种抗原,CD4单抗代表针对CD4抗原的抗体。人的CD序号已从CD1命名至CD339,大致可划分为14个组。

　　白细胞分化抗原不仅参与识别抗原、捕捉抗原、促进免疫细胞与抗原或免疫分子间的相互作用,还可介导免疫细胞间、免疫细胞与基质间的黏附作用,在免疫应答的识别、活化及效应阶段均发挥重要作用。

　　近20年来,分子生物学技术的发展加速了白细胞分化抗原的研究和应用。目前,对CD抗原的研究在基础免疫中主要集中在：①CD抗原的基因克隆,新CD抗原及新配体的发现；②CD抗原结构与功能的关系；③CD分子介导或参与的信号转导;④免疫应答过程中,CD分子介导或参与的免疫细胞的识别、增殖和分化的调节,免疫效应的发挥;⑤CD分子在造血细胞分化的作用及对造血的调控;⑥CD分子在炎症发生中的作用;⑦CD分子与细胞迁移、定位及与肿瘤转移的关系。

在临床免疫研究中,CD抗原及其单克隆抗体的研究主要应用于:①机体免疫功能的检测;②肿瘤尤其是白血病及淋巴瘤的免疫分型;③制备免疫毒素用于肿瘤的免疫导向治疗;④体内的免疫调节治疗等。

一、参与 T 细胞识别与活化的 CD 分子

参与 T 细胞识别与活化的 CD 分子主要有 CD3、CD4、CD8、CD2、D28 和 CTLA-4 (CD152)。

1. CD3

CD3 分子由 γ、δ、ε、ζ、η 五种肽链组成,通过盐桥与 T 细胞受体 TCR 形成 TCR-CD3 复合体,分布于所有成熟 T 细胞和部分胸腺细胞表面。

CD3 分子胞浆区含免疫受体酪氨酸活化基序(immunoreceptor tyrosine-based activation motif,ITAM),TCR 识别并结合由 MHC 分子提呈的抗原肽后,导致 ITAM 所含酪氨酸磷酸化,可活化相关激酶,将识别信号转入 T 细胞内,促进 T 细胞活化。

CD3 分子的主要功能:①稳定 TCR 的结构,TCR$\alpha\beta$ 异二聚体和 CD3 分子在细胞表面的表达互相依赖,缺乏任何一方,对方均不能顺利表达;②传递 T 细胞活化信号,当 TCR 特异性地识别并结合抗原后,CD3 分子参与将信号转导到 T 细胞胞浆内,作为诱导 T 细胞活化的第一信号。

2. CD4

CD4 分子为单链跨膜糖蛋白,属免疫球蛋白超家族(IgSF)成员。在外周血和淋巴器官中,CD4$^+$ T 细胞主要为辅助 T 细胞(helper T cell, Th)。CD4 分子是 T 细胞 TCR-CD3 识别抗原的辅助受体,其膜外区与抗原提呈细胞(APC)表面 MHC Ⅱ类分子非多态区结合,导致胞浆区相连的激酶活化,参与信号转导。CD4 分子也是人类免疫缺陷病毒(HIV)受体。

3. CD8

CD8 分子是由 α 链和 β 链借二硫键连接的异源二聚体,属于 IgSF 成员。在外周血中,CD8$^+$ T 细胞主要是细胞毒 T 细胞(cytotoxic T lymphocyte,CTL 或 Tc)。CD8 分子也是 T 细胞识别抗原的辅助受体,其 α 链膜外区能与 MHC Ⅰ类抗原非多态区的 α3 区结合,可增强 TCR 与相应抗原肽-MHC 分子复合物结合后的信号转导。

4. CD2

CD2 又称淋巴细胞功能相关抗原 2(lymphocyte function associated antigen 2,LFA-2)或绵羊红细胞(SRBC)受体,为跨膜单链分子,表达于 T 细胞、胸腺细胞和 NK 细胞。人 CD2 分子的配体是 CD58(LFA-3)。CD2 与 CD58 结合,能增强 T 细胞与 APC 或靶细胞间黏附,促进 T 细胞对抗原识别和 CD2 所介导的信号转导。此外,人 T 细胞还能通过 CD2 与 SRBC 表面的 CD58 类同物结合形成花环,称为 E 花环,可用于 T 细胞的分离。

5. CD28

CD28 分子是借二硫键相连的同源二聚体,属 IgSF 成员。在外周血淋巴细胞中,几乎所有的 $CD4^+$ T 细胞和 50% 的 $CD8^+$ T 细胞表达 CD28。CD28 分子胞浆区可与多种信号分子相连,能转导 T 细胞活化的辅助信号,也称为协同刺激信号或第二信号。CD28 的配体是 B7 家族分子,包括 B7-1(CD80)和 B7-2(CD86),此类分子主要表达于 B 细胞和 APC 表面。CD28 和 B7-1/B7-2 是一组最重要的协同刺激分子,它们之间的结合能提供 T 细胞活化所必需的协同刺激信号,这是 APC 与 T 细胞、T 细胞与 B 细胞间相互作用的重要分子基础。

6. CTLA-4(CD152)

CTLA-4 为同源二聚体,主要表达于活化 T 细胞。CD152 与 CD28 有一定的同源性,其配体也是 B7-1 和 B7-2。CTLA-4 亦具有信号转导功能,但所起效应与 CD28 相反,其与 B7-1/B7-2 结合能抑制活化 T 细胞扩增,对 T 细胞介导的免疫应答起负调节作用。

二、参与 B 细胞识别与分化的 CD 分子

参与 B 细胞识别与分化的 CD 分子主要有 CD79a/CD79b、CD19、CD21 和 CD40 等。

1. CD79a(Igα)/CD79b(Igβ)

二者皆属于 IgSF 成员。CD79a 与 CD79b 以二硫键连接成异源二聚体,表达于除浆细胞外各分化阶段的 B 细胞表面,属 B 细胞特征性表面标志。CD79a/CD79b 通过非共价键与 mIg 相连,组成 BCR- Igα/Igβ 复合物。CD79a/CD79b 的作用与 CD3 类似,其胞浆区含 ITAM,具有信号转导功能,能将 BCR 特异性识别的抗原信号转入 B 细胞内。

2. CD19

CD19 是由 540 个氨基酸残基构成的单链跨膜分子,属 IgSF 成员,分布于除

浆细胞外的不同发育阶段的 B 细胞表面,是鉴定 B 细胞的重要标志之一。此外,CD19 也可表达于滤泡树突状细胞(FDC)。

3. CD21

CD21 分子又称补体受体 2(CR2),表达于成熟 B 细胞、FDC 以及咽部与宫颈上皮细胞,是 B 细胞的重要标志之一。CD21 也是 EB 病毒受体。

4. CD81

CD81 广泛分布于 B 细胞、T 细胞、巨噬细胞、树突状细胞、NK 细胞和嗜酸性粒细胞表面,也是丙型肝炎病毒受体。

CD19 与 CD21、CD81 及 CD225 构成的复合物,是 B 细胞活化的辅助受体,其中 CD21 通过补体 C3b 介导与 BCR 桥联,使 CD19 与 BCR 靠近,CD19 分子胞浆区与多种激酶结合,能加强跨膜信号转导,促进 B 细胞活化。这对 B 细胞初次应答尤为重要。

5. CD40

CD40 分子由 245 个氨基酸残基组成,属肿瘤坏死因子超家族。CD40 主要分布于 B 细胞、树突状细胞、活化的单核细胞以及某些上皮细胞和内皮细胞表面。CD40 的配体是 CD154(CD40L),主要表达于活化的 CD4$^+$ T 细胞、部分 CD8$^+$ T 细胞和 γδT 细胞。T 细胞表面 CD40L 与 B 细胞表面 CD40 结合,能提供 B 细胞活化所需的协同刺激信号,这是 B 细胞对胸腺依赖性抗原(TD 抗原)产生免疫应答的重要条件。

三、免疫球蛋白 Fc 段受体

1. IgG Fc 受体（FcγR）

(1)FcγRⅠ(CD64)　FcγRⅠ为一跨膜糖蛋白,属 Ig 超家族,是 IgG 高亲和力受体。FcγRⅠ主要表达于单核-巨噬细胞表面,中性粒细胞也有低水平表达。FcγR 可介导 ADCC,清除免疫复合物,促进吞噬细胞对颗粒性抗原的吞噬作用,以及促进吞噬细胞释放 IL-1、IL-6 等介质。

(2)FcγRⅡ(CD32)　FcγRⅡ分为 FcγRⅡ-A、FcγRⅡ-B,分子质量为 40kDa,为一跨膜糖蛋白,属 Ig 超家族,是 IgG 低亲和力受体。FcγRⅡ表达于除红细胞外的所有其他血细胞。可介导 ADCC 及调理吞噬,其中 FcγRⅡ-B 可介导免疫抑制作用。

(3)FcγRⅢ(CD16)　FcγRⅢ为一跨膜糖蛋白,属 Ig 超家族。因跨膜区的不同,人 FcγRⅢ分为两种形式:一种是与磷脂酰肌醇(PI)相连的分子(FcγRⅢ-A);另一种是跨膜受体(FcγRⅢ-B)。FcγRⅢ分布于中性粒细胞、NK 细胞、巨噬细胞及激活的 T 细胞表面,主要介导上述细胞的 ADCC 作用。

2. IgA Fc 受体(FcαR)

FcαR(CD89)为一跨膜糖蛋白,属 Ig 超家族,是中等亲和力受体。主要表达在单核-巨噬细胞、中性粒细胞等细胞表面。能与 IgA 结合,介导吞噬细胞的吞噬作用、超氧产生、释放炎症介质以及发挥 ADCC。

3. IgE Fc 受体(FcεR)

(1)FcεR I 该受体表达于肥大细胞及嗜碱性粒细胞表面,可与 IgE 单体高亲和力结合,参与介导这两种细胞释放介质及脱颗粒。

(2)FcεR II(CD23) 是 IgE 低亲和力受体,同时,也是 B 细胞生长因子受体,分布于 B 细胞、单核细胞、嗜碱性粒细胞等细胞的表面,具有调节和效应作用。

第二节 CD 分子与临床

CD 分子及其相应的单克隆抗体已在临床免疫中得到广泛的应用。

一、发病机制

肿瘤坏死因子受体家族中有多个成员的胞浆区含有死亡结构域,如 Fas(CD95)、TNFR I(CD120a)等。当它们与其相应的配体 FasL 和 TNF 结合后,通过受体胞浆区死亡结构域转导凋亡信号,最终引起细胞凋亡而死亡。在不同的情况下,由死亡结构域转导的凋亡信号可发挥生理或病理作用。在小鼠中首先发现由于 Fas 基因突变不能编码正常 Fas 蛋白,导致 Fas 不能转导凋亡信号,导致淋巴增殖性疾病(lymoproliferation,lpr),小鼠出现大量自身反应性 $CD4^+T$ 细胞,辅助 B 细胞产生抗体,丧失由 Fas 介导的活化诱导的细胞死亡(activation-induced cell death,AICD),动物出现淋巴结病和脾肿大,产生大量 IgG 和 IgM,包括抗 DNA 抗体和类风湿因子,导致免疫复合物型肾炎和关节炎。在人类也已发现由于 Fas 基因的部分缺失发生类似 lpr 小鼠症状的疾病,患儿出现淋巴结病和脾肿大,幼年发生自身免疫病。

目前认为,Fas/FasL 相互作用是某些器官特异性自身免疫病的一种共同致病机制。

(1)胰岛素依赖型糖尿病(insulin-dependent diabetes mellitus,IDDM) 正常胰岛细胞不表达 CD95(Fas)。在 IDDM 发病过程中,胰腺局部 APC 和 CTL 相互作用所产生的 IL-1β 和 NO 可选择性诱导 β 细胞表达 Fas,非 β 细胞抗原特异性的多克隆自身反应性 CTL 活化后表达 FasL,通过细胞间直接作用或释放可溶性

FasL(sFasL),使 Fas$^+$"旁观者 β 细胞(stander β cell)"遭到破坏,而 Fas$^-$ 的 α 细胞和 δ 细胞不受损伤。Fas 缺陷的非肥胖性糖尿病(nonobese diabetic,NOD)小鼠不发生自发性糖尿病,支持了 Fas 介导的 IDDM 发病机制。

(2)多发性硬化症(multiple sclerosis,MS)　　正常神经系统中白质不表达Fas,仅有少数少突神经胶质细胞表达很低水平的 Fas。在 MS 发病过程中,急性和慢性 MS 空斑区域出现广泛和高水平的 Fas 表达,主要是位于病损边缘和邻近白质的少突神经胶质细胞,而周围的浸润 CTL 和少突神经胶质细胞表达 FasL,从而触发 Fas 介导的少突神经胶质细胞的凋亡。

(3)桥本甲状腺炎(Hashimoto thyroiditis,HT) 正常甲状腺细胞表达 FasL,可能是一个免疫特免(immune privilege)区域,但不表达 Fas。在 HT 炎症发生过程中,由于自身免疫应答所产生的 IL-1β 诱导甲状腺细胞表达 Fas,并同时上调FasL 的表达,通过旁分泌和自分泌途径引起甲状腺细胞凋亡,浸润的淋巴细胞FasL 表达水平却很低。

此外,Fas/FasL 相互作用还可能参与自身免疫性肝炎、溃疡性结肠炎、再生障碍性贫血和不育症等疾病的发生。

二、在疾病诊断中的应用

CD4 分子胞膜外第一个 V 样结构域是人类免疫缺陷病毒(human immunodeficiency virus,HIV)外壳糖蛋白 gp120 识别的部位,因此,人类 CD4 分子是 HIV的主要受体。HIV 感染 CD4$^+$ 细胞后,通过损伤细胞膜、干扰细胞代谢、形成合胞体,CTL 和抗体破坏 HIV 感染的细胞等多种机制,选择性地使 CD4$^+$ 细胞数目锐减和功能降低。由于 CD4$^+$ 细胞是免疫系统中最重要的免疫调节细胞,可产生多种重要的细胞因子,因此 HIV 感染后临床上突出的表现是获得性免疫缺陷综合症(acquired immunodeficiency syndrome,AIDS)。检测患者外周血 CD4$^+$ 细胞/CD8$^+$ 细胞比值和 CD4$^+$ 细胞阳性率以及绝对数,对于辅助诊断和判断病情有重要作用。正常人 CD4/CD8 比值在 1.7~2.0 左右,外周血中 CD4$^+$ T 细胞为600 个/μL 左右。当 HIV 感染后 CD4/CD8 比值迅速降低甚至倒置,出现症状时CD4$^+$ T 细胞一般少于 300 个/μL,当其数目降至 200 个/μL 时,则为疾病恶化的先兆。

此外,抗 CD 单克隆抗体为白血病、淋巴瘤的免疫学分型提供了精确的手段。目前,对此类患者已常规取外周血采用单克隆抗体免疫荧光染色和流式细胞仪进行免疫学分型。

三、在疾病预防和治疗中的应用

抗胸腺细胞球蛋白(ATG)以及抗 CD3、抗 CD25 等单克隆抗体作为免疫抑制剂在临床上已取得明显的疗效。1986 年美国 FDA 已批准小鼠抗人 CD3 单抗治疗急性肾移植排斥反应。我国也已批准使用抗 CD3 单抗防治急性肾移植排斥反应。抗 CD3 单抗注入体内后,与 T 细胞表面 CD3 分子结合,激活补体经典途径杀伤 T 细胞,从而降低机体的免疫应答水平,抗 CD3 单抗还可预防和治疗移植排斥反应。抗 CD4 或抗 CD8 单抗联合应用,也可抑制免疫功能。此外,用抗 CD19 和抗 CD20 单抗制备的免疫毒素已用于治疗 B 细胞系白血病和淋巴瘤。

第五章

免疫系统与神经、内分泌系统疾病的相关性

第一节 概述

近年来研究发现,免疫系统与神经、内分泌系统关系密切,三者间存在着复杂的相互作用。已知神经递质、内分泌激素对免疫功能有调节作用。反之,免疫系统也可通过释放各种免疫分子影响内分泌或神经功能。如 IL-1 可分别刺激下丘脑分泌促肾上腺皮质激素释放激素(corticotropin releasing hormone,CRH),垂体分泌促肾上腺皮质激素(adrenocorticotropic hormone,ACTH),肾上腺分泌糖皮质激素;TNF、IL-6 和 IL-1 可抑制下丘脑-垂体-甲状腺轴功能等。

在生理功能上三者也存在许多相同的或类似的规律,如:①都对人体的正常生理活动起调节作用;②都有储存和记忆信息的功能;③都具有周期性活动的规律,神经、内分泌活动有昼夜、月、季度节律或更短的周期变化,T 细胞、B 细胞也有昼夜的波动,白天数量少,夜间数量多,与血浆糖皮质激素水平呈负相关;④都具有反馈调节的机制;⑤功能活动都受年龄的影响。

在生理情况下,三大系统相互协调,共同配合构成了一个调节人体各器官、组织的物质代谢和生理功能、抵御外环境有害物质的损害、维持内环境的稳定的复杂网络,称为神经-内分泌-免疫网络。

一、免疫功能在神经及内分泌组织中的体现

(一)中枢神经系统

1. 脑是免疫效应器官

以往认为脑是免疫特许器官,表现为:①脑内移植物存活时间长、存活率较高,且免疫排斥反应较弱;②中枢神经系统损伤后,较少出现中性粒细胞浸润;③存在血-脑屏障及血-脑脊液屏障;④脑内无明显的淋巴引流,仅在某些条件下借动静脉血管周围间隙(Virchow-Robin space)完成淋巴引流。然而,近年来发现,神经胶

质细胞可视为脑内免疫细胞,并行使一定的免疫功能。另外,某些中枢神经部位如终纹血管器(OVLT)、最后区(area postrema)、正中隆起及弓状核等均缺乏血-脑屏障,由此免疫系统的信息分子如 IL-1 等可影响中枢部位,且免疫球蛋白可进入脑脊液中。这些事实表明中枢神经系统也是免疫效应部位。

2. 胶质细胞可视为脑内特化的免疫细胞

对神经胶质细胞免疫学的研究已取得较大进展。脑体积中的一半为神经胶质,胶质细胞的数目大约是神经元数目的十倍,其中星形胶质细胞是主要的胶质细胞之一。其他的胶质细胞包括少突胶质细胞、小胶质细胞和室管膜细胞。外周神经中的雪旺氏细胞亦属于此类细胞。

(1)星形胶质细胞 星形胶质细胞具有支持、营养神经细胞,维持细胞外液离子平衡,调控神经递质的循环,构成血-脑屏障及合成 NGF 和 AⅡ等神经活性物质的功能,并且有一定的吞噬能力。已发现星形胶质细胞具有多种生物活性物质的受体。星形胶质细胞的表面标记和功能可受到以下因素的影响:与 LFA-1 及 ICAM-1 等免疫黏附分子有关的细胞接触及黏附;活化的 T 淋巴细胞、Mφ 及星形胶质细胞释放的多种细胞因子;抗原抗体复合物刺激。在这些因素作用下,星形细胞表现出如下重要功能。

• 分泌众多活性成分,如 IL-6、IL-1、IL-3、TNF-α、LT、BFGF、TGF-β1、C3、备解素 B、SP、TX2、LTB4、LTC4、PGE2、IL-8、MCAF 等。这些成分为免疫介质或炎症介质,可参与脑内的免疫生理及病理反应。

• 表达 MHCⅠ类及 MHCⅡ类分子,从而具有抗原提呈功能。

• 表达 ICAM-1、fibronectin、lamnin 和 N-CAM 等,参与 T 细胞的激活和抗原递呈。

• 星形胶质细胞增殖加速与脑受损后的瘢痕形成及多发性硬化的硬化斑形成均有密切的关系。

以上事实说明,星形胶质细胞可视为脑内的免疫辅助细胞,介导中枢神经系统内部的神经、免疫、内分泌相互联系。

(2)小胶质细胞 现已证明,脑内的小胶质细胞是由骨髓单核细胞系来源并迁入和定居于中枢神经系统的。与外周组织中的 Mφ 类似,小胶质细胞表面有 CR3 受体和 Fc 受体,并表达低水平的 CD4 抗原、MHCⅡ类抗原、转铁蛋白受体和 B 细胞共同抗原。小胶质细胞具有多方面免疫相关功能,参与神经系统的发育和重塑,调节神经递质的合成和分解代谢,促进脂类的代谢,参与炎症及修复以及介导免疫反应。

• 分泌细胞因子及其他活性成分,如 IL-6、IL-1β、M-CSF、TNF-α、PG 和载脂蛋白 E 等。

- 在 M-CSF、GM-CSF、IFN-γ、IL-1 等细胞因子作用下,可发生增殖反应或获得 APC 功能,超氧离子和 NO 生成及 IL-6 等分泌增加,而 IL-4 可降低 NO 生成。
- 由于小胶质细胞表达 CD4,故与 HIV 的脑内感染有一定联系。
- 具有吞噬能力,并在一定条件下引起神经元损伤,其机制与超氧离子及 NO 生成有关。
- 当 MHCⅡ类分子表达时获得抗原提呈功能。如在帕金森氏病及老年性痴呆症的病灶中有 HLA-DR 阳性小胶质细胞的分布。

3. 脑内免疫反应的特点

脑内不但有星形细胞和小胶质细胞等免疫辅助细胞,还存在内源性抗炎机制。因此,中枢神经系统一方面不是完全的免疫特许部位,另一方面脑内的免疫反应经常受抑制或下行性调节。

（二）外周神经系统

交感神经节中的肾上腺素能神经元在交感神经节去传入后或离体培养时,胞体中 SP 及编码 SP 的 PPT mRNA 含量增多,且神经元的表型由肾上腺素能渐转变成胆碱能,即 ChAT 表达增加。IL-1 对交感神经、雪旺氏细胞等有多方面的调节作用。

（1）IL-1 可引起 SP 及 PPT mRNA 在交感节神经元中表达增加,并促进 ChAT 的合成,此作用可被 IL-1McAb 及 IL-1ra 所特异性阻断。

（2）培养的交感神经节中有 IL-1 及其 mRNA 的表达,而且 LPS 可显著增加 IL-1 及 mRNA 的含量,IL-1ra 可抑制低水平的 SP 表达。

（3）LIF 可能由神经节中的雪旺氏细胞或成纤维细胞合成,可促进交感神经元表达 SP 及 ACh。IL-1 可诱导 LIF mRNA 的增加,此过程可被 GC 抑制。LIF 的作用可被去极化刺激(如给予高钾或藜芦素)所阻断。

（4）IL-1 可刺激雪旺氏细胞的增殖,而此种胶质细胞的增多将影响外周神经受损后的修复。

（三）垂体前叶

垂体前叶既是神经内分泌枢纽腺体,也可视为神经-免疫-内分泌的中心器官。免疫机能在垂体前叶与免疫功能的联系可涉及如下方面。

（1）垂体前叶分泌的 GH 及 PRL 具有正性免疫调控效应,而 ACTH 及 suppressin 对免疫的影响是抑制性的。

（2）垂体前叶可分泌 IL-6、LIF、TGF-β、IL-2 等细胞因子,在某些刺激条件下,上述细胞因子分泌增加。

（3）垂体前叶中的 FSC 细胞可表达 MHCⅡ类分子，并具有多种免疫标志分子，FSC 是垂体前叶中 IL-6 的主要来源。另外，IFN-γ 对垂体前叶激素 LH 分泌的抑制作用需由 FSC 细胞介导。

（4）垂体前叶有 SP 肽能神经纤维分布，且腺细胞中也有 SP 的存在。SP 具有多种免疫调节作用，在垂体培养条件下，SP 可刺激 FSC 细胞的增殖，刺激 IL-6 的释放。

（5）下丘脑促垂体激素释放或释放抑制激素以及垂体的外周靶腺激素均具有程度、性质不等的免疫调制效应，以下丘脑垂体前叶为中心，形成神经-免疫-内分泌调控网络。

（6）各种细胞因子及胸腺激素也影响或调控垂体前叶激素的分泌。

（四）胎盘

胎盘可能为一种神经内分泌器官，含有多种神经肽和神经递质，并还可生成许多细胞因子。受精卵的植入及胚胎的顺利发育而不被母体排斥涉及局部的免疫抑制。孕激素具有较强的免疫抑制效应，雌激素可促进具有免疫抑制作用 α₂ 微球蛋白的合成。孕酮及雌激素的作用为间接性的，有促进蜕膜化并维持滋养层细胞功能的活性，而蜕膜和滋养层细胞间的联系将利于胎盘募集一种非 T 细胞的抑制性小淋巴细胞，进而引起局部免疫抑制，以保护胚胎不被排斥。缺乏此类抑制性细胞将导致小鼠胚胎的吸收和细胞毒性细胞的浸润。

二、神经、内分泌、免疫系统的相互作用

神经、内分泌、免疫系统是动物和人体内三大调节系统。这三大系统之间不仅存在着大的回路，而且彼此之间还进行着直接的双向交流，维持着正常的生命活动。这种功能上的相互联系是通过三大系统共同存在的细胞因子、神经递质和内分泌激素及受体实现的。

（一）神经、内分泌、免疫系统相互作用的物质基础

1. 受体

免疫、神经及内分泌细胞表面存在着细胞因子、激素、神经递质和神经肽类物质的受体，这些受体的存在构成了三者相互作用的物质基础之一。

（1）免疫细胞表面的激素、神经递质和神经肽的受体

1）肾上腺素能受体　肾上腺素能受体分为 α 和 β 两种。胸腺和脾脏受肾上腺素能纤维的支配，而在胸腺和脾脏细胞胞膜上有 β 受体的分布。

2）多巴胺受体　动物实验发现，小鼠和大鼠淋巴细胞膜上有多巴胺受体的分布。小鼠 B 淋巴细胞上多巴胺受体密度为 60000 个/细胞，且多种抗多巴胺药物

均可抑制放射性配基与多巴胺受体的结合。

3）乙酰胆碱受体　用核素标记胆碱能受体,可见小鼠淋巴细胞和非淋巴细胞表面均有受体的分布,其密度为 200 个/细胞。小鼠和家兔胸腺细胞的乙酰胆碱受体为烟碱型胆碱能受体,可特异性地与银环蛇毒素结合,提示该胸腺的一部分可能起源于神经嵴或神经外胚层。还有人发现,骨髓干细胞胞膜上的乙酰胆碱受体可参与干细胞的激活。

4）5-羟色胺受体　已发现,激活的人 T 细胞胞膜上有 5-羟色胺 1a 受体的分布,该受体的激活可增加细胞内 cAMP 的浓度。

5）组织胺受体　人 T 细胞胞膜上组织胺受体表达的数量不一。CD8$^+$T 细胞上的组织胺受体为 H2 型,其密度约为 6000～7000 个/细胞,并受 ILs 和 H2 受体拮抗剂(如西米替丁等)的调节。B 细胞胞膜上的组织胺受体亦以 H2 型居多。

6）类固醇激素受体　分子生物学研究表明,类固醇激素的受体可构成一受体超家族,包括糖皮质激素受体、雄激素受体、孕激素受体、盐皮质激素受体、甲状腺激素受体等。糖皮质激素受体广泛分布于多种淋巴组织及器官。该受体在免疫细胞的表达有如下特点:有较大的性别差异,如雌鼠胸腺细胞的糖皮质激素受体浓度低于雄鼠;抗原及 PHA 刺激均可上调糖皮质激素受体浓度,而地塞米松等则使其下调;Ca^{2+} 参与对糖皮质激素受体失活速率的调控;IL-2 及 IL-4 联合应用可降低人外周血单核细胞糖皮质激素受体对配基的亲和力,并使其数量增加,此作用可被 IFN-γ 阻断。

(2)内分泌组织中细胞因子受体　无论是正常的内分泌组织还是起源于内分泌组织的肿瘤细胞上均有细胞因子受体的存在。

(3)神经系统中细胞因子受体　已利用组织化学等技术证实,无论在基础状态下还是诱导后,脑组织中存在多种细胞因子的受体和相应的 mRNA,目前已发现 IL-1、IL-2、IL-3、IL-4、IL-6、TNF-α 和多种生长因子受体。脑内细胞因子受体的分布与其作用部位相符,大多数细胞因子在下丘脑和海马呈高密度,这提示细胞因子受体在下丘脑和海马呈高密度分布。细胞因子除与其相应的受体结合外,还能与其他受体结合,并产生不同的生物学效应。有研究表明,IL-1、IL-2 和 IFN-α 可以与阿片受体结合。

2. 免疫、内分泌及神经内分泌介质

(1)淋巴器官中的神经内分泌介质　近年来的研究表明,支配中枢和外周淋巴器官的交感或副交感神经中含有众多肽能神经纤维,包括 P 物质(SP)、血管活性肠肽(VIP)、神经肽 Y(NPY)、亮脑啡肽(L-ENK)、生长抑素(SS)、去甲肾上腺素(NE)和神经降压素(NT)等。此外,免疫系统可直接分泌神经内分泌肽类激素,这些神经内分泌激素的结构和功能与神经内分泌细胞所产生的完全相同,它们是神经内分泌系统和免疫系统之间双向作用的介质，这些物质可通过旁分泌或自分泌的方式参与免疫调节。

（2）神经内分泌系统中的细胞因子　内分泌系统中正常情况下就存在一些细胞因子，而且经诱导后还可以产生许多细胞因子。中枢神经系统也存在白介素和干扰素等细胞因子。脊髓的神经末梢中可以检测到干扰素样免疫活性物质。

（二）神经、内分泌、免疫系统相互作用的特点

1. 一种递质可作用于不同系统的效应细胞

现代的研究已发现，神经递质并非专一地作用于神经系统。同样，细胞因子也非专一地作用于免疫系统，这些递质可相互作用于不同的系统。由于糖皮质激素可抑制机体的免疫反应，因而被广泛用于自身免疫性疾病及移植排斥反应的治疗。IL-1 既可作用于免疫系统引起炎症反应，又可影响下丘脑导致发热。

2. 一种细胞可产生不同的递质，并有不同递质的受体

某一系统的细胞不仅产生可作用于本系统的递质，还可产生作用于其他系统的递质；其细胞表面不仅具有与本系统递质发生反应的受体，也可表达能结合其他系统递质的受体。如淋巴细胞表面既有细胞因子受体，又有某些神经递质和激素的受体（如胰岛素受体、类固醇受体、乙酰胆碱受体和组织胺受体等）。

（三）神经系统对免疫系统的影响

神经系统可以通过"自分泌"或"旁分泌"的方式产生神经活性物质作用于免疫系统；亦可通过对免疫器官的神经支配影响其功能；还可通过对内分泌系统的作用，调节血循环中激素水平而间接影响免疫功能。

1. 免疫系统的神经支配

大量资料证实，在胸腺、骨髓、脾及淋巴结等免疫器官中有神经分布。免疫器官的神经支配主要来自两条途径：①去甲肾上腺素能的交感神经链和大血管的交感神经丛，这些神经沿血管进入相应的免疫器官组织；②神经-内分泌-免疫网络系统。

支配免疫器官的神经末梢分泌的递质有多种类型，包括去甲肾上腺素、血管活性肽、胆囊收缩素、神经肽 Y 及神经降压肽等。免疫器官的神经支配对于沟通神经系统、内分泌系统与免疫系统的交流具有重要意义。

2. 中枢神经系统的功能和形态结构对免疫功能的影响

研究表明，左侧额顶部皮质的损害可抑制 T 细胞的分裂，并出现对同种异体抗原反应的减弱和相关抗体的减少。反之，右侧大脑皮质的破坏则出现 T 细胞功能亢进。这就提示大脑半球不仅参与调节免疫功能（主要是 T 细胞功能），而且还

具有偏侧性，这也可能是某些自身免疫性疾病的发生常见于左利手患者的原因。

此外，破坏大脑深部和中线结构的某些部位也可影响免疫功能。如下丘脑前部的损害，除了引起内分泌功能、水电解质紊乱外，还可抑制超敏反应、ConA 刺激反应、抗体分泌、NK 细胞活性等。海马、杏仁核、乳头体的破坏常常促进免疫功能。然而，大脑深部核群体破坏引起的免疫功能改变多数是暂时性的，以手术后第4 天改变最明显，术后 3 周即可恢复正常。下丘脑前部或海马、杏仁核影响免疫系统的机制目前还不清楚，可能主要是通过垂体-内分泌途径发挥作用。

3. 神经递质和神经肽对免疫功能的影响

按化学结构的不同将神经递质分为 4 类，即氨基酸类、单胺类、乙酰胆碱类和神经肽类。它们通过旁分泌或突触联系调节钙离子通道和第二信使的信号开闭，进而对局部区域其他类神经末梢和免疫细胞发挥作用。各类神经递质还可以通过直接作用于免疫细胞上的相应受体，而产生免疫调节效应。

（四）内分泌系统对免疫系统的影响

大量的研究已经证明，内分泌激素可以导致免疫反应减弱或增强，这取决于激素的种类、剂量和时间的选择。大多数激素起免疫抑制作用，如 ACTH、SS、雄激素、前列腺素等，都属于免疫抑制类神经激素，具体表现为抑制吞噬功能、降低淋巴细胞的增殖能力和减少抗体生成等；只有少数激素，如甲状腺素、生长激素、P 物质、催产素和催乳素等可增强免疫反应，属于免疫增强类神经激素，具体表现为促进淋巴细胞的增殖，使抗体产生增多，并可活化巨噬细胞，使吞噬功能增强。

（五）免疫系统对神经、内分泌系统的影响

1. 免疫原性产物对神经系统的影响

免疫系统对神经系统的调节途径是：①免疫细胞产生的免疫调节物和/或神经活性物质及内分泌激素，通过旁分泌和自分泌的方式不仅调节免疫系统的功能，还可调节其他系统的功能；②神经细胞上存在免疫调节物的受体，如白介素-2 受体大量分布于海马、小脑、下丘脑和大脑皮质；③淋巴细胞通过血-脑屏障，在中枢神经系统内起免疫监视作用。

2. 免疫原性产物对内分泌系统的影响

免疫系统对内分泌系统的影响，主要是细胞因子对下丘脑-垂体-肾上腺轴的作用。已证实 IL-6、IL-1、TNF-α 和 IFN-γ 均能刺激垂体-肾上腺轴，引起 ACTH 和可的松生成增多。另外，免疫系统还可通过免疫细胞产生的内分泌激素和免疫细胞上的激素受体而影响内分泌功能。

第二节　与免疫有关的神经系统疾病

与免疫反应有关的神经系统疾病有很多种,主要包括重症肌无力、多发性硬化、急性播散性脑脊髓炎和急性炎症性脱髓鞘多发性神经病等。

一、重症肌无力

重症肌无力(myasthenia gravis,MG)是一种因机体产生抗乙酰胆碱受体(AChR)抗体,导致神经-肌肉接头传递障碍的自身免疫性疾病,以横纹肌收缩无力和易疲劳为特征,经休息或抗胆碱酯酶药物治疗后可恢复。本病的患病率在 10 万人中约为 0.5～5,发病率在 10 万人中为 0.4。

【病因】

发病原因尚不清楚,目前认为可能与下列因素有关。

1. 遗传因素

遗传易感性与 MG 发病相关。研究发现,40 岁以下发病的女性无胸腺瘤 MG 患者,常与 HLA-A1、HLA-B8、HLA-DR3 等基因相关;而老年发病的男性无胸腺瘤 MG 患者,则与 HLA-B7、HLA-DR2 基因相关。此外,Ig 重链基因亦可影响 MG 的易感性。

2. 感染

在狗的 MG 模型研究中发现,感染与 MG 的发生相关。病毒感染可使机体对 AChR 脱落的自身代偿能力和耐受能力改变,使正常的生理过程扩大而致病。病毒表面与 AChR 间可能有共同抗原,且病毒感染也可使 AChR 改变。

3. 药物

D-青霉胺治疗时,患者可出现 MG 症状。但这种症状是可逆的,停用 D-青霉胺后,MG 样症状可消失。

4. 胸腺异常

研究表明,MG 患者中 80％伴有胸腺组织增生,15％～20％伴发胸腺瘤,而胸腺切除可使 70％以上 MG 患者症状得到改善。上述结果表明,胸腺在 MG 的发生和发展过程中起到重要的作用。目前,通过对胸腺在 MG 免疫病因作用的研究,认为胸腺在病毒感染后可发生胸腺炎,肌样上皮细胞及其他细胞表面的 AChR 可作为抗原物质直接作用于巨噬细胞;巨噬细胞将这些 AChR 抗原传递给 T 细胞并使其激活。而激活的 T 细胞可促进 B 细胞转化为浆细胞并分泌抗 AChR 抗体。

胸腺中 B 细胞数量的增加及胸腺组织培养均证实,胸腺细胞中有抗体分泌细胞的存在。这些结果提示,胸腺是产生抗 AChR 抗体的原发部位。

尽管 MG 的发病原因不清,但目前多数学者认为,MG 是一种自身免疫性疾病,其主要依据是:①MG 与部分自身免疫性疾病(如甲状腺炎、溃疡性结肠炎、多发性硬化、系统性红斑狼疮等)密切相关;②60%～90% MG 患者血清中可检测到抗 AChR 抗体;血浆交换治疗可缓解肌无力症状;③80%患者伴有胸腺异常,胸腺切除后肌无力症状可得到改善;④突触后膜上有免疫分子补体 C3 和 IgG 等的沉积。

【发病机制】

MG 是一种自身免疫性疾病。其基本发病机制是 T 细胞依赖性自身抗原 AChR 与自身抗体(即抗 AChR 抗体)结合,通过:①促进 AChR 降解过程;②在补体参与下,直接破坏 AChR;③直接封闭位于 AChR 上的离子通道,引起神经-肌肉接头的损害。由此可见,体液免疫和细胞免疫在发病中均起重要作用。

MG 作为一种自身免疫性疾病,必定有其自身抗原、免疫应答过程及靶位点等。研究证明,自身 AChR 是导致 MG 发生的自身抗原,但有关自身 AChR 诱导产生相应抗体的免疫应答过程尚不清楚。目前认为,有一定遗传易感性的个体,在感染等因素作用下,使 AChR 发生改变,胸腺内部分细胞改变或因分子模拟机制等,导致胸腺内产生抗自身 AChR 抗体,从而使运动神经终板的突触前膜向突触后膜释放乙酰胆碱的功能受阻,造成疲劳等 MG 症状出现。

【临床表现】

1. 一般表现

任何年龄、性别均可发病。女性患者以 20～30 岁,男性以 40～50 岁为发病高峰年龄。在我国和日本,14 岁以下儿童的发病率远高于欧美国家,约占总数的 15%～20%;男性的发病高峰年龄不很明显。女性发病率较高。男女之比约为 1:2～1:3,尤以 40 岁以下发病者更明显。发病前通常无明显诱因,但有时继发于精神刺激、机体应激、发热及妊娠等。本病患者的病情多在病程的前 3 年进展较快,且多数在发病前 5 年内缓解,但死亡病例亦多发生于起病 5 年之内。病程 10 年以上 MG 患者,极少因 MG 死亡。

MG 的临床表现以肌无力为主,全身骨骼肌均可受累,但脑神经支配的肌肉受累多于脊神经支配的肌肉。眼外肌受累最多见,由此所致眼睑下垂及眼外肌麻痹引起的复视、斜视等为本病最常见的首发症状。该症状在发病早期,以下午或夜间明显。经一夜休息后,可好转或消失。首发症状出现后,成年患者多数在 1～2 年内逐渐出现其他肌群受累的症状。因此,成年患者在发病最初 1~2 年内积极治疗极为重要。儿童患者的病变则多数局限于眼外肌,极少累及延髓肌和全身其他肌肉。

当病变累及头面部肌肉时,可出现面部表情丧失、咀嚼无力等;颈部肌肉受累时,可出现 MG 特有的"头低垂征";而咽部肌肉受累时,则出现吞咽困难、饮水呛咳、声音嘶哑、语音不清等;累及四肢肌肉,可致行走困难;累及呼吸肌时,可有程度不同的呼吸困难。本病患者四肢腱反射通常正常或活跃,即使重度肌无力时,其腱反射亦可正常。部分患者在疾病晚期可出现肌肉萎缩。在整个病程中,肌无力的程度可不断地变化,劳累、用药不当等均可使症状加重。

2. 危象

(1)肌无力危象 主要是由于胆碱酯酶抑制剂用量不足或神经肌肉接头处突触后膜上的 AChR 对乙酰胆碱不再敏感引起。部分患者也可因病毒感染、精神刺激等诱发。肌无力危象往往不伴有毒蕈碱样作用,或该作用不突出。应特别注意的是,治疗肌无力危象时,如胆碱酯酶抑制剂使用过量,可导致胆碱能危象的发生。

(2)胆碱能危象 通常是由于胆碱酯酶抑制剂使用过量引起,往往与毒蕈碱样作用相伴,常表现为:经胆碱酯酶抑制剂治疗,患者肌无力症状非但无改善,反而进行性加重,甚至出现"肌无力危象",同时伴瞳孔缩小、口腔及气道分泌物增多、汗腺分泌增多、心动过缓、腹部痉挛、肠蠕动增强、恶心、呕吐、腹泻等症状。因此,在治疗过程中,如遇上述胆碱能过量反应,或患者对大剂量胆碱酯酶抑制剂反应不佳时,应立即撤药或改用其他治疗方法。

鉴别肌无力危象和胆碱能危象的方法是注射 2mg 腾喜龙。若注射后,肌无力症状明显改善,提示是肌无力危象。反之,则应考虑胆碱能危象。

【临床分型】

目前国际上应用最广泛的分类方法是 1958 年 Osserman 依据临床症状的严重性和肌无力分布范围提出的 MG 分类方法。该分类方法于 1971 年进行了修改和补充。

1. 成年型 MG

Ⅰ型:单纯眼肌型。局限于单纯的眼外肌麻痹。

Ⅱa型:轻度全身型。轻度全身肌无力,有颅神经支配的肌肉及肢体和躯干肌肉无力,但不影响呼吸肌,无明显延髓症状。此型患者对抗胆碱酯酶药物反应良好,死亡率低。

Ⅱb型:中度全身型。患者有明显的眼睑下垂、复视、构音和吞咽困难及颈肌无力。该型患者对抗胆碱酯酶药物常不敏感,易发生肌无力危象,死亡率相对较高,应予以特别重视。

Ⅲ型:危象型。常为突然发生,并可在 6 个月内迅速发展。病初即可出现呼吸肌无力,伴严重的延髓、四肢和躯干肌肉无力,对抗胆碱酯酶药物反应极差,极易发生肌无力危象,死亡率极高。此型患者常合并胸腺瘤。

Ⅳ型:晚期严重型。常在Ⅰ、Ⅱa 型数年之后症状加重,出现明显的全身肌无力。此型患者亦常伴发胸腺瘤。

2. 儿童型 MG

(1)新生儿 MG 1942 年 Strickroot 首先报道,1977 年证实,约 1/6 患 MG 母亲血清中的抗 AChR 抗体可通过胎盘到达新生儿体内,导致新生儿患病。患儿自出生即发病,平均病程为 18 天,个别可长达 47 天,主要表现为全身无力、进食困难、呼吸困难等。

(2)儿童型 MG 14 岁以下发生的肌无力。90％患儿仅限于眼睑下垂、复视、斜视等局限性眼肌麻痹的症状,其中约 25％可以自动缓解、复发。儿童 MG 预后良好。

【诊断及鉴别诊断】

MG 诊断要点:

(1)具有典型的病史、症状、体征,其主要临床症状为骨骼肌的易疲劳性;

(2)抗胆碱酯酶药物试验阳性,即静脉注射腾喜龙或皮下注射新斯的明后,症状很快改善者为阳性;

(3)肌电图检查,低频重复电刺激神经显示,相应肌肉诱发电位波幅递减现象;

(4)抗 AChR 抗体阳性,但阴性者不能排除诊断;

(5)病理检查,电镜下见突触间隙增宽,后膜次级突触间隙消失,突触后膜前 IgG 和补体 C3 沉积。

本病应注意与周期性麻痹、格林巴利综合征、眼咽型肌营养不良症、线粒体肌病(可累及眼外肌或其他脸面肌肉及躯干肌)、某些药物引起的神经-肌肉接头传递障碍等疾病进行鉴别。一般通过详细询问病史和系统查体,并结合相应的实验室检查,其鉴别并不困难。

【治疗】

1. 抗胆碱酯酶抑制剂

几乎所有 MG 患者均需使用抗胆碱酯酶抑制剂,最常用的有吡啶斯的明和新斯的明。其中,吡啶斯的明由于胆碱能副作用较少,作用持续时间较长,一般可维持 3～4 小时,在临床上应用比较广泛。而新斯的明由于作用持续时间相对较短,仅维持约 2 小时左右,且胆碱能副作用较多,现已较少使用。根据患者病情,吡啶斯的明可每次给予 30～60mg,每日 3～4 次口服。对于肌无力危象患者,可酌情增加吡啶斯的明用量。

2. 胸腺摘除

一般认为,有胸腺增生和抗 AChR 抗体滴度高的青年女性患者,进行胸腺摘除术效果最佳;而合并胸腺瘤者,则是手术摘除胸腺的绝对指征。因为,胸腺瘤除可导致 MG 外,还可侵犯纵隔或其他部位。目前普遍认为,胸腺摘除术能使多数 MG 患者的病情缓解、好转,部分患者甚至可痊愈。因此,对本病患者,尤其合并胸腺增生和/或胸腺瘤者,应提倡早期行胸腺摘除术。

3. 糖皮质激素

糖皮质激素类药物已广泛用于重症肌无力的治疗,此类药物治疗的总体有效率约为 50% 以上。静脉注射地塞米松 10～20mg/d(或口服强的松 100～120mg,隔日顿服),儿童应酌情减量。应用上述治疗后,患者临床症状明显改善的平均时间约为 3 个月。待病情缓解后,应逐渐减少糖皮质激素的用量。

4. 免疫抑制剂

经上述治疗效果不佳者,可选用硫唑嘌呤和环磷酰胺等免疫抑制剂。治疗过程中,注意密切监测其毒副作用。

5. 大剂量丙种球蛋白

病情危重,或出现肌无力危象,或长期使用抗胆碱酯酶药物、糖皮质激素及免疫抑制剂治疗无效者,均可考虑使用大剂量丙种球蛋白治疗。治疗剂量为 100～400mg/kg,或成人每次 10～20g,静脉滴注。危重患者,按上述剂量,每日 1 次,连续 5～6 日。

6. 血浆置换

适用于严重病例或肌无力危象患者。该治疗可在短时间内迅速、有效地改善病情,降低患者血浆中抗 AChR 抗体水平。但因费用昂贵等原因,临床使用受到一定限制。

7. 免疫吸附疗法

免疫吸附疗法是继血浆置换术后建立的一种新的疗法。其原理是:当 MG 患者的血液通过经特殊处理的膜时,血中的抗 AChR 抗体被选择性地吸附到膜上,从而达到去除血中抗体的目的。已"净化的血"回输患者体内,可使患者的临床症状改善。

二、急性炎症性脱髓鞘多发性神经病

急性炎症性脱髓鞘多发性神经病（acute inflammatory demyelinating polyneu-ropathy，AIDP），又称格林-巴利综合征（Guillain-Barre syndrome），是一种病因未明、进展迅速、且多数可恢复的自身免疫性及运动性神经病。其主要病变是周围神经广泛的炎症性节段性脱髓鞘，部分病例可伴远端轴突变性。本病是机体对多种病因或促发因素产生超敏反应的结果。

世界各地均有发病，无明显的季节性，以青壮年和儿童多见。慢性格林-巴利综合征起病隐匿，病程长，为本病的一种特殊类型。

【病因及发病机制】

本病的病因及发病机制均不十分清楚。目前认为，其发病可能与多种因素有关。临床观察发现，约 2/3 的本病患者发病前有上呼吸道或胃肠道感染或水痘、带状疱疹等病史，提示其机制可能是某些感染因子侵入体内，激活 T 淋巴细胞，产生对髓鞘有毒性作用的物质（如细胞因子等），或诱导既可与病原微生物结合、又可与神经髓鞘的主要抗原 P-2 发生交叉反应的抗体。上述两种因素共同作用，造成髓鞘炎症，最终导致吞噬反应的发生，引起脱髓鞘。

近年来的研究显示，60％本病患者病前有幽门螺杆菌感染，而抗幽门螺杆菌的抗体可与周围神经髓鞘发生免疫交叉反应。同时还发现，AIDP 患者体内有针对神经节苷酯 GM-1 的 IgM 型抗体。该抗体不仅可与神经髓鞘发生反应，还可与幽门螺杆菌结合。因此，有人认为本病的发病与幽门螺杆菌感染有关。

【病理】

最主要的病理改变为周围神经的单核细胞浸润及节段性脱髓鞘。血管周围浸润的细胞主要是淋巴细胞及巨噬细胞，严重病例可发现多核细胞，陈旧损害则可能发现浆细胞。这些细胞来自血液，围绕于神经内膜及神经外膜的血管周围，形成血管鞘。这些改变可导致雪旺细胞破坏，髓鞘被吞噬，引起节段性脱髓鞘，偶有轴突变性。病变主要在前根、肢带神经丛和近端神经干，也可累及后根、自主神经节及远端神经。其病理改变以脊神经根、周围神经和脑神经水肿出现最早，也最为显著。急性脱髓鞘后两周左右，雪旺细胞增殖，髓鞘再生，炎症消退。也有极少数病例无脱髓鞘改变，其病变主要表现为轴突变性。

【临床表现】

AIDP 的主要临床特征为迅速发展的四肢对称性的下运动神经元性瘫痪。在部分患者,病变可累及躯干肌和颅神经。病情可于 24 小时至 2 周内发展到高峰。多数患者在发病前数天至数周内有上呼吸道感染、胃肠道感染或轻度发热、劳累、受凉等病史。

1. 感觉障碍

在发病之初,几乎所有患者都以四肢麻木等主观感觉障碍为主诉。常开始于四肢远端,并逐渐向近端蔓延,在绝大多数病例当延至腕部及踝部即不再进展,呈手套样、袜套样分布。总的说来主观感觉障碍很常见,但客观的感觉障碍则很少见。如存在,则主要也是关节运动觉及震动觉等本体感觉障碍。个别病例,感觉障碍的症状和体征可以很突出,此时应注意与其他疾病相鉴别。

2. 运动障碍

主要表现为四肢对称性下运动神经元性瘫痪。多数患者的运动障碍自下肢开始,并迅速发展至双上肢;可由远端向近端发展或相反,或远端和近端同时受累。本病所致瘫痪的程度不一,轻者可仅表现为足下垂;而重者则可表现为肢体、躯干及头面部肌肉无力,伴全身腱反射消失。即使在疾病的康复期或完全恢复健康后,仍可有部分患者腱反射迟钝或消失。

3. 颅神经及呼吸肌瘫痪

重症患者,可出现颅神经和呼吸肌的瘫痪。在颅神经中,主要以面神经、迷走神经和舌咽神经等最常受累,表现出周围性面瘫、吞咽困难、声音嘶哑、进食呛咳等症状。呼吸肌麻痹多为周围性麻痹,其肋间肌、腹壁肌和膈肌等均可受累。个别患者可因中枢性呼吸衰竭导致死亡。

4. 植物神经功能障碍

本病植物神经损害十分常见。部分患者可出现交感或副交感神经功能亢进或减退的表现,其最常见的症状是心动过速、心律失常、高血压、直立性低血压等。血压的突然变化或心律失常偶可导致猝死。

【实验室检查】

1. 脑脊液

发病初期,脑脊液蛋白质通常是正常的。数天后蛋白质量开始上升,以后即使临床症状稳定,蛋白质量仍继续增高,最高峰约在发病后 4~6 周。脑脊液中可发现寡克隆球蛋白区带(oligoclonal band,OCB),血液中也可发现 OCB,说明在

AIDP 时所出现的 OCB 有全身性性质。但仔细研究可以发现血液中的 OCB 条带和脑脊液中的 OCB 条带不完全相同,因此脑脊液中 OCB 并不意味着完全来自血液。目前有关脑脊液中蛋白质增高的原因尚不清楚。

蛋白质增高而细胞数正常,称蛋白细胞分离现象,为本病特征之一。少数病例细胞数可达 20～30 个/mm³。脑脊液中的细胞主要是 T 淋巴细胞,即使周围血中 T 淋巴细胞减少亦是如此。并可在脑脊液中发现免疫复合物及补体活动的证据。

2. 血液

血液中常可发现中度的多核细胞增多,或核左移。在疾病的急性期或早期,T 淋巴细胞数趋向于降低,而 B 淋巴细胞则增加。大多数病例可在血清中检测出抗神经抗体。IgG、IgA、IgM 均可增加。

3. 神经传导速度和肌电图

神经传导速度和肌电图检查在 AIDP 时很有应用价值。在 AIDP 的早期,在诊断尚未明确以前,可能仅有 F 反应或 H 反射的迟延或消失。偶或 F 波反应正常,但不易引出。F 波的改变常代表神经近侧端或神经根的损害,在 AIDP 时有重要的诊断意义。随着病情的进展,传导速度的减慢逐渐明显。一般来说,传导速度与髓鞘的关系密切,而波幅更多地代表着轴索的损害。因而神经传导速度在诊断 AIDP 时极为重要。传导速度的减慢在疾病的早期即可出现,并可持续至疾病恢复之后。有些文献报道,远端潜伏期的延长,有时较传导速度的延长更多见。由于病变的节段性及斑点状本质,运动神经传导速度可能是一神经正常而另一神经异常,因此异常率与所检查的神经数量有关。

【诊断及鉴别诊断】

根据典型的临床表现,一般不难诊断。新的诊断标准简化为:

1. 必须条件

(1)超过单肢的进行性力弱。

(2)反射丧失。

2. 支持条件

临床表现:

(1)进展至病情的高峰短于 4 周。

(2)力弱的相对对称性。

(3)感觉损害的体征相对较轻。

(4)颅神经可受累,尤以面神经为多见。

（5）植物神经功能失调。

（6）在出现症状时不伴发热。

（7）一般在停止进展后2～4周开始恢复。

脑脊液检查：

（1）第一周后蛋白质增高，或多次检查曾增高过。

（2）细胞数接近正常。

神经电生理：

神经传导速度减慢。

本病应注意与周期性麻痹、急性脊髓炎和重症肌无力等疾病相鉴别。一般通过详细询问病史和系统查体，并结合相应的实验室检查，其鉴别并不困难。

【治疗】

病情危重期，应采取有效措施，保持呼吸道通畅。必要时，可给予辅助呼吸。应合理使用糖皮质激素或予以血浆置换、大剂量丙种球蛋白等治疗，并给予足量抗生素。同时，改善机体的免疫功能，防治肺部感染，以达到提高治愈率、降低死亡率的目的。

1. 糖皮质激素

近年来，对常规使用糖皮质激素治疗持否定态度的人日趋增多。目前多主张，治疗初期可给予大剂量糖皮质激素，但应及时减量。如采用甲基强的松龙，开始剂量为500～1000mg/d，1次或分2次静滴。3～5日后剂量倍减。约1月后，减至10～15mg/d。总疗程约为6～7周。

2. 免疫抑制剂

据报道，对糖皮质激素治疗无效者，用免疫抑制剂可使其症状改善。常用药物为：环磷酰胺200mg，溶于10％葡萄糖溶液40mL，同时加入维生素B_6 100mg，静脉滴注，1次/日，20次为1疗程。硫唑嘌呤100～150mg/d，分3次口服，疗程视治疗反应情况而定。

3. 血浆置换疗法

对于危重患者，尤其伴呼吸肌麻痹者，血浆置换治疗能迅速缓解症状，降低死亡率。成人血浆置换量为每次1000～1500mL，1～2次/周。一般需要治疗10次。所用替代液体为血浆、晶体液及白蛋白等。具体可按如下建议进行：①症状呈急性、进行性加重的AIDP，应早期应用血浆置换；②自发性缓解不满意，或对激素治疗效果不佳的AIDP，应应用血浆置换；③血浆置换的禁忌证为严重感染、心律失常、心肌功能不全或合并有凝血性疾病；④在进行血浆置换的同时，宜应用大剂量激素以预防产生新的抗体及疾病的反跳。

4.大剂量丙种球蛋白治疗

据报道，静脉使用大剂量丙种球蛋白为一种有效的治疗措施，其疗效与血浆置换疗法相似。丙种球蛋白用量为 $100\sim400mg/(kg \cdot d)$，静脉滴注。危重患者，可按上述剂量 1 次/日，连用 $5\sim6$ 日。治疗机制尚不明确，推测可能与对 NK 细胞的非特异性效应，或加强抑制性 T 淋巴细胞的活性等免疫调节作用有关。

5.防治肺部感染

可选用青霉素、头孢菌素类等抗生素。

【预后】

通常情况下，本病起病后，病情进展迅速。约 90％病例的临床症状于 4 周内达高峰。持续 $1\sim4$ 周后，病情渐恢复。多数患者可痊愈，部分患者（2％～10％）可遗留明显后遗症，极少数病例可复发。本病死亡率为 3％～4％，死亡的主要原因为呼吸麻痹、肺部感染及心力衰竭。

第三节　与免疫有关的内分泌系统疾病

内分泌疾病与自身免疫关系密切。Graves 病、桥本甲状腺炎、Addison 病、1 型糖尿病等都是器官特异性的自身免疫病。其发病机制均涉及易感基因的遗传、环境因素的诱导、免疫耐受的破坏、自身抗原的表达、自身反应性 T 细胞的激活、自身抗体的产生和免疫病理的启动等。

一、弥漫性毒性甲状腺肿

弥漫性毒性甲状腺肿（toxic diffuse goiter），又称 Graves 病（简称 GD），是一种伴甲状腺激素（TH）分泌增多的器官特异性自身免疫性疾病，是甲状腺功能亢进症（通常简称甲亢）最常见的类型，约占整个甲亢的 90％。临床表现并不局限于甲状腺，而是一种多系统的综合征，包括弥漫性甲状腺肿、高代谢症候群、眼征、皮肤损害和甲状腺肢端病。甲状腺以外的表现为浸润性突眼，可以单独存在而不伴有高代谢症。

【病因和发病机制】

本病系一自身免疫疾病,但病因和发病机制尚未完全阐明,其特征之一是血清中存在具有能与甲状腺组织起反应或刺激作用的自身抗体。一般认为 Graves 病有遗传背景,在感染、精神创伤等因素作用下,诱发体内免疫紊乱。

(一)遗传因素

本病有家族聚集倾向,家族成员的患病率明显高于普通人群。有报道一家 11 人患甲亢;同卵孪生子患 GD 的一致性达 20%~50%;亦常发现同一家族既有甲亢,又有桥本甲状腺炎(HT),还有甲状腺功能减退(简称甲减)患者的现象;同一患者可同时罹患 HT 和甲亢。免疫学检查也发现 3 种病有很多重叠现象,如抗甲状腺球蛋白抗体(TgAb)和抗甲状腺微粒体抗体(TMAb)在 HT 阳性率为 100%,特发性甲减阳性率为 80%,甲亢阳性率为 63%。

GD、HT 和特发性甲减,这三种病均为甲状腺器官特异性的自身免疫病。三者关系密切,统称为自身免疫性甲状腺病(autoimmune thyroid disease,AITD)。

本病发病与 HLA 某些基因位点相关。有研究显示,白种人 GD 易感性与 HLA-DR3 和 B8、日本人与 HLA-B35 和 DW12、中国人与 HLA-BW46 明显相关。随着对 HLA Ⅱ类抗原研究的深入,发现 HLA-Ⅱ类基因与 AITD 的相关性高于 HLA-Ⅰ类基因。白种人 GD 患者 HLA-DR3 出现频率高于 HLA-B8。此后又发现 HLA-DQA1 * 0501 与 GD 的相关性高于 HLA-DR3。

GD 的遗传易感性还可能与 T 细胞受体基因、促甲状腺激素(TSH)受体基因、免疫球蛋白重链基因(Gm)相关。虽然诸多证据表明 GD 与遗传因素关系密切,但确切的遗传基因和遗传方式未明。

(二)环境因素

1. 感染

许多甲亢患者发病前有急性感染病史。研究认为细菌或病毒可能通过三种机制启动发病:①分子模拟。感染因子和 TSH 受体间在抗原决定部位分的结构相似,引起抗体对 TSH 受体的交叉反应。②感染因子直接作用于甲状腺和 T 淋巴细胞,通过细胞因子,诱导甲状腺细胞表达 HLA Ⅱ类抗原,而正常甲状腺细胞不表达该类抗原。HIA Ⅱ类抗原的表达能够加速易感人群甲状腺自身抗体的出现和 T 细胞的激话。③感染因子产生超抗原反应,诱导 T 淋巴细胞对自身组织发生反应。

2. 精神紧张或精神创伤

精神应激可使病人血中肾上腺皮质激素急剧升高,进而改变抑制 T 淋巴细胞或辅助性 T 淋巴细胞的功能,增强免疫反应,加重本病的临床症状。文献报道,60%以上的甲亢患者发病与精神刺激或紧张有关,如失恋,失业,失学,工作失误,与家人、同事、上级发生矛盾等,尤其与长期和强烈的精神刺激关系密切。

3. 碘

碘可诱发甲亢。如碘治疗地方性甲状腺肿有引起甲亢的报道。甲亢治疗中,摄碘过多,则治疗时间延长,缓解期患者亦可能复发。

(三)自身免疫

本病患者的免疫功能紊乱可导致免疫耐受、免疫识别和免疫调节功能减退。抗原特异或非特异性 Ts 细胞功能缺陷,机体不能控制针对自身组织的免疫反应,减弱了 Ts 细胞对 Th 细胞的抑制,B 淋巴细胞在 Th 细胞的辅助下,产生特异性免疫球蛋白,即自身抗体。这一抗体能刺激甲状腺,提高其功能并引起组织增生,但作用慢而持久。该抗体称为 TSH 受体抗体(TRAb),为本病淋巴细胞分泌的 IgG,其对应的抗原为 TSH 受体或邻近甲状腺细胞质膜面的部分。TRAb 是一组多克隆抗体,可作用在 TSH 受体的不同位点。TRAb 可分为兴奋型和封闭型。兴奋型中有一类可与 TSH 受体结合,激活 TSH 受体,促进甲状腺激素合成和释放,刺激甲状腺细胞增生,称为甲状腺刺激抗体(TSAb),它是 Graves 病中主要的自身抗体;另一类与 TSH 受体结合后,仅仅促进甲状腺细胞肿大,但不引起甲状腺激素的合成和释放,称为甲状腺生长免疫球蛋白(TGI)。封闭型自身抗体与 TSH 受体结合后,阻断和抑制甲状腺功能,在桥本病称为甲状腺功能抑制抗体(TFIAb)和甲状腺生长封闭抗体(TGBAb)。少数 Graves 病患者虽有明显的高代谢症状,但甲状腺肿大轻微,可能是由于体内兴奋型抗体中 TSAb 占优势所致。

TRAb 的抗原是 TSH 受体已被多数学者认可,但也有以下可能:①TSAb 是一种抗 TSH 的独特型抗体,证据为 TSH 或 TSH 抗体免疫动物可产生 TSAb;②肠道的耶尔森菌有 TSH 受体。感染该菌所产生的抗体,可与甲状腺细胞膜 TSH 受体结合。利用耶尔森菌感染已成功建立了 GD 的动物模型,且 GD 患者的耶尔森菌抗体阳性率可达 50%~90%,这表明"分子模拟"也可能是 GD 的重要发病机制。

此外,本病中针对甲状腺组织的白细胞移动抑制试验呈阳性反应,甲状腺及球后组织均有明显的淋巴细胞浸润,说明亦有细胞介导的免疫反应参与。

(四)AITD 的自身抗体

AITD 包括 GD、HT 和特发性甲减,三者关系密切,均为甲状腺器官特异性自身免疫病。AITD 至少有 5 个甲状腺抗原-抗体系统:甲状腺球蛋白及其抗体

（TgAb）、甲状腺微粒体/过氧化酶及其抗体（TMAb/TPO-Ab）、甲状腺激素及其抗体、胶质（非球蛋白）成分及其抗体和 TSH 受体及其抗体（TRAb）等。这些抗体中 TRAb 对 GD 最重要。用 FRTL-5 细胞株对一组未经治疗 GD 患者的 TSAb 检测结果显示，其阳性率可达 92.5%。

TSAb 测定的意义：①TSAb 阳性的甲亢应属自身免疫性甲亢，即 GD；②GD 患者经长期药物治疗，甲功已正常，但 TSAb 未转阴者，停药后甲亢可复发。表明生化正常，并非真正缓解，只有生化和免疫学指标均恢复正常，才是真正的缓解；③TSAb 能通过胎盘进入胎儿体内，引起新生儿一过性甲亢。

【临床表现】

本病多见于女性，男女之比为 $1:4\sim1:6$，患病高峰为 $20\sim40$ 岁，但各年龄组均可患病。起病可急可缓，病情可轻可重。典型表现有：

1. T3、T4 分泌过多引起的代谢增高有交感神经过度兴奋的表现

主要表现为：①易饿、多食而消瘦、无力；②怕热、多汗、皮肤湿润，可伴低热；③心率增快，重者有心房纤颤、心脏扩大和心力衰竭；④收缩压升高，舒张压降低，脉压差增大；⑤肠蠕动增快，常有腹泻；⑥易激动、多语好动、兴奋失眠，伸手、伸舌可见细微震颤；⑦肌病表现，如无力、疲乏等，慢性肌病主要是近端肌群无力和萎缩，男性患者可伴周期性麻痹；⑧女性月经紊乱，男性阳痿。

2. 眼部表现

一般的眼征是由于交感神经过度兴奋上睑肌和眼外肌，引起上睑挛缩，眼球相对外突而造成，见于各种类型的甲亢。患者本人常无感觉，多由他人或医生发现。表现为上视不皱额，下视睑迟落；突眼、少瞬目，裂宽内聚难。甲亢治愈，则眼征消失。

恶性突眼又称浸润性突眼、内分泌突眼、格雷夫斯眼病等。突眼度在 18mm 以上，可有眼外肌麻痹、眶周水肿等。患者常诉畏光、流泪、胀痛、刺痛等，是格雷夫斯甲亢特有的眼病，非自身免疫原因的甲亢无此眼征。本病除治疗甲亢外，尚需免疫抑制剂治疗。

3. 甲状腺表现

甲状腺可弥漫性肿大，扪诊有震颤，听诊可有血管杂音。

【实验室检查】

（1）甲状腺摄[131]I 率升高，高峰前移；

(2)血中 T3、T4、FT3、FT4 升高；

(3)高敏感或超敏感的 TSH(s-TSH 或 u-TSH)降低；

(4)TRH 兴奋试验无反应或低反应；

(5)甲亢早期 90% 以上患者 TSAb 阳性。

附：TSAb 的测定方法

1)生物分析法　PEG 沉淀法制备待测标本中的 IgG，以 FRTL-5 鼠甲状腺细胞株为靶细胞，共同培养，以培养液中 cAMP 升高为终点测定，代表 TSAb 水平；也可以用待测的 IgG 刺激 FRTL-5 细胞摄 ^{131}I 率升高表示 TSAb 水平。

近年来，用重组 TSH 受体基因转染哺乳动物细胞(如 CHO 细胞)，使其表达 TSH 受体，作为靶细胞，用于测定 TSAb，提高了敏感性；终点测定 cAMP 通常用放射免疫测定法。新近发展的发光生物分析法更简便，且无放射性，更适于常规检测。

2)TSH 阻断或放射受体分析法　测定抑制 TSH 结合受体的能力。血清标本无需提纯，方法简便，但敏感性稍差。测定结果称为 TSH 结合抑制免疫球蛋白(TBII)。已知 TBII 中既可有 TSAb，也可有 TSBAb。国外使用普遍，国内使用较少。

【诊断】

1. 临床表现

怕热、多汗、激动、多食伴消瘦、静息时心动过速、特殊眼征、甲状腺肿大等。

2. T3、T4、FT3、FT4 检测

T3、T4、FT3 和 FT4 升高，可诊断甲亢。

3. s-TSH 或 u-TSH 测定

在上述情况基础上，测定 s-TSH 或 u-TSH，降低者为甲状腺性甲亢。

4. GD 的诊断

已诊断为甲状腺性甲亢的患者，如有下列 1 项或 1 项以上者，可诊断为 GD：①甲状腺肿大为弥漫性；②有浸润性突眼；③有胫前黏液水肿；④TSAb 阳性；⑤摄 ^{131}I 率升高；应除外 TSH 升高和甲状腺有结节者。

【治疗】

GD 目前尚无病因治疗。常用的治疗方法主要有：

1. 抗甲亢药物治疗

硫脲药物可抑制甲状腺内的碘有机化，减少甲状腺激素的合成。但此类药不能抑制甲状腺摄碘和已合成激素的释放，故治疗初期应加用 β 受体阻滞剂，如心得安、倍他乐克等。

2. 核素^{131}I 治疗

利用甲状腺浓集碘和^{131}I 释放 β 射线的作用,使甲状腺滤泡上皮细胞破坏、萎缩,分泌减少,达到治疗目的。但国外报道,治疗 10 年后,发生永久性甲减的患者可达 50%～70%,国内亦可达 24%。

3、手术治疗

甲状腺次全切除术可较快改善免疫学异常。其机制可能是 TSAb 主要由浸润甲状腺的 B 淋巴细胞产生,切除了大部分甲状腺组织,即去除了 TSAb 的发源地,因此术后 TSAb 滴度可迅速下降,甚至转阴,复发率低。但手术为破坏性不可逆治疗,可引起一些并发症,应慎重选择。

4. 免疫抑制治疗

当 GD 伴进展性浸润性突眼时,在药物纠正甲亢的同时,需给予免疫抑制剂,以抑制眼外肌和球后组织的自身免疫反应。

通常首选泼尼松 30～60mg/d,分次口服。症状好转后减药。约 1 月左右见效。可逐渐减至最小维持量,约 5～15mg/d,维持半年以上,甚至 1～2 年或更长。其他免疫抑制药(如环磷酰胺、硫唑嘌呤等)可酌情选用或与泼尼松合用。近年来,用环孢素 A 治疗本病,虽疗效并不优于泼尼松,但副作用较小。

雷公藤、昆明山海棠等中药有免疫抑制作用,可试用。血浆置换可清除血循环中过多的自身抗体,对急性进展病例有效,国内开展较少。

二、1 型糖尿病

糖尿病(diabetes mellitus)是一组由于胰岛素分泌缺陷,或胰岛素作用缺陷,或两者兼之所引起的以高血糖为特征的代谢性疾病。糖尿病的长期高血糖可引起眼、肾脏、神经、心脏和血管等多脏器的慢性损害、功能减退,甚至衰竭。

(一)分型

1997 年,世界卫生组织(WHO)和美国糖尿病学会建议将糖尿病分为四型,即 1 型、2 型、特异型和妊娠期糖尿病(见表 5-1)。本文主要阐述与自身免疫相关的 1 型糖尿病。

1 型糖尿病:指有胰岛细胞破坏,引起胰岛素分泌绝对不足,呈酮症酸中毒倾向的一类糖尿病。包括两种亚型,即自身免疫性糖尿病与特发性糖尿病。

(1)自身免疫性糖尿病　包括以前所称的胰岛素依赖型糖尿病,是由于发生细胞介导的自身免疫反应,胰腺 β 细胞损伤而引起。

(2)特发性糖尿病　胰岛 β 细胞破坏的病因及发病机制虽未明确,但无胰岛 β 细胞自身免疫破坏的证据。由于病例罕见,国内尚未见报道。

表 5-1　糖尿病的分类

类型	病因
Ⅰ. 1 型糖尿病	胰岛 β 细胞破坏,通常导致胰岛素绝对缺乏
Ⅱ. 2 型糖尿病	胰岛素抵抗为主伴相对胰岛素缺乏,或胰岛素分泌缺陷伴胰岛素抵抗。①自身免疫性;②特发性
Ⅲ. 特异型糖尿病	①胰岛 β 细胞功能基因缺陷;②胰岛素作用基因缺陷,胰岛素受体缺陷;③胰腺外分泌疾病;④内分泌疾病;⑤药物性或化学物质所致;⑥感染;⑦非常见型免疫调节糖尿病;⑧其他遗传病有时伴有糖尿病
Ⅳ. 妊娠期糖尿病	妊娠

(二)自身免疫性 1 型糖尿病临床和免疫学特点

(1)占 1 型患者的多数。由细胞介导的自身免疫反应破坏了胰岛 β 细胞所致。

(2)往往存在自身免疫反应标志,如胰岛细胞抗体(ICA)、胰岛素抗体(IAA)、谷氨酸脱羧酶(GAD)抗体或酪氨酸磷酸酶 IA-2 抗体和 IA-2β 自身抗体。1 型糖尿病患者约 85%~95%有上述 1 种或多种抗体。

(3)β 细胞破坏的速度和程度个体差异很大,在青少年尤其是婴幼儿,发病迅速,常以酮症酸中毒为首发症状;成年人发病较慢,开始可只表现为轻度血糖升高,常被误诊为 2 型糖尿病,这类病人属于所谓的"成人迟发性自身免疫性糖尿病"(latent-onset diabetes mellitus in adults, LADA)。在感染和应激时,部分空腹高血糖患者可迅速转为严重的高血糖和/或酮症酸中毒。但部分成人患者残留的 β 细胞功能也可在多年内防止酮症的发生。

(4)1 型糖尿病患者最终依赖外源性胰岛素存活或防止酮症的发生。此时内生胰岛素无或几乎无,用 C 肽不能测出或很低。

(5)自身免疫性糖尿病通常发生在青少年,亦可发生在任何年龄,甚至 80~90 岁老人。

(6)β 细胞免疫破坏有多基因易感倾向,与 HLA 明显相关,DQA 和 B 基因连锁,也受 DRB 基因影响。本型很少肥胖,但肥胖并非排除诊断的条件。

(7)本型患者常伴发其他自身免疫性疾病,如 HT、GD、Addison 病、重症肌无力、白癜风和恶性贫血等。

【病因及发病机制】

1 型糖尿病是多基因遗传的疾病,属器官特异性自身免疫病。

本病的发病过程可被划分为连续的不同阶段。一个具有糖尿病遗传易感性的个体暴露于某种环境因素中,可能启动了某种自身免疫程序,进入自身免疫激活阶段。这一时期中虽出现了自身抗体和β细胞的渐进性破坏,但还能维持正常的血糖水平和糖耐量。随着β细胞的进一步破坏,出现糖耐量减退,但仍可无临床症状,直至最终发展为临床糖尿病。由于上述过程发展的快慢取决于β细胞破坏的速率,因此1型糖尿病可有两种临床"亚型",即急性发病(如青少年发病的1型糖尿病)和缓慢发病(如LADA)。

自身免疫介导的胰岛β细胞破坏有两个特点:自身抗体和胰岛炎。1型糖尿病患者可产生针对β细胞不同抗原成分的多种抗体,包括抗胰岛素抗体、抗谷氨酸脱羧酶抗体(GAD-65或GAD-67)、抗酪氨酸磷酸酶类似物膜蛋白抗体(ICA512和IA-2)及抗胰岛神经内分泌的神经节苷酯抗体等。胰岛炎则以胰岛炎性细胞浸润为特点,主要为$CD8^+ T$细胞,也有$CD4^+ T$细胞、B细胞、单核细胞和NK细胞的浸润,触发自身免疫反应。引起1型糖尿病的病因很复杂,既有遗传因素,也涉及环境因素。

1. 1型糖尿病的易感基因

在单卵双胞胎中,发生1型糖尿病的一致率为25%~50%。该病一级亲属患1型糖尿病可能性为5%~10%,而普通人群的1型糖尿病患病率仅为0.4%。这种发病的家族聚集倾向提示,基因因素在该病发病机制中起重要作用。研究证实,只有继承足够的互补基因,人体才可能表现对1型糖尿病的易感性。目前已被确定的1型糖尿病易感基因位点见表5-2,其中部分位点已在不同家系研究中得到证实。

表5-2 1型糖尿病的易感基因

易感基因	染色体	连锁标记物
IDDM1	6p21	HLA-DQB1-DRB1
IDDM2	11p15	胰岛素 VNTR
IDDM3	15q26	胰岛素 VNTR
IDDM4	11q13	FGF3、D11S1337
IDDM5	6q25	D6S476-ESR-D6S448
IDDM7	2q31	D2S152
IDDM8	6q27	D6S281
IDDM11	14q 24.3→q31	D14S67
IDDM12	2q33	CTLA-4
IDDM13	7q34	IGFBP-2、IGFBP-5
	7q	GCK(葡萄糖激酶)

IDDM1 易感基因在 1 型糖尿病遗传因素中的作用占 35%～40%。IDDM2 易感基因在 1 型糖尿病遗传因素中的作用占 10%。其他易感基因位点对 1 型糖尿病发病的影响不如 IDDM1 强大，但与 IDDM2 相似。它们影响 1 型糖尿病发病的具体机制尚待阐明。

2. 影响 1 型糖尿病发病的环境因素

1 型糖尿病发病有季节性，且发病前有病毒感染的现象，提示病毒感染可能是重要的环境因素之一。目前已知与 1 型糖尿病有关的病毒有腮腺炎病毒、风疹病毒、巨细胞病毒、脑心肌炎病毒、柯萨奇 B4 病毒及呼肠孤病毒等。先天性风疹感染与 1 型糖尿病的关系较为明确，在出生时已有风疹感染的个体中，约 20% 会发生糖尿病。病毒感染激发胰岛 β 细胞损伤的方式可能有三种：①亲胰岛 β 细胞病毒对 β 细胞的直接损伤；②病毒引起细胞因子的产生，从而损伤 β 细胞；③病毒抗原通过分子模拟机制激发了胰岛自身免疫损害。

可能有关的环境因素还有化学物质 Vacor（一种硝基酚脲类灭鼠药）、细胞毒性物质（如腐烂的木薯淀粉或木薯根释放的氰化物）等。此外，牛乳白蛋白也可能是重要的环境因素。牛乳白蛋白与胰岛 β 细胞表面的蛋白 P69 有相同的结构区域。用牛乳喂养的儿童，1 型糖尿病的发病率远高于母乳喂养的儿童。芬兰 142 例新诊断的 1 型糖尿病儿童体内抗牛乳白蛋白抗体滴度显著升高，推测婴儿肠道酶不成熟，不能防止牛乳白蛋白特殊肽段的摄入，因而诱发攻击胰岛 β 细胞表面 P69 蛋白的免疫反应。

3. 自身免疫启动机制

(1)分子模拟　病毒与胰岛 β 细胞表面某些蛋白有相同的氨基酸序列。感染病毒后，机体产生了抗病毒抗体，效应性 T 细胞在清除病毒的同时，免疫系统也错误地把与病毒有相同抗原决定簇的胰岛 β 细胞当成了攻击对象。这种分子模拟是产生交叉免疫反应的基础。已知柯萨奇 B4 病毒一段 24 个氨基酸序列与 GAD 相同。牛乳的白蛋白和胰岛 β 细胞表面 P69 蛋白、分枝杆菌的 HSP65 与 GAD65 等均有相同的氨基酸序列，可能引起交叉免疫反应。

(2)免疫耐受选择性丧失　即回忆反应。

(3)MHCⅡ类抗原表达异常　动物试验和 1 型糖尿病的死亡病例尸检均证实，胰岛炎时胰岛 β 细胞表面的 MHCⅡ类抗原表达异常，其结果是 β 细胞将自己作为抗原提呈细胞提呈给 T 细胞，激活 CD4+ Th1 细胞，产生 IL-2、IFN-γ 等细胞因子，活化 CD8+ Tc 细胞及 NK 细胞，抑制 CD4+ Th2 细胞，对 β 细胞产生损伤。

(4)Th 细胞亚群和细胞因子的作用　免疫功能紊乱时，Th1 细胞可分泌前炎细胞因子,使 IL-2、IFN-γ、TNF-β 增多;而 Th2 细胞的细胞因子产物(如 IL-4 和 IL-10 等)减少,导致前炎细胞因子启动免疫/炎症的级连反应。免疫功能紊乱一方面激活能特异性与胰岛 β 细胞相互作用并对其有破坏作用的细胞毒 T 细胞,另一方面激活巨噬细胞分泌前炎细胞因子 IL-1、TNF-α 等,并产生对 β 细胞有高度毒性的氧和氮自由基,最终造成胰岛 β 细胞的破坏。

(5)Fas 和 FasL 的作用　Fas 和 FasL 是一对细胞表面的膜蛋白,分别由 325 个和 218 个氨基酸残基构成。其基因分别位于第 10 号和第 1 号染色体。动物实验发现,在免疫介导的胰岛 β 细胞的破坏中,IL-1、IFN-γ 可刺激 β 细胞表达 Fas。当 Fas 与表达 FasL 的 T 细胞结合后,引起胰岛 β 细胞的凋亡。

4. 胰岛 β 细胞自身免疫破坏的标志

85%～95%1 型糖尿病患者体内可检出一种或多种自身抗体。

(1)抗胰岛细胞抗体(ICA)　ICA 在诊断 1 型糖尿病(病后 1 月内)阳性率可达 70%以上。

(2)抗谷氨酸脱羧酶抗体(GAD-Ab)　急性发病的 1 型糖尿病早期,该抗体的阳性率可达 78%～96%,LADA 可达 68%。GAD 除在 β 细胞中存在外,也广泛存在于中枢和周围神经系统中,是 1 型糖尿病和僵人综合征(stiff-man syndrome)的自身抗原。GAD 有两种同工酶,即 GAD65 和 GAD67。编码基因分别位于第 10 号和第 2 号染色体,各编码 585 个和 594 个氨基酸序列。1 型糖尿病中的自身抗体反应局限于 GAD65 特异性表位,只有 11%～18%的病人具有与 GAD67 共同的表位。已确定的 GAD65 表位包括氨基端结构域、中间结构域和羧基端结构域,且以后二者为主导。在新发的 1 型糖尿病患者及 1 型糖尿病高危人群中均观察到针对 GAD65 的 T 细胞反应,相同的特异性细胞免疫反应在 NOD 小鼠中也存在,说明 GAD65 作为一种自身抗原,同时也是细胞免疫反应的靶分子。

(3)抗酪氨酸磷酸酶(IA-2)及类似物(IA-2β)抗体　新诊断的 1 型糖尿病患者 50%以上 IA-2Ab 和 IA-2βAb 阳性。IA-2 和 IA-2β 是 I 型跨膜糖蛋白,编码基因分别位于第 2 号和第 7 号染色体,各编码 979 个和 986 个氨基酸序列。由于克隆到的胰岛细胞抗原(ICA)的 512cDNA 序列几乎同 IA-2cDNA 全长中的一段相同,因此 ICA512 蛋白被认为是 IA-2 蛋白分子中的一段。此外,从人胰岛基因文库中克隆出的 Phogrin 蛋白(1015 个氨基酸)的 cDNA 与从人胎脑基因文库克隆的 IA-2β 有 90%以上的同源性,因此认为两者可能是从不同组织来源的同一分子。

(4)抗胰岛素抗体(IAA)　用 ^{125}I 标记的胰岛素结合法测定。1 型糖尿病的临床前期患者阳性率低。

【预测和诊断】

（一）预测

1型糖尿病的易感个体在成为临床糖尿病前，均有一个 β 细胞渐进性免疫破坏的过程。尽管在小儿破坏迅速，而在成人破坏缓慢，但都提供了一个可早期识别和早期防治的机会（临床前期）。预测方法主要包括基因识别、代谢识别和免疫识别等。

1.基因识别

已确定的基因见表 5-2。

2.代谢识别

通常作静脉葡萄糖耐量-胰岛素分泌试验，由第一时相的胰岛素分泌是否缺乏来确定其以后发生糖尿病的危险性。一般认为，该试验中胰岛素分泌第一时相的缺乏继发于 β 细胞的破坏，是自身免疫过程活动的标志。

3.免疫识别

测定 ICA、GAD-65Ab 和 GAD-67Ab、IA-2/ICA512-Ab 及 IA-2βAb、IAA 等。文献报道，GAD-Ab、IA-2Ab 和 IAA 3 种抗体均阳性的个体发生 1 型糖尿病的危险度为 100％，两种抗体阳性者为 44％，1 种抗体阳性者为 15％。本病患者的一级亲属，如 3 种抗体均阴性，其患病的危险度低于 0.5％。两种以上抗体阳性的预测价值为 68％，敏感性 80％，特异性 100％。一般认为，联合检测 GAD-Ab、IA-2Ab 和 IAA 是预测 1 型糖尿病最可靠的免疫标志。

（二）诊断

糖尿病的诊断按 1997 年美国 ADA 的标准。三项中具备一项即可确诊。

糖尿病诊断标准

1. 糖尿病症状＋随机时间血浆葡萄糖≥200mg/dL(11.1mmol/L) 随机时间指一天中任意时间，不考虑最后一次进食时间。

   典型的糖尿病症状包括多尿、烦渴和不明原因的体重减轻等。

2. 空腹血浆葡萄糖≥126mg/dL(7.0mmol/L)

   空腹指至少禁食（无热量摄入）8 小时。

3. 75 克葡萄糖的 OGTT 2h 血浆糖≥200mg/dL(11.1mmol/L)

糖尿病诊断确立后，如能证实体内存在 ICA、GAD-Ab、IA-2(ICA512) 和 IA-

2Ab、IAA 中的 1 种或多种，即可大致确立 1 型糖尿病的诊断。文献报道，新诊断的 1 型糖尿病患者 85%～95%体内可检出上述 1 种或多种抗体。亦有报道认为，新诊断的该病患者 98%有 1 种抗体阳性，80%有两种以上的抗体阳性，而健康对照者无一例存在两种以上抗体。

　　临床诊断 1 型糖尿病，无论是急性发病，还是 LADA，通常都应综合分析临床表现、代谢情况、免疫学指标，甚至基因等因素。符合点越多，诊断的可靠性越大。

【治疗】

　　1 型糖尿病常需外源性胰岛素替代治疗。应注意：

　　(1)对 13 岁以上的青少年 1 型糖尿病可采用胰岛素的强化治疗，即使用外源性胰岛素 1 天多次注射或胰岛素泵治疗，务必使患者的全天血糖长期控制在正常或接近正常的水平。美国 DCCT 对 1441 例 1 型糖尿病患者强化治疗和常规治疗的历时 6.5 年的对比研究证实，强化治疗能有效延缓 1 型糖尿病的视网膜病变、肾病及神经病变的发生和发展。

　　(2)对幼年和高龄 1 型糖尿病患者应采用胰岛素的常规治疗，即胰岛素 1～2 次/日，皮下注射，血糖控制在可接受的范围内即可，以避免发生低血糖。

　　(3)由于 LADA 呈缓慢渐进的胰岛 β 细胞破坏，残留 β 细胞可维持血糖较长时间稳定而不依赖外源胰岛素。如无急性代谢紊乱(酮症酸中毒或高渗性昏迷等)，常被误诊为 2 型糖尿病。但 LADA 本质是 1 型糖尿病，因此应早期使用胰岛素治疗。已有证据表明，早期使用外源性胰岛素可有效地减少胰岛 β 细胞自身抗原的表达，并减轻自身免疫的损伤，从而保护受损的胰岛细胞。

【免疫防治】

　　全球范围内对 1 型糖尿病高危个体和临床前期患者的免疫治疗进行了大量研究，以预防 1 型糖尿病的发生和发展。目前尚无公认有效的免疫治疗措施供选择。已用于大规模临床试验的措施有母乳喂养、口服胰岛素、口服烟酰胺和早期注射胰岛素等(见表 5-3)。表中所列其他措施尚处于动物实验或小范围试验。

　　对高危个体进行免疫预防，应特别注意安全性。口服胰岛素或注射小剂量胰岛素以诱导免疫耐受，可能是目前的最佳选择。

表 5-3　1 型糖尿病可采用的免疫防治措施

类　别	措　施
营养预防	提倡新生儿母乳喂养,避免接触牛乳白蛋白
预防病毒感染	注射疫苗,应包括腮腺炎病毒、风疹病毒和柯萨奇 B4 病毒等
免疫耐受	口服胰岛素、GAD 等;早期注射外源性胰岛素
免疫抑制剂	使用环孢素 A、硫唑嘌呤、雷公藤
自由基清除	使用烟酰胺
β 细胞休息	早期注射胰岛素,并口服三氮嗪
免疫调节剂	接种卡介苗,使用胸腺素、1,25-$(OH)_2$-D_3、抗 CD4$^+$ T 细胞 (Th 细胞)单克隆抗体等

第六章

风湿性疾病

风湿性疾病(rheumatic disease)是指一大类原因各不相同但共同点为累及关节及周围软组织,包括肌肉、韧带、滑囊和筋膜的疾病。是常见的自身免疫性疾病。

第一节　类风湿性关节炎

类风湿性关节炎(rheumatoid arthritis,RA)是一种原因不明的慢性炎性多系统疾病。病变特征是持续性进行性的滑膜炎,病变累及对称的周围关节。滑膜炎能引起软骨破坏和骨侵蚀,继而引起关节畸形和强直。

【病因】

1. 遗传背景

类风湿性关节炎有轻微的家族聚集现象和孪生子共患现象,提示遗传因素在发病中起到一定作用。研究表明,特定的 HLA-DR4 亚型决定该病的易感性和严重程度。

2. 感染因素

(1)病毒　EB 病毒被认为是一种多克隆 B 细胞刺激剂,它可刺激 B 细胞产生包括类风湿因子(rheumatoid factor,RF)在内的多种免疫球蛋白。

(2)细菌　A 型链球菌、大肠杆菌、变形杆菌等的感染可能与 RA 的起病有关,但缺乏直接证据。根据动物实验推测,细菌感染导致关节炎的机制可能与分子模拟有关。

3. 其他因素

(1)性激素:临床观察和动物实验提示,雌激素可促进 RA 的发生,而孕激素可使症状缓解。

(2)精神因素、机体状况、环境因素等均可能与 RA 发生有关。

【发病机制】

RA 的发病机制至今尚未阐明。一般认为是某种抗原作用于有遗传因素的个体,导致免疫异常,引发炎症,滑膜炎致关节破坏。环境因素和精神因素(如微生物感染、应激状态)可能是触发因子。通过分子模拟机制或局部组织 MHC Ⅱ 类分子过度表达,诱发自身免疫反应,产生类风湿因子及其他自身抗体,最终导致滑膜持续性炎症。

滑液中的 IgG-RF 多聚体、IgG-RF 与 IgG 形成免疫复合物激活补体系统,诱发产生炎症因子如中性粒细胞和单核细胞趋化因子,炎症细胞大量聚集于滑膜腔,产生前列腺素和白三烯介导炎症过程。炎症细胞释放入滑膜腔的溶酶体酶进一步放大滑膜组织炎症反应和滑膜的增殖反应。炎细胞产生的蛋白酶和胶原酶导致软骨破坏。

【免疫学特征】

(1)血清和滑液中存在类风湿因子(RF)。

(2)血清抗核周围因子、抗角质蛋白抗体阳性。

(3)增生的滑膜组织中有大量的 T 细胞浸润。

【病理特征】

RA 的病变主要发生在关节,不同关节的病理可稍有不同,但滑膜炎症是其最早期也是最基本的病理学改变。主要病理变化如下:

(1)滑膜衬里细胞层明显增厚,以滑膜衬里 A 型细胞(巨噬细胞样细胞)增加为主,来自单核-巨噬细胞的不断浸润;增加的滑膜衬里 B 型细胞(成纤维样细胞),则来自局部细胞的增殖。

(2)滑膜间质细胞浸润有:CD4$^+$ T 细胞和 CD8$^+$ T 细胞、浆细胞、巨噬细胞等,炎症急性期以中性粒细胞为主。

(3)滑膜微血管明显增多。

(4)软骨、骨组织破坏,主要是由于增生的滑膜细胞和微血管在软骨和骨组织中形成血管翳所致。

【临床表现】

1.一般症状

大多数患者发病年龄为 20~40 岁,女性多于男性,男女患病比例约为 1:2~1:4,发病时常有疲劳、全身不适、发热、体重下降等。

2.关节表现

(1)晨僵　病变关节在静止不动后,尤其是在晨起后出现较长时间的僵硬,如胶粘着样的感觉,活动后缓解或消失。

(2)关节疼痛和压痛　各关节受累频率从高到低依次为掌指、腕、近侧指间、肩、膝、踝、肘关节等。

(3)关节肿胀　局部关节肿胀,可有关节积液。

(4)关节畸形　晚期所受累关节皆可遭受严重破坏、畸形,如掌指关节半脱位和手指的尺侧偏斜、"鹅颈"畸形及腕掌关节强直等。

(5)关节功能障碍　由于关节畸形强直而影响关节活动,严重影响患者正常生活,甚至致其生活不能自理。

3.关节外表现

类风湿结节、皮肤血管炎、继发性干燥症等。

【免疫学及其他实验室检查】

1.一般检查

可有轻、中度贫血,白细胞计数一般正常,血沉加快。

2.自身抗体

(1)RF 是抗人或动物 IgG 分子 Fc 段抗原决定簇的特异性抗体。阳性率约 $50\%\sim75\%$,是诊断 RA 主要的血清学标准之一。常见的 RF 为 IgG、IgM 和 IgA 型抗体。

检测意义:间隔多次、多种方法检测为阳性;同时检测出多型 RF;检出的 RF 除与人 IgG 反应,还与动物 IgG 反应,这样才具有较高诊断意义。

(2)其他相关自身抗体:

抗核周围因子(APF):为一种抗人颊黏膜上皮细胞周围颗粒的自身抗体。阳性率为 $49\%\sim91\%$,特异性 $72.7\%\sim90\%$。

抗角质蛋白抗体:是一种能与大鼠食管角质层成分起反应的抗体。高度特异,但敏感性低,是早期诊断指标之一。

(3)抗核抗体(ANA),阳性率为 $10\%\sim25\%$,但通常滴度较低。

【诊断】

RA 诊断主要依据临床表现和影像学检查,并结合实验室检查结果综合分析,目前多采用 1987 年美国风湿学会修订的 RA 分类标准作为临床诊断标准。

类风湿性关节炎诊断分类标准

1. 晨僵持续至少 1h，病程至少持续 6 周
2. 有三个或三个以上关节肿，病程至少持续 6 周
3. 腕、掌指、近指关节肿，病程至少持续 6 周
4. 对称性关节肿，病程至少持续 6 周
5. 有皮下结节
6. 手 X 片改变（骨质疏松、间隙狭窄）
7. 风湿因子阳性（滴度＞1∶20）

以上七项中有四项即可诊断 RA。

【治疗原则】

RA 至今尚无特效治疗方法。早期积极治疗病情缓解的可能性很大，一旦关节结构破坏则成永久性损坏。用于 RA 的药物主要有：

（1）消炎镇痛药：如阿司匹林、消炎痛、扶他林等；

（2）病情改善药：氯喹、青霉胺、柳氮磺胺吡啶、雷公藤等；

（3）免疫抑制剂：甲氨蝶呤、环磷酰胺等；

（4）糖皮质激素：可间歇性关节内注射或全身系统用药。

第二节　系统性红斑狼疮

1828 年，法国医生首先报道了一个面部出现像被狼咬过的不规则水肿性红斑的皮肤病病例，并将其称为"红斑狼疮"。此后，许多医生陆续发现红斑狼疮不仅有皮肤损害，还有肾、心、肺、关节、肌肉等全身病变。后来美国医生提出了"系统性红斑狼疮"（systemic lupus erythematosus，SLE）。SLE 是一种多系统受累的慢性进行性、反复发作和缓解的自身免疫性疾病。本病临床表现多种多样，病情迁延难愈。

【发病机制】

1. 红斑狼疮体质

（1）遗传因素　　正常人发病率为 0.05％，病人直系亲属 1.5％，同卵孪生同时患病 69％。研究表明 HLA-DQB1 与抗核抗体产生有关，HLA-DQW6 与抗 Sm 抗

体产生有关。

（2）雌激素代谢异常　　男女患病比例为 $1:9$，育龄期男女患病比例为 $1:15$。提示雌激素与 SLE 发生有关。雌激素引发 SLE 的可能机制为：雌激素可使 B 细胞产生的抗 DNA 抗体增加，而雄激素则可抑制此反应。

2. 诱发因素

（1）病毒感染　　病毒侵袭组织，使之成为自身抗原，或病毒与自身组织存在共同抗原，或"禁株"活化与释放，以及病毒及其蛋白与其抗体形成免疫复合物沉积。

（2）紫外线　　紫外线可加重或诱发 SLE 皮损。

（3）某些药物　　药物如肼苯哒嗪、普鲁卡因、异烟肼、苯妥英钠、丙硫氧嘧啶、D-青霉胺等进入体内后，可先引起超敏反应，然后使潜在的 SLE 患者发生特发性 SLE，或使 SLE 患者病情加重，停药不能阻止病情进展。

（4）微量元素缺乏　锌、铜、铁、锰等的缺乏可能与 SLE 发生有关。

3. 免疫功能异常

（1）出现抗 DNA 等自身抗体。

（2）细胞因子及其受体异常：IL-1、IL-2、IL-2R 降低，IFN-α、IFN-γ、IL-6、IL-4 升高。

（3）红细胞免疫功能下降。

【免疫学特征】

（1）抗核抗体（ANA）阳性（抗 dsDNA 抗体和抗 Sm 抗体较特异）。

（2）出现多种自身抗体，如抗磷脂抗体等。

（3）免疫复合物沉积。

（4）病情活动期血清补体水平下降。

【病理学特征】

SLE 基本病理改变是结缔组织黏液样水肿、纤维蛋白样变性和坏死性血管炎。主要特征性改变有：

（1）疣状心内膜炎，为卵圆形赘生物；

（2）动脉周围同心性纤维化；

（3）"苏木素小体"，为均质球形核物质成分，用苏木素染色呈蓝紫色；

（4）皮肤狼疮带现象，即在患者皮肤表皮和真皮交界处有免疫复合物和补体成分沉积，可用直接免疫荧光法检查；

（5）肾脏"满堂红"现象，即肾脏免疫荧光检查为各种免疫球蛋白和补体均为阳性。

【临床表现】

(1)一般情况 多发生于育龄期妇女,缓解和复发交替出现,全身症状包括发热、全身不适、体重下降等。

(2)骨、关节与肌肉 多发性关节疼痛或关节炎最常见。

(3)皮肤 以此命名,表现为面部蝶形红斑。

(4)肾脏 肾脏受累是 SLE 常见和严重的表现,也是影响远期预后的主要因素。

(5)肺脏 以胸膜炎为主。

(6)心血管、神经系统、血液、胃肠系统异常。

【实验室检查】

1.一般实验室检查

(1)血常规 贫血。

(2)血沉 活动期血沉加快,缓解期可恢复正常。

(3)尿液 SLE 肾脏受累时可有蛋白尿、血尿和细胞管型、颗粒管型。

2.蛋白电泳

低白蛋白血症,球蛋白升高。

3.自身抗体

(1)抗核抗体(ANA) ANA 是抗细胞核各抗原成分的自身抗体总称。95% SLE 患者为阳性,但特异性差。用间接免疫荧光法可检测出现不同的荧光图案。

(2)抗 DNA 抗体 包括抗 ss-DNA 抗体、抗 ds-DNA 抗体和抗 z-DNA 抗体。抗 ds-DNA 抗体常被作为 SLE 活动的指标。

(3)抗磷脂抗体 此抗体是狼疮抗凝物质,SLE 阳性率 33%~44%。梅毒血清学凝集实验假阳性。

(4)抗 ENA 抗体 此抗体为可提取性核抗原抗体。主要有抗 Sm 抗体、抗 SSA 抗体、抗 SSB 抗体等。抗 Sm 抗体仅发现于 SLE,为 SLE 标记抗体,往往作为早期和不典型 SLE 的诊断依据。

【诊断】

SLE 目前采用美国风湿病学会 1982 年 SLE 诊断分类标准。

SLE 诊断分类标准

(1)颊部红斑疹

(2)盘形红斑

(3)光过敏

(4)口腔溃疡

(5)关节炎

(6)浆膜炎:胸膜炎或心包炎

(7)肾脏病:蛋白尿＞0.5g/24h 或＞三个"＋"号或管型

(8)神经系统异常

(9)血液学异常:溶血性贫血、三系细胞减少

(10)免疫学异常:狼疮细胞阳性或抗 ds-DNA 抗体阳性或抗 Sm 抗体阳性

(11)免疫荧光抗核抗体阳性

以上 11 项先后或同时有 4 项阳性者归为 SLE。

由于患者不可能在 4 项以上的症状出现后才就诊,因此临床诊断不能拘泥于上述标准。

【治疗原则】

治疗目的为控制病情活动,维持临床缓解。目前尚无根治办法。

1. 一般疗法

主要是对症处理。可应用一些消炎镇痛药物,如阿司匹林、消炎痛、芬必得等。

2. 抗疟药

药物包括氯喹、羟氯喹等,主要用于控制全身症状、皮疹、肌肉、关节等表现。

3. 糖皮质激素

糖皮质激素是治疗 SLE 的主要药物,以泼尼松最为常用。

4. 免疫抑制剂

免疫抑制剂包括环磷酰胺、硫唑嘌呤、环孢素 A 等,主要用于严重病例、重要器官受累或需要大剂量糖皮质激素控制病情而不能耐受者。

第七章

肾脏免疫性疾病

第一节 概述

据统计,有 1/4 晚期肾功能衰竭与免疫诱发的肾小球肾炎和肾小管肾炎相关。高发病率、高死亡率是自身免疫性肾脏疾病的突出特点。引发自身免疫性肾病的因素主要有下述几类。

一、产生肾脏免疫性损伤的抗原

导致肾脏免疫性损伤的抗原可分为外源性抗原和内源性抗原。

1. 外源性抗原

外源性抗原其范围极广,以抗原或免疫复合物形式沉积于肾小球或肾小管间质中引起损伤。

(1)感染性抗原 如细菌(如 β 溶血性链球菌、金黄色或白色葡萄球菌、肺炎双球菌、肺炎克雷伯菌、肠球菌、伤寒沙门菌、麻风杆菌等)、病毒(如乙型肝炎病毒、麻疹病毒、EB 病毒、巨细胞病毒、柯萨奇病毒、流行性出血热病毒等)、真菌(如白色念珠菌)、肺炎支原体、梅毒螺旋体、寄生虫(如疟原虫、血吸虫、弓形虫等)等。

(2)化学物质和药物性抗原 如青霉素类、头孢菌素类、磺胺类、非甾体类抗炎药、青霉胺、利福平、金及汞等重金属类物质,它们均可与体内蛋白质结合,形成抗原或半抗原。

(3)其他 异种血清、疫苗、植物血凝素、刀豆素 A、食物抗原等。

2. 内源性抗原

内源性抗原为机体自身产生的抗原,包括核抗原(如双链 DNA、ANA、ENA等)、胞浆抗原(如中性粒细胞胞浆抗原)、细胞抗原(如红细胞抗原)、肿瘤抗原、甲状腺抗原、β_2 微球蛋白、免疫球蛋白、补体等。此外,当机体受到某些环境因素(如细菌及病毒感染、药物毒性等)刺激时,致使体内一些隐蔽或隔离的自身抗原成分暴露,如肾小球基底膜及肾小管基底膜成分的暴露,进而引发一系列的免疫反应(如产生自身抗体、炎症反应等),最终导致组织损伤。

二、肾脏免疫损伤的相关因素

1. 循环免疫复合物沉积

某些外源性抗原(如致肾炎链球菌的某些成分)或内源性抗原(如细胞核抗原的某些成分)可刺激机体产生相应抗体,在血液循环中形成循环免疫复合物。中等大小的可溶性免疫复合物易沉积于肾小球或被肾小球捕获,并可激活炎症介质系统,引起肾小球损伤。

2. 原位免疫复合物的形成

原位免疫复合物是指血液循环中的游离抗体(或抗原)与肾小球固有抗原或已种植于肾小球的外源性抗原(或抗体)在肾脏局部发生抗原抗体结合反应,形成原位免疫复合物。它可激活补体系统,导致免疫损伤。肾小球内形成的免疫复合物处于不断变化的过程中。若免疫复合物被局部浸润的中性粒细胞或单核-巨噬细胞吞噬,或被肾小球系膜清除,则疾病好转或痊愈。相反,若免疫复合物不断沉积,则导致疾病逐渐恶化。

3. 细胞免疫介导的肾小球或肾小管间质损伤

一般认为,体液免疫在肾小球肾炎中占主要地位,属Ⅱ型和Ⅲ型超敏反应机制。但实验表明 T 细胞能够转移某种肾小球肾炎。T 细胞复杂的膜受体也增加了免疫应答的多样性。细胞免疫引起肾小球或肾小管间质免疫损伤的主要机制有:①致敏淋巴细胞与固定于肾小球或肾小管间质的抗原相互作用,引起以单核细胞浸润为主的局灶性炎症反应;②循环中致敏淋巴细胞与抗原相互作用,导致一系列淋巴因子释放或抗体产生,吸引、激活其他各种吞噬细胞,引起肾脏的免疫损伤;③效应细胞发挥细胞毒作用。

4. 肾脏免疫损伤的介质系统

多数肾脏疾病为免疫介导性炎症。免疫反应激活炎性细胞,使之释放炎症介质,炎症介质又反作用于炎性细胞。这些炎性细胞和炎症介质均具有多种生物学效应,且能相互作用、互相影响,在体内构成了十分复杂的网络关系。

三、肾脏免疫病易感基因

疾病易感基因与 MHC 等位基因密切相关。研究表明,我国北方汉族人群中,膜性肾病与 HLA-DRw11、IgA 肾病与 HLA-DR12 密切相关。

第二节　常见病症

一、抗肾小球基底膜抗体病

抗肾小球基底膜抗体病，又称抗肾小球基底膜抗体性肾炎（anti-GBM antibody nephritis），是以出现直接抗肾小球基底膜（anti-GBM）的自身抗体为特征的一组疾病。其典型的临床表现是急进性肾炎综合征；若同时伴有肺出血，则称为 Goodpasture 综合征。

抗 GBM 抗体性肾炎是一种少见病，在急进性肾炎综合征中约占 $10\%\sim30\%$，占肾活检患者 $2\%\sim5\%$。原发性抗 GBM 抗体性肾炎与 Goodpasture 综合征的发病机制和治疗基本相同，仅在临床表现上有所区别。

【病因和发病机制】

病因不明。有报道认为，本病病前有上呼吸道前驱感染史；也有报道沥青及汽油等烃化物与 Goodpasture 综合征的发病有关；此外，使用某些药物（如 *D*-青霉胺、肼苯哒嗪等）后，也可导致本病的发生。总之，这些环境因素可能以某种方式影响了机体的自身免疫系统，使肾小球及肺泡的基底膜成分暴露，并刺激机体产生抗 GBM 抗体，导致本病的发生。

近年来研究证实，本病的抗原成分存在于基底膜Ⅳ型胶原羟基端的 NC_1 区，也称 Goodpasture 抗原。间接免疫荧光法及免疫电镜方法证实，这一特异性抗原存在于 GBM 致密层内皮侧、肺泡基底膜、脉络膜、晶体囊及视网膜血管基底膜等处。

本病的抗体成分为 IgG_1 型，且抗体的滴度与肾脏损害的严重程度呈正相关；甲基泼尼松龙或血浆置换治疗时，抗体的阴转与临床疗效相一致。由于肾小球毛细血管袢的内皮层有窗孔样结构，使得抗体与 GBM 抗原直接接触而发病。当某些外界因素，如呼吸道感染、吸烟、吸入烃化剂或使用某些药物等，破坏了肺泡膜的完整性，并使其基底膜抗原暴露，才会出现肺部症状。或先有肺部抗原暴露产生自身抗体，再与 GBM 作用导致肾炎发生；或循环中先有抗 GBM 抗体，再与肺部暴露抗原结合，引起肺泡毛细血管基底膜的损伤，导致肺出血的发生。

细胞免疫在本病发病中起着极其重要的作用，因为无辅助性 T 细胞的介导，则很少有抗原能直接引起抗体的反应。此外，动物实验还显示，在完全丧失抗体产生能力的鸡（切除腔上囊）中，仍可引起本病的发生，而且这种肾炎还可通过 T 细胞转移到其他动物体内。

【病理特征】

肉眼观察,肾脏肿大呈灰白色,表面有时可见小点状出血斑。光镜下多数肾小球可见细胞性或纤维细胞性新月体形成,将毛细血管袢挤到一边,可伴毛细血管袢纤维素样坏死,病变严重者,可见小动脉坏死。肾间质可见中性粒细胞、浆细胞、单核细胞浸润及小动脉炎;肾小管变性、萎缩和坏死。病变轻者,可为局灶性、节段性、增生性肾炎,甚至基本正常。免疫荧光法可见 IgG 沿肾小球毛细血管壁呈线状沉积,有时也可见 C3 沿毛细血管壁沉积。电镜下可见球囊上皮细胞增生形成新月体,系膜基质增生,基底膜断裂,肾小球毛细血管壁一般无电子致密物沉积。

Goodpasture 综合征患者,除肾脏病变外,肺丰满胀大,表面有多数出血点。光镜下可见肺泡内有大量红细胞及许多含有含铁血黄素的巨噬细胞,肺泡壁呈局灶性增厚、纤维化,肺泡细胞肥大。电镜下可见肺泡基底膜增厚及断裂。免疫荧光法可见 IgG 及 C3 沿肺泡毛细血管壁呈线样沉积。

【临床表现】

本病可发生于任何年龄,但以 20～30 岁及 50～70 岁的男性较常见。一般有较明显的疲乏、无力、体重下降或发热等全身症状,但以急进性肾炎综合征表现最为常见。其症状以严重的少尿、无尿,迅速进展为尿毒症及进行性贫血为主,同时伴有严重血尿、蛋白尿、水肿和高血压。缓慢起病者,早期仅表现为镜下血尿,肾功能多正常。

肺部表现主要有咳嗽、咯血痰、咯血、轻度呼吸困难、胸痛等。多数患者最初的表现类似于上呼吸道感染的症状,随后逐渐出现咯血痰、咯血。重者可大咯血不止,甚至窒息死亡。痰中常见很多含铁血黄素细胞,肺部叩诊浊音,听诊可闻及湿性啰音。多数患者肺部表现先于肾脏病变,仅少数患者先有肾脏病变,而后才出现肺部症状。

【实验室及其他检查】

(1)尿液检查　可为肉眼血尿或镜下见大量红细胞,常见红细胞管型。尿蛋白一般为少量至中等量。尿纤维蛋白降解产物可呈阳性。

(2)免疫学检查　放射免疫法、间接免疫荧光法或 ELISA 法等均可检测到血清中抗 GBM 抗体,临床上常用其监测病情的发展。

(3)血液学检查　常有正细胞正色素性贫血,也可为小细胞低色素性贫血;白细胞可升高。血液中尿素氮、肌酐进行性增高。

(4)痰液检查　Goodpasture 综合征患者,痰中含铁血黄素细胞多呈阳性。

(5)B超检查　双肾体积增大或正常大小,但皮、髓质交界不清。

(6)胸部 X 线检查　典型的 Goodpasture 综合征患者,两肺中、下叶可见斑点状或云雾状阴影;若反复咯血者,肺两侧可见网状小结节阴影。

【诊断和鉴别诊断】

抗 GBM 抗体性肾炎的诊断目前尚无统一标准。本病的诊断,除应有上述临床表现外,至少还应具备以下两个条件:①血清中抗 GBM 抗体阳性;②免疫荧光法检查,肾活检组织中可见 IgG(可伴有 IgM 和 C3)沿肾小球基底膜呈线状沉积。Goodpasture 综合征的诊断还应包括肺出血的临床表现和肺部 X 线改变。

本病在临床上常需与原发性系统性血管炎(如结节性多动脉炎、韦格纳肉芽肿、显微镜下多血管炎、过敏性血管炎和原发性冷球蛋白血症性血管炎等)肾损害、系统性红斑狼疮、尿毒症性肺炎、溶血性尿毒症综合征、急性间质性肾炎、急性肾小管坏死和特发性肺含铁血黄素沉积症等疾病相鉴别。上述疾病血中抗 GBM 抗体均为阴性,并有各自的临床表现。

【治疗】

本病少见,但进展迅速。尽早做肾活检有助于早期确诊、及时治疗,这是治疗成功的关键。本病若未得到及时妥善的治疗,大部分患者会很快进展为尿毒症。

(1)强化血浆置换疗法　可清除血中抗 GBM 抗体和对机体组织有损伤作用的补体成分。

(2)免疫抑制剂治疗　重症或有肺出血者,可用甲基泼尼松龙冲击,同时加用环磷酰胺治疗。轻者可用泼尼松标准疗程加环磷酰胺治疗。

(3)对症治疗　对有贫血和水、电解质及酸碱平衡紊乱者,应积极治疗贫血,纠正代谢性酸中毒及水、电解质紊乱。因大剂量免疫抑制剂治疗常引起感染,应注意加强抗感染治疗。

(4)透析和/或肾移植　患者肾功能衰竭时,应及时给予透析治疗。肺出血明显者,以腹膜透析为宜。应待血中抗 GBM 抗体转阴数月或半年以上,方可接受肾脏移植。

(5)其他　对肺出血明显,且经血浆置换和免疫抑制剂治疗无效者,可考虑切除双肾。

二、原发性肾小球疾病

原发性肾小球疾病(primary glomerualr disease)多数病因不清楚,发病机制、临床表现及病理改变各不相同。其中绝大多数是由免疫介导的双侧肾小球弥漫性或局灶性损害,也是引起慢性肾功能衰竭的主要疾病。在诊断时,首先必须排除继发性和遗传性肾小球疾病后才能诊断。

【病因和发病机制】

病因多数不清楚。某些类型的肾小球炎发病前有前驱感染史,如急性肾小球肾炎多在上呼吸道或皮肤感染后发病,与β-溶血性链球菌A族或肺炎球菌等感染有关;其他病原体,如细菌(克雷伯杆菌、布氏杆菌、伤寒杆菌等)、病毒(麻疹病毒、腮腺炎病毒、EB病毒、巨细胞病毒等)、梅毒螺旋体、支原体、疟原虫、旋毛虫、弓形虫等感染后亦可发生急性肾小球肾炎,也可表现为急进性肾炎综合征或肾病综合征等。

近年来,许多学者对肾小球疾病的发病机制进行了大量深入的临床和实验研究,基本确立了大多数原发性肾小球疾病是免疫介导性炎症性疾病,由免疫反应引起炎症导致肾小球损伤的观念。①实验性肾炎动物模型的证据:Heymann 肾炎是用自体或同种大鼠肾皮质匀浆与弗氏佐剂混匀后注射到大鼠腹腔,1次/2周。经3~6次后,受试动物80%产生肾病综合征。免疫荧光显示,IgG、C3呈颗粒状沿GBM分布。光镜下可见GBM增厚、弯曲,上皮细胞及内皮细胞肿胀,无明显细胞增殖。电镜下可见,上皮细胞下有大小不等的电子致密物。这些改变与人类膜性肾病极为相似。近年来的研究证实,膜攻击复合物是诱发 Heymann 肾炎的主要炎症介质。注射阳离子牛血清白蛋白制作的肾炎动物模型,也可产生类似膜性肾病的改变。一次性大剂量注射牛血清白蛋白,可产生类似于毛细血管内增生性肾炎的病理改变。这些肾炎动物模型的制作成功,为肾炎的免疫学发病机制提供了重要依据。②肾小球固有细胞培养的证据:肾小球固有细胞(如系膜细胞、上皮细胞等)的培养成功为人们研究肾小球固有细胞与炎性细胞(如单核-巨噬细胞、中性粒细胞等)和炎症介质之间的关系及其在肾炎的发生、发展中的作用提供了重要手段。近年来这方面的研究已成为热点。已证实,肾小球固有细胞可分泌多种炎症介质,炎症介质又可影响系膜细胞及基质增生,从而影响肾小球硬化的发生。实验研究中,应用某些类型的炎症介质拮抗剂,在阻止或延缓肾炎的发展方面取得了良好效果。③血清免疫学的证据:急性肾小球肾炎患者早期血清中,CH50、C3及C5下降。Ⅲ型急进性肾炎患者血清中,抗中性粒细胞胞浆抗体(ANCA)可呈阳性。免疫复合物性肾炎患者血清中,循环免疫复合物和/或冷球蛋白阳性。抗肾小球基底膜(GBM)抗体性肾炎患者血清中,抗 GBM 抗体阳性,并在肾小球内可有上述免疫学成分的沉积。以上结果均为肾小球的免疫性损伤说提供了直接证据。④肾活检的组织学证据:肾活体组织学检查证实,在大多数原发性肾小球疾病时,免疫荧光显示许多免疫学成分可沉积于肾小球的不同部位,肾小球内亦有单核-巨噬细胞、中性粒细胞、淋巴细胞等浸润。说明体液免疫和细胞免疫均参与了肾小球损伤的致病过程。

【病理】

1982 年 WHO 制订的原发性肾小球疾病的病理分型为：

1. 轻微病变性肾小球肾炎

2. 局灶性节段性病变

(1)局灶性节段性增生性肾小球肾炎。

(2)局灶性节段性肾小球硬化。

3. 弥漫性肾小球肾炎

(1)膜性肾小球肾炎。

(2)增生性肾小球肾炎：①系膜增生性肾小球肾炎；②毛细血管内增生性肾小球肾炎；③系膜毛细血管性肾小球肾炎；④致密沉积物性肾小球肾炎；⑤新月体性肾小球肾炎。

(3)硬化性肾小球肾炎。

4. 未分类肾小球肾炎

多数肾小球疾病由免疫反应介导。在肾小球疾病的病理诊断中，免疫病理检查是必不可少的环节，并可根据免疫球蛋白和补体沉积的种类、部位和图像进行分类。IgG 和 C3 沿毛细血管壁呈细颗粒状沉积，见于膜性肾病；IgG 和 C3 沿毛细血管壁呈粗颗粒状沉积，见于毛细血管内增生性肾炎；IgG、IgM 和 C3 在系膜区呈颗粒状沉积，见于系膜增生性肾炎；IgG、IgM 和 C3 在毛细血管壁和系膜区呈粗颗粒状沉积，见于部分系膜增生性肾炎和系膜毛细血管性肾炎；C3 粗颗粒状沉积于系膜区和毛细血管壁，见于致密沉积物性肾炎；IgM 和 C3 局灶节段性团块状沉积，见于局灶节段性肾小球硬化；IgG 和 C3 沿毛细血管壁呈线状沉积或颗粒状沉积，见于新月体性肾炎。

病理类型与临床之间存在一定联系，但并无肯定的对应关系。一种病理类型可有多种临床表现，而一种临床表现又可来自多种病理类型。急性肾炎的主要病理类型为弥漫性毛细血管内增生性肾炎；急进性肾炎的主要病理类型为新月体性肾炎（大新月体超过 50％ 即可诊断）；慢性肾炎的常见病理类型有系膜增生性肾炎、膜增生性肾炎、膜性肾病和局灶性节段性肾小球硬化；肾病综合征的常见病理类型与慢性肾炎大致相同，但在儿童则以微小病变性肾病为主；隐匿性肾炎的病理类型有系膜增生性肾炎、局灶性节段性增生性肾炎和局灶性节段性肾小球硬化。对原发性肾小球疾病进行病理分型有助于指导临床治疗和判断疾病预后。

【临床表现】

原发性肾小球疾病的许多主要临床表现基本相同,仅在不同疾病时程度不同,病情进展不一。常见临床表现如下。

(1)蛋白尿　尿蛋白量持续>150mg/d,或尿蛋白定性阳性称为蛋白尿。当尿蛋白量>3.5g/d时,即为大量蛋白尿。若肾小球病变,使滤过膜孔异常增大或断裂,导致滤过屏障受损,则血浆中各种分子量蛋白质可无选择性地滤出,尿液中常出现大分子蛋白质,如IgG、C3等,称为非选择性蛋白尿。若病变使滤过膜上负电荷减少或消失,导致电荷屏障受损,则血浆中仅有白蛋白滤出增多,尿液中出现以白蛋白为主的中分子量蛋白质,称为选择性蛋白尿。

(2)血尿　新鲜尿液离心沉渣每高倍视野红细胞>3个,或尿红细胞计数>10^5/L,即为镜下血尿。尿液外观呈洗肉水样、血样或有血凝块,称为肉眼血尿,1L尿液中含1mL血液,即可呈肉眼血尿。肾小球性血尿产生的主要原因是肾小球毛细血管壁基底膜断裂,红细胞从此裂隙中挤出而受损,其后通过肾小管各段又受不同渗透压作用,故而发生变形,呈变形红细胞,甚至细胞膜破裂,血红蛋白逸出,红细胞容积变小。肾小球疾病时,尿红细胞形态为变形红细胞,可有红细胞管型,尿红细胞容积分布曲线呈小细胞分布。

(3)水肿　水肿是肾小球疾病常见的临床表现。起病初多表现为晨起眼睑或颜面部水肿,后期可出现下肢甚至全身水肿、体腔积液。一般成人体内水潴留>3kg才会出现水肿,钠、水潴留是肾性水肿的基本机制。肾小球疾病时水肿的发生机制有:①肾小球滤过率降低,而肾小管回吸收钠无相应减少(球-管失衡),导致钠、水潴留;②大量蛋白尿导致低蛋白血症,血浆胶体渗透压下降,使水分渗入组织间隙;③由于液体外渗至组织间隙,使有效血容量减少,刺激肾素-血管紧张素-醛固酮活性增加,使抗利尿激素分泌增加,利钠激素分泌减少,进一步加重水、钠潴留;④肾内前列腺素产生减少,使肾排钠减少。

(4)高血压　肾小球疾病常有高血压,发展到肾功能衰竭时,高血压发生率更高。肾小球疾病高血压的发生机制为:①肾小球疾病水肿的各种因素导致水、钠潴留,使血容量增加,引起容量依赖性高血压;②肾素分泌增加,全身小动脉收缩,外周血管阻力增加,引起肾素依赖性高血压;③肾内降压物质分泌减少,如前列腺素、激肽产生减少,故血压升高。除上述因素外,心钠素分泌异常、交感神经系统的兴奋性增高,亦与高血压的发生有一定的关系。

(5)肾功能损害　急性肾炎可有一过性肾功能损害;急进性肾炎常伴急性肾功能衰竭;慢性肾炎发展到后期多有慢性肾功能衰竭。

除上述常见表现外,不同的原发性肾小球疾病可表现为下述不同的临床症候群:

1)急性肾炎综合征（acute nephritic syndrome）起病较急,以血尿、蛋白尿为主要表现,常伴有水肿、高血压或一过性氮质血症。

2)急进性肾炎综合征（rapidly progressive nephritic syndrome）起病急骤,病情重,常有明显的少尿、血尿、蛋白尿、高血压和迅速发展的贫血,肾功能进行性减退。

3)慢性肾炎综合征（chronic nephritic syndrome）起病缓慢,病情迁延,有不同程度的蛋白尿、血尿、水肿和高血压,可有不同程度的肾功能减退。

4)隐匿性肾炎综合征（latent nephritic syndrome）无明显临床症状,仅表现为单纯性蛋白尿和/或肾小球性血尿。

5)肾病综合征（nephritic syndrome）常表现为大量蛋白尿（$>3.5g/24h$）、低蛋白血症（血浆白蛋白$<30g/L$）、明显水肿和高脂血症。

【实验室检查】

急性肾炎早期总补体和补体 C3 下降,抗"O"滴度升高,循环免疫复合物升高,可有一过性冷球蛋白血症。急进性肾炎Ⅰ型,抗 GBM 抗体阳性;Ⅱ型,血液循环免疫复合物升高,冷球蛋白阳性,伴血清 C3 下降;Ⅲ型,抗中性粒细胞胞浆抗体（ANCA）可呈阳性。肾病综合征时,血清 IgG 及 B 因子下降。

【诊断和鉴别诊断】

根据上述各型原发性肾小球疾病的临床特点和实验室及病理检查结果,并除外继发性肾小球疾病,不难作出诊断。本病应与紫癜性肾炎、狼疮性肾炎、急性肾小管坏死、急性药物性间质性肾炎、糖尿病肾病、高血压性肾损害、肾淀粉样变性、骨髓瘤性肾病、慢性肾盂肾炎、慢性间质性肾炎等疾病相鉴别。

【治疗】

各种不同类型的原发性肾小球疾病治疗的侧重点不同,但在某些方面也有相同之处。

1.一般治疗

急性肾炎有肉眼血尿、水肿及高血压者,或肾病综合征有明显水肿、体腔积液时,均应卧床休息。肾性水肿及高血压者,应限制水、钠摄入（氯化钠$<3g/d$）。少尿或无尿者,应限制钾的摄入。肾病综合征患者,应给予低脂饮食;慢性肾炎患者,切忌过度劳累,并应防止呼吸道感染,禁用肾毒性药物;肾功能减退者,应限制蛋白质的摄入。

2. 对症治疗

(1)利尿 限制水、钠后仍有水肿者,可适当应用利尿剂,如氢氯噻嗪加氨苯蝶啶(或安体舒通)等,效果不佳时可改用速尿静脉注射。

(2)降血压 经利尿治疗后,血压仍持续较高或无水肿而血压升高者,均应加用降压药物。常用药物有钙离子拮抗剂(如硝苯地平、氨氯地平等)、血管紧张素转换酶抑制剂(如卡托普利、依那普利等,但严重少尿者慎用)、血管紧张素Ⅱ受体拮抗剂(如缬沙坦、氯沙坦、伊贝沙坦等)、β受体阻滞剂(倍他乐克、心得安)等。

(3)降血脂 高脂血症患者可长期服用他汀类降脂药物(如洛伐他汀、辛伐他汀等)。

(4)抗凝 肾病综合征患者早期应用肝素类药物抗凝,2～6周后改服双嘧达莫(潘生丁)或华法令,有助于纠正高凝状态,并防止血栓形成。慢性肾炎患者,长期服用双嘧达莫,能延缓肾功能减退。抗凝治疗可改善肾小球毛细血管内凝血。

3. 抗感染治疗

急性肾炎有感染灶或伴发热者,应给予青霉素或大环内酯类药物控制感染。肾病综合征或慢性肾炎患者合并感染时,应及时选用敏感、强效、无肾毒性的抗生素积极治疗。

4. 免疫抑制剂治疗

对许多原发性肾小球疾病来说,免疫抑制剂治疗是其主要治疗。

(1)糖皮质激素 糖皮质激素为某些类型原发性肾小球疾病治疗的首选药物。应用方法为:

1)甲基泼尼松龙冲击疗法:甲基泼尼松龙0.5～1.0g静滴,1次/d或1次/2d,3次为1疗程,间隔3～7天可重复1～2个疗程,但一般不超过3个疗程。冲击间歇期常规口服泼尼松。可在甲基泼尼松龙冲击治疗的同时给予环磷酰胺0.2g,静滴,1次/d,或3mg/(kg•d),口服,累积剂量为150mg/kg时停用;也可给予环磷酰胺1.0g,静滴,1次/2周或1次/月,共6次。本疗法适用于急进性肾炎早期(以细胞新月体为主)或难治性肾病综合征的治疗。

2)泼尼松口服:起始剂量要足,如泼尼松40～60mg/d或成人1mg/(kg•d),儿童1.5～2mg/(kg•d),服用8～12周后逐渐减量;每2～3周减原剂量10%左右,减至每日20mg时,应延长减药时间;减至最小有效剂量后,应维持治疗半年以上。

(2)细胞毒药物 主要有环磷酰胺、苯丁酸氮芥、盐酸氮芥和硫唑嘌呤等。常与激素联合应用,适用于激素依赖型、激素无效型或反复发作患者。如环磷酰胺0.2g,静注,1次/1～2d,或100～150mg/d,分2～3次口服,总剂量6～8g。当累积总量超过 300mg/kg 时,易发生性腺毒性等副作用。

(3)环孢素 A　环孢素 A 是一种有效的细胞免疫抑制剂,可用于对糖皮质激素及细胞毒性药物有禁忌症或治疗无效的病例。用药剂量为 3～5mg/(kg·d),分 2 次口服,3 个月后缓慢减量,至少应服用半年以上。停药后病情易复发。用药期间应特别注意肝、肾毒性。

(4)雷公藤多甙　雷公藤多甙是从中药雷公藤中提取的成分,有较强的抗炎和免疫抑制作用。起始剂量 2mg/(kg·d),分 3 次口服,1 月后逐渐减量。具有一定的降尿蛋白效果。

5.强化血浆置换疗法

多用于新月体性肾炎(急进性肾炎)Ⅰ型或Ⅱ型。其方法为每日或隔日置换出患者血浆 40～50mL/kg,以正常新鲜冷冻血浆补充,直到抗 GBM 抗体转阴,免疫复合物降至正常;需同时应用糖皮质激素和细胞毒药物配合治疗。近年来采用免疫吸附法,可将血浆中的致病因子清除,大部分血浆回输患者体内,既节省了大量新鲜血浆,又减少了血源性感染的发生。

6.免疫调节治疗

(1)免疫球蛋白　可增强机体抵抗力以预防感染,并可封闭炎性细胞的 Fc 受体,抑制淋巴细胞分泌抗体。常用剂量为 0.4～1.0g/(kg·d),静滴,2～3 天为 1 疗程,2～3 周后可重复 1 疗程,有效者可用 3～6 疗程。

(2)左旋咪唑　可提高机体对细菌和病毒感染的抵抗力。用法为 2.5mg/kg,1 次/2d,口服,至少 3 个月,可提高肾病综合征的完全缓解率并减少复发。

(3)胸腺肽　可增强细胞免疫功能,并调节机体的免疫平衡。胸腺肽 10～50mg,肌注,1 次/1～2d,可较长时间应用。

7.血液净化疗法

急性肾炎、急进性肾炎及肾病综合征合并急性肾功能衰竭时,应及时做血液透析或腹膜透析治疗。急进性肾炎经强化或冲击治疗无效、肾功能减退不可逆转或慢性肾炎发展至肾功能衰竭(尿毒症期)时,需长期维持透析治疗。

8.肾移植

上述需长期维持透析治疗的患者,均可考虑肾移植治疗。但急进性肾炎患者,应在血清抗 GBM 抗体或 ANCA 转阴半年后,方可接受肾移植。

【预后】

儿童链球菌感染后的急性肾炎,多数预后良好,尿常规化验可在数月内逐渐好转;但少数患者尿检异常需几年后才能恢复正常。成人链球菌感染后的急性肾炎,预后比儿童差;老年人,伴有持续性高血压、大量蛋白尿和肾功能衰竭者,预后更差。约 1% 的此类患者,因急性肾功能衰竭救治不及时而死亡。急进性肾炎预后差,死亡率高,其预后与病理类型、新月体形成程度及类型、间质病变、诊疗是否及时等有关。慢性肾炎的预后主要取决于病理类型,但也与治疗是否得当有关。肾病综合征的预后差别很大,其与病理类型的关系最为密切,同时也与尿蛋白水平、治疗反应、有无并发症相关。隐匿性肾炎大多数预后良好,但仍需要定期复查尿常规和肾功能。

三、IgA 肾病和紫癜性肾炎

IgA 肾病(IgA nephropathy)为免疫病理学诊断名称。该病由 J. Berger 等于 1968 年首先报道(故又称 Berger 病),其特征是反复发作的肉眼或镜下血尿;免疫病理特点是系膜区有以 IgA 为主的免疫球蛋白和 C3 呈颗粒状沉积。紫癜性肾炎(Henoch-Schonlein purpura nephritis)是一种毛细血管和微血管的超敏反应性疾病,其发病机制中,IgA 起重要作用。除肾外表现外,这两种疾病在病史、免疫病理及临床表现方面非常相似,有人认为两者存在共同的发病机制,为同一疾病的不同临床表现。

【病因和发病机制】

IgA 肾病的确切病因尚未完全清楚,推测多种因素与发病有关。一般认为,IgA 肾病的发生多与呼吸道或消化道感染有关。有些学者认为本病的发生与遗传因素有一定的关系;也有人认为 IgA 肾病是没有皮肤紫癜的紫癜性肾炎。紫癜性肾炎的病因亦不清楚,可能与感染(最常见的是呼吸道感染)、某些药物或食物过敏引起的超敏反应有关。

IgA 肾病和紫癜性肾炎的发病机制尚未完全阐明,但发现两者在发病过程中有许多相似之处,如:①肾小球系膜区和毛细血管壁均有 IgA 和 C3 沉积;②均可有部分患者血液循环免疫复合物及血清 IgA 升高;③均有单核-巨噬细胞系统清除功能受损或表达 IgA-Fc 受体的吞噬细胞数量减少,导致对 IgA 免疫复合物的清除减少;④均有产生 IgA 的淋巴细胞增加,而 IgA 特异性抑制 T 细胞减少,$CD4^+/CD8^+$ T 细胞比值增加;⑤均为免疫复合物介导,通过补体旁路激活的肾小球疾病;⑥均有肾小球内凝血系统激活所致的血流动力学改变。综上所述,很可能这两种疾病存在着使 IgA 产生过度的内在条件。当机体受某种抗原的刺激,使 IgA 产生增加,形成大量免疫复合物时,机体对其的清除能力下降,导致免疫复合物肾炎的发生。

【病理】

光镜下两者均表现为病变呈多样性,如以系膜细胞增生、基质增多,呈局灶节段性或弥漫性分布为主;有节段性毛细血管内血栓形成;部分病例可出现上皮细胞增生及新月体形成,中性粒细胞等炎性细胞浸润,不同程度的肾小管萎缩,伴间质炎性细胞浸润和纤维化。两者的免疫病理基本相同,均表现为以 IgA 或 IgA 为主的免疫球蛋白伴 C3 呈颗粒状沉积于肾小球系膜区及毛细血管壁。电镜下可见颗粒状电子致密物沉积于系膜区,偶见电子致密物沉积在上皮细胞下或内皮细胞下,上皮细胞足突多正常。

【临床表现】

IgA 肾病常见于青壮年,紫癜性肾炎好发于儿童,两者均以男性较为常见。

(1)血尿　IgA 肾病常在上呼吸道感染后数小时至 3 天内出现肉眼血尿,可持续数小时至数天,肉眼血尿有反复发作的特点(多在感染后发作)。部分患者表现为持续性或间歇性镜下血尿,多伴有轻度蛋白尿(<1.0g/24h)。紫癜性肾炎多在皮肤出现紫癜后 2 月内(一般为 2～3 周)出现肉眼或镜下血尿;在感染或紫癜发作后,血尿常加重。

(2)蛋白尿　两者蛋白尿程度轻重不一,可不与血尿严重程度成比例;部分患者呈肾病综合征样表现(大量蛋白尿)。IgA 肾病多表现为无症状性蛋白尿,蛋白尿多为轻度;紫癜性肾炎多为中度蛋白尿。两者也可呈急性肾炎综合征、急进性肾炎综合征或慢性肾炎综合征表现。

(3)高血压　IgA 肾病血压多正常,少数患者伴高血压;紫癜性肾炎可有轻度高血压。若血压明显升高者,常提示预后不良。

(4)肾功能损害　两者大多数患者肾功能正常;极少数表现为急进性肾炎综合征的患者,可有急性肾功能衰竭的表现,甚至需要透析治疗。

(5)其他表现　IgA 肾病患者常有腰痛,可为单侧或双侧;少数患者伴有腹痛。少数紫癜性肾炎患者可出现颜面部或双下肢轻度浮肿,或伴有全身不适。

(6)肾外表现　为紫癜性肾炎所特有。主要表现为皮肤紫癜(最初为双下肢对称性出血性皮疹)、腹痛、便血、关节肿痛等;部分患者在数月至数年内皮肤紫癜可反复出现。

【实验室检查】

(1)尿液检查　几乎所有患者均有镜下血尿,以多形性红细胞为主;肉眼血尿在 IgA 肾病中占 10％以上,在紫癜性肾炎中约占 30％左右。约 80％～90％的患者可有蛋白尿,其中大量蛋白尿在 IgA 肾病中占 5％～10％,而在紫癜性肾炎中占

$10\%\sim15\%$。

（2）血清学检查　在急性期，两者约 50% 的患者有血清 IgA 或血液循环免疫复合物升高，冷球蛋白阳性，但 C3 及 CH50 大多正常。

（3）肾功能检查　发生急性肾功能衰竭的患者，血尿素氮和肌酐明显升高；部分患者仅有轻度肾功能减退，主要表现为内生肌酐清除率降低。

【诊断和鉴别诊断】

诊断 IgA 肾病时，除上述临床表现和尿液检查外，必须依靠肾活体组织免疫病理学检查，即在肾小球系膜区和/或毛细血管壁可见以 IgA 为主的免疫球蛋白沉积，并除外紫癜性肾炎、狼疮性肾炎、乙肝相关性肾炎等疾病后，方可确诊。

若有特征性的皮肤紫癜，伴关节肿痛和/或腹痛、便血症状后 $1\sim2$ 月内尿检异常，肾活检显示以 IgA 沉积为主的系膜增生性病理改变，则可诊断为紫癜性肾炎。

IgA 肾病和紫癜性肾炎以肉眼血尿表现为主，伴有或不伴有腰痛时，均应注意与泌尿系结核、结石及肿瘤等疾病相鉴别。

【治疗】

目前对这两种疾病尚无特效治疗方法。由于这两种疾病的临床表现、病变程度差异很大，应强调针对不同个体作相应治疗。

（1）一般治疗　急性期应卧床休息。去除可疑诱因（如感染、药物或食物等）。紫癜性肾炎患者加用抗过敏治疗（如氯苯那敏等），平时注意防止感冒和过度劳累，慎用肾毒性药物。IgA 肾病患者，因反复扁桃腺感染后肉眼血尿发作者，可考虑行扁桃腺切除。

（2）单纯性血尿　血尿明显者，除上述一般治疗外，可加服大量维生素 C、维生素 B 及雷公藤多甙片等药物。也可加用清热解毒、活血化瘀的中药，如清宁丸、热毒清片等。

（3）肾病综合征样表现　此类患者应给予标准激素疗程，联合应用环磷酰胺，同时合并使用潘生丁、肝素等治疗。

（4）急进性肾炎样表现　病理检查显示，50% 以上肾小球有细胞性大新月体形成。可用强化血浆置换、甲基泼尼松龙冲击（间歇期或冲击治疗结束后，给予泼尼松口服）、环磷酰胺及抗凝治疗，此时多需配合透析治疗。

（5）慢性肾炎样表现　应以延缓肾功能损害进展为治疗目的。可长期服用血管紧张素转换酶抑制剂、血管紧张素 Ⅱ 受体拮抗剂、抗凝血和血小板解聚药等治疗。

【预后】

　　IgA 肾病的预后个体差异较大，10 年内约 10%～20% 的患者进入尿毒症。反复发作肉眼血尿、肾功能正常者，预后较好；起病时即有氮质血症、高血压、大量蛋白尿，肾活检显示局灶性肾小球硬化、肾间质纤维化、弥漫增生和弥漫新月体形成者，则预后不良。

　　紫癜性肾炎患者，儿童较成人预后好。10 年后儿童 15% 有持续性肾炎，10% 左右发生肾功能衰竭；而 10 年后成人则 35% 有持续性肾炎，约 15% 发生尿毒症。起病时呈肾病综合征样表现、高血压、进行性肾功能减退和肾活检新月体形成较多者，预后较差。

第八章

血液免疫病

血液系统许多疾病与免疫密切相关,如自身免疫性溶血性贫血、自身免疫性中性粒细胞减少症以及免疫性血小板减少症等均以血细胞免疫功能紊乱为特征。

第一节　自身免疫性溶血性贫血

自身免疫性溶血性贫血(autoimmune hemolytic anemia ,AIHA)是一组 B 淋巴细胞功能异常亢进,产生抗自身红细胞抗体,使红细胞破坏增加而引起的贫血。有时红细胞的破坏能被骨髓红细胞生成所代偿,临床上不发生贫血,即仅有自身免疫性溶血。也有人仅可测出抗自身红细胞抗体,而无明显溶血迹象。当机体既产生抗自身红细胞抗体,又产生抗自身血小板抗体(甚至白细胞抗体),进而同时出现贫血和血小板减少(或全细胞减少)时,称之为 Evans。本病临床表现多样,温抗体型 AIHA 多为慢性起病,易于反复,部分患者有急性发作史,发作期间可见畏寒、发热、黄疸、腰背酸痛等,血红蛋白尿常见于阵发性冷性血红蛋白尿,少见于冷凝集素病,病情常反复,后期不易控制。

【病因及发病机制】

(1)原发 AIHA　　无明确病因的 AIHA 为原发性 AIHA。国内报道占 $39.7\% \sim 58.7\%$。

(2)继发 AIHA　　可继发于下列疾病。

1)自身免疫性疾病:系统性红斑狼疮、类风湿关节炎、硬皮病、溃疡性结肠炎、重症肌无力、自身免疫性甲状腺炎、低丙种球蛋白血症、异常球蛋白血症、恶性贫血、免疫相关性纯红细胞再生障碍、自身免疫性肝病等。

2)肿瘤性疾病:淋巴瘤、白血病、浆细胞病、组织细胞增生症、某些实体瘤等。

3)感染:各种病毒感染、支原体肺炎、结核、亚急性细菌性心内膜炎、梅毒等。

【分型】

AIHA 分为原发性 AIHA 和继发性 AIHA。另外主要依据 AIHA 自身红细胞抗体的特性分类，目前分为 3 类，即温抗体型、冷抗体型和温冷双抗体型。其中每类中又有不同的亚型。

【临床表现】

本病临床表现多样，温抗体型 AIHA 多为慢性起病，易于反复，部分患者有急性发作史，发作期间可见畏寒、发热、黄疸、腰背酸痛等。血红蛋白尿常见于阵发性冷性血红蛋白尿，少见于冷凝集素病，温抗体型 AIHA 极罕见；病情常反复，常多表现虚中夹实，本虚标实的特点。本病以虚为本，气血双亏，甚则脾肾俱虚，病久易见面白、气短、懒言、头晕耳鸣、纳少便溏、腰膝酸软等症。脏腑辨证与肾、脾二脏关系最为密切。标实或为湿热之邪，或为寒邪；久病入络致气滞血瘀，晚期常有积块形成。本病早期治疗应清利湿热与补虚相结合。

【诊断与鉴别诊断】

AIHA 的一般检查主要用于确定被检查者是否贫血、是否溶血、有无自身免疫迹象或其他原发病。

（1）血象：贫血或伴有血小板、白细胞数下降，网织红细胞计数升高（再障危象时可明显降低）。

（2）骨髓：多呈增生性贫血（红系以中幼红为主）骨髓象；再障危象时可呈再生障碍性贫血的骨髓改变。

（3）血浆或血清：高血红蛋白症和（或）高胆红素血症。

（4）尿：高尿胆原或高游离 Hb 或高含铁血黄素。

（5）免疫指标：丙种球蛋白量升高，C3 水平下降，抗"O"升高、血沉加快，类风湿因子、抗核抗体、抗 DNA 抗体阳性。

（6）其他：包括心、肺、肝、肾功能等检查，不同原发病可能在不同脏器有不同表现。

【治疗原则】

1.病因治疗

积极寻找病因，治疗原发病。感染所致的 AIHA 大多可治愈，继发于卵巢囊肿、畸胎瘤等则手术后可治愈。继发于造血系统肿瘤的患者，在治疗的同时可加强的松，多数患者需长期治疗。

2. 肾上腺皮质激素

肾上腺皮质激素为治疗常规性药物。治疗的机理是皮质激素抑制了巨噬细胞清除吸附有抗体红细胞的作用,或抗体结合到红细胞的作用降低,或抑制抗体的产生。一般在用药后 4～5 天,网状内皮系统清除受抗体或补体致敏红细胞的能力即可减退。撤除激素后约 10％～16％患者能获长期缓解,如治疗 3 周无效,需要及时更换治疗方案。发生感染往往诱使溶血加重,加强有针对性的抗生素治疗是有必要的。

3. 免疫治疗

对治疗无效的或必须依赖大剂量皮质激素维持者、切脾禁忌者或者切脾无效者均可使用。治疗期间必须观察血象,至少每周检查 1 次,应注意骨髓抑制和继发感染。

4. 脾脏切除

适用于原发性温抗体型 AIHA,年龄在四岁以上,激素治疗无效或有依赖者,免疫抑制剂治疗无效或有明显的毒副作用者。脾内栓塞的远期疗效不如脾切除。

临床实践中一般脾切除的适应证为:

(1)皮质激素治疗无效或有禁忌证者;

(2)需大剂量皮质激素维持者;

(3)溶血常复发者;

(4)皮质激素加免疫抑制剂治疗无效者。

5. 其他治疗

(1)大剂量丙种球蛋白;

(2)抗淋巴细胞球蛋白;

(3)长春新碱;

(4)血浆置换法。

AIHA 患者输血原则是能不输血就尽量不输血,必要时输注洗涤红细胞。

冷抗体型 AIHA:轻型患者不影响劳动,需要注意保暖即可。冷凝集素病以治疗原发病为主,预后也与原发病有关。有明显溶血时输血要慎重,因为正常供血者的红细胞更易遭受冷抗体的损害,有冷抗体存在时配血有困难,可按温抗体型 AIHA 输血方案进行,保温下输注浓缩红细胞,克服组织缺氧状态。尚需免疫抑制剂抑制抗体的产生,可用在处理危重患者的抢救。

第二节　白细胞减少症

白细胞减少症(leucopenia)为常见血液病。凡外周血液中白细胞数持续低于 $4×10^9/L$ 时,统称白细胞减少症;若白细胞总数明显减少,低于 $2×10^9/L$,中性粒细胞绝对值低于 $0.5×10^9/L$,甚至消失者,称为粒细胞缺乏症(agranulocysis)。前者临床表现以乏力、头晕为主,常伴有食欲减退、四肢酸软、失眠多梦、低热、心悸、腰酸等症状;后者多以突然发病、畏寒高热、咽痛为主。本病于任何年龄之两性均可罹患。粒细胞缺乏症为白细胞减少症发展至严重阶段的表现,两者病因和发病机制基本相同,故一并论述。

【分型】

白细胞减少症临床分为原因不明性和继发性两种,前者多见。后者多由化学因素、物理因素、药物及某些疾病引起,也可见于各种实体肿瘤化疗后、其他血液病、严重感染等。据国内报道,白细胞减少症和粒细胞缺乏症的预后良好。粒细胞缺乏症如果治疗不及时,年龄较大或有其他脏器疾患的病人,病死率仍然较高。

【病因及发病机制】

多数粒细胞减少症的病因和发病机制为人体对药物或化学物发生超敏反应所致,机制以Ⅱ型超敏反应为主。主要包括:粒细胞增殖成熟障碍(再生障碍型)、粒细胞的破坏和丧失过多(免疫型)和粒细胞分布异常等。

【临床表现】

临床表现应注意有无感染史,物理、化学因素接触史,有无血液病、结缔组织病、过敏性疾病病史,有无伴脾肿大的疾病,有无遗传因素等病史。白细胞减少症病因虽不同,但其临床症状相似。单纯粒细胞减少者,起病多缓慢,症状较轻,常见乏力、心悸、头晕、低热、咽炎或黏膜溃疡等;若白细胞减少症由感染所致者,则见高热,恶寒,周身酸痛;若为粒细胞缺乏症,则起病急,可突然畏寒或寒战,高热,头痛,关节痛,极度乏力,严重者有吞咽困难、谵语或昏迷,可在数日内死亡。体检早期示扁桃体红肿,咽部黏膜溃疡,稍后可见坏死、水肿、黏膜潮红充血以及颈部淋巴结肿大等体征,因其病因不同,临床表现亦不同。

(1)感染性粒细胞减少:常见于病毒性感染性疾病,如病毒性肝炎、麻疹、流感、传染性单核细胞增多症等;细菌感染性疾病,如伤寒、副伤寒、布氏杆菌、粟粒型肺结核、重症金黄色葡萄球菌败血症;原虫以疟疾合并脾肿大者为多见。

（2）药物性粒细胞减少症：氯霉素、合霉素、磺胺、复方阿司匹林引起粒细胞减少的报道较多。

（3）放射线性粒细胞减少症：从事放射线工作或接触放射物质，可导致白细胞减少。

（4）获得性免疫性粒细胞减少症：结缔组织病及慢性活动性肝炎等可于血清中查到抗白细胞抗体。

（5）骨髓病性粒细胞减少症：淋巴瘤、多发性骨髓瘤、骨髓转移癌等部分患者可出现粒细胞减少。

（6）婴幼儿可见遗传性中性粒细胞减少症、新生儿同种免疫性粒细胞减少症、周期性中性粒细胞减少症。

【实验室检查】

1. 血象

白细胞减少症时白细胞总数常在 $2.0 \times 10^9 \sim 4.0 \times 10^9/L$ 之间，伴不同程度的中性粒细胞减少；而粒细胞缺乏症时，白细胞多在 $2.0 \times 10^9/L$ 以下，粒细胞明显减少，甚至降至 $1\% \sim 2\%$ 或完全消失。粒细胞胞浆内可出现中毒颗粒、空泡、核染色不佳等中毒表现。淋巴细胞、单核细胞、浆细胞和嗜酸性粒细胞可轻度增加。在恢复期，外周血中可出现幼稚粒细胞，呈类白血病反应。血小板及红细胞无明显改变。

2. 骨髓象

属白细胞减少症者，骨髓多无明显改变。粒细胞缺乏症者，红细胞及血小板多无明显变化，粒细胞系可呈：

（1）成熟受阻，原粒细胞及早幼粒细胞明显增多，其余各阶段均减少。

（2）粒细胞系明显减少，甚至见不到。粒细胞可有中毒现象。淋巴细胞、浆细胞、网状细胞可增多，恢复期原粒细胞及早幼粒细胞可增多，类似白血病的骨髓象，应注意鉴别。

【并发症】

（1）口腔感染：这是白细胞减少症最常见的并发症，早期可见扁桃体红肿，咽部黏膜溃疡，继而可有坏死水肿、黏膜潮红及颈淋巴结肿大等。

（2）急性肛周脓肿：可迅速形成溃疡、坏死及假膜。

（3）全身各系统感染：败血症是本病的主要威胁，致死率高达 $30\% \sim 40\%$。

【诊断标准】

临床上可无症状,或有头晕、乏力、低热、食欲减低、失眠多梦、畏寒、心慌等。患者易患感冒等病毒性和细菌性感染。诊断标准如下。

(1)白细胞减少症:由各种原因导致外周血白细胞数(成人)低于 $4.0×10^9/L$ 时,称白细胞减少症。儿童则参考不同年龄正常值定为:≥10 岁低于 $4.5×10^9/L$;<10 岁低于 $5.0×10^9/L$,且无出血时,称白细胞减少症。

(2)中性粒细胞减少症:当外周血中性粒细胞数少于 $1.5×10^9/L$ 时,称为中性粒细胞减少症。

(3)粒细胞缺乏症:当粒细胞严重减少,低于 $0.5×10^9/L$ 时,称粒细胞缺乏症。

(4)骨髓象正常或轻度增生,一般有粒细胞系统的增生不良或成熟障碍或有细胞质的改变,红细胞系统及巨核细胞系统正常,淋巴细胞及网状内皮细胞可相对增加。

【鉴别诊断】

(1)低增生性白血病:临床可见贫血、发热或出血,外周血常呈全血细胞减少,可以见到或不能见到原始细胞。骨髓增生减低,但原始粒细胞>30%。而白细胞减少则幼稚细胞数少见,且无出血,无明显贫血现象。

(2)再生障碍性贫血:起病或急或慢,多有出血、贫血表现,白细胞减少,尤以中性粒细胞明显,血小板及网织红细胞均明显减少,骨髓呈三系细胞减少。而粒细胞缺乏症则发病急,无出血,贫血不显,白细胞分类以粒细胞极度减少,甚至完全消失,血小板及网织红细胞均正常,骨髓象呈粒细胞系受抑,成熟障碍。

(3)传染性单核细胞增多症:传染性单核细胞增多症可见溃疡性咽峡炎、粒细胞减少,易与粒细胞减少症混淆,但传染性单核细胞增多症血片中可发现较多的异型淋巴细胞,且血清嗜异凝集试验阳性,不难与粒细胞缺乏症鉴别。

【治疗原则】

1. 寻找并祛除病因

寻找并祛除病因是治疗白细胞减少症的关键。

2. 升白细胞药物

(1)维生素 B_4:为核酸的活性成分,可刺激白细胞生成。

(2)鲨肝醇:造血组织中含量较多,可能促进造血功能。

(3)利血生:内含半硫胱氨酸、苯乙酸。可促进造血功能。

（4）碳酸锂：20～30mg/次，口服，一日 3 次。

（5）升白安片：50～100mg/次，口服，一日 3 次。

（6）集落刺激因子：为升白特效药，在国外广泛应用。

3. 糖皮质激素

对一般升白细胞药物治疗无效，白细胞持续减少，其原因可能为免疫因素时，可选用泼尼松 10～20mg/次，口服，一日 3 次，但长期应用要注意其副作用。

第三节　过敏性紫癜

过敏性紫癜（allergic purpura）是常见的毛细血管变态反应性疾病，主要病理基础为广泛的毛细血管炎，以皮肤紫癜、消化道黏膜出血、关节肿胀疼痛和肾炎等症状为主要临床表现，少数患者还伴有血管神经性水肿。部分病人再次接触过敏原可反复发作。肾脏受累的程度及转归是决定预后的重要因素。过敏性紫癜可发生于任何年龄，以儿童及青少年为多见，尤以学龄前及学龄期儿童发病者多，一岁以内婴儿少见，男性多于女性（约 2：1～4：1）。

本病四季均可发病，而以春秋季发病居多。过敏性紫癜是常见的出血性疾病，近年来，过敏性紫癜的患病率有增高的趋势，可自愈，但可复发，并有约 5％患者死于肾功能衰竭、中枢神经系统并发症等，严重威胁人们的健康。

【病因及发病机制】

过敏性紫癜属于自身免疫性疾病，由于机体对某些过敏物质发生变态反应而引起毛细血管的通透性和脆性增高，导致皮下组织、黏膜及内脏器官出血及水肿。过敏可由于多种因素引起，但对每一具体病例寻找其确切病因，往往有一定的难度。通常认为感染（包括细菌、病毒，特别是寄生虫等）是最为多见的病因；其次为食物蛋白质（如鱼、虾、蛋、乳等）；其他如药物（抗生素、磺胺类、解热镇痛剂、镇静止惊药等）、花粉、虫咬、预防接种等都有可能是本病的诱发因素。

本病的病变范围相当广泛，可累及皮肤、关节、胃肠道、肾脏、心脏、胸膜、呼吸器官、中枢神经系统、胰腺、睾丸等。

【分型】

有单纯皮肤型、腹型、关节型和肾型。

【临床表现】

（一）症状及体征

1. 前驱期症状

发病前 1～3 周常有低热、咽痛、上呼吸道感染及全身不适等症状。

2. 典型症状及体征

临床上由于病变的部位不一而有不同的表现。

（1）皮肤症状：以下肢大关节附近及臀部分批出现对称分布、大小不等的斑丘疹样紫癜为主，反复发作于四肢及臀部，少数累及面和躯干部。皮损初起有皮肤瘙痒，出现小型荨麻疹、血管神经性水肿及多形性红斑。

（2）关节症状：可有单个或多发性、游走性关节肿痛或关节炎，有时局部有压痛，多发生在膝、踝、肘、腕等关节，关节腔可有渗液，但不留后遗症。临床称关节型。

（3）消化道症状：约 2/3 患者可出现，以腹部阵发性绞痛或持续性钝痛为主，同时可伴有呕吐、呕血或便血，严重者为血水样大便。临床称腹型。

（4）肾脏症状：一般于紫癜 2～4 周左右出现肉眼血尿或镜下血尿、蛋白尿和管形尿，也可出现于皮疹消退后或疾病静止期。通常在数周内恢复，重症可发生肾功能减退、氮质血症和高血压脑病。少数病例血尿、蛋白尿或高血压可持续 2 年以上。临床称肾型。

（二）常见并发症

可有肠套叠、肠梗阻、肠穿孔、出血性坏死、肠炎、颅内出血、多发性神经炎、心肌炎、急性胰腺炎、睾丸炎及肺出血等。

【诊断与鉴别诊断】

（1）血常规的检查：血细胞轻中度增高，嗜酸细胞正常或者增高，出血量多时可出现贫血，出凝血时间、血小板计数，血块收缩时间均正常。

（2）血沉：多数患者血沉增快。

（3）抗"O"抗体：可增高。

（4）血清免疫球蛋白：血清 LGA 可增高。

（5）尿常规：肾脏受累者尿中可出现蛋白、红细胞或管型。

（6）肾功：血尿素氮及肌酐在肾功能不全时增高。

（7）大便潜血：消化道出血时呈阳性。

(8)毛细血管脆性试验:约半数患者阳性。

(9)肾组织活检:可确定肾炎病变性质,对治疗和预后的判定有指导意义。

【治疗原则】

(1)急性期应卧床休息,饮食应避免蛋白,少渣半流。

(2)彻底清除体内感染灶,这是治疗的关键。

(3)激素治疗:一般病例无须用激素治疗,对严重血管神经性水肿、关节肿痛、胃肠道出血等可酌情应用。肾上腺皮质激素能抑制抗原-抗体反应,具有抗过敏及改善血管通透性的作用。

(4)免疫抑制剂:对肾型采用其他方法无效时可用免疫抑制剂,与肾上腺皮质激素合用常能提高疗效,在用药过程中要根据血象变化调整剂量。

(5)中医治疗。

第四节 原发性血小板减少性紫癜

原发性血小板减少性紫癜,或称特发性血小板减少性紫癜(idiopathic thrombocytopenic purpura,ITP),指无明显外源性病因引起的血小板减少,但大多数是由于免疫反应引起的血小板破坏增加,故又名自身免疫性血小板减少,是一类较为常见的出血性血液病,其特点为血小板寿命缩短,骨髓巨核细胞增多,80%~90%病例的血清或血小板表面有 IgG 抗体,脾脏无明显肿大。根据发病机制、诱发因素和病程,ITP 分为急性型及慢性型两类。儿童 80%为急性型,无性别差异,春冬两季易发病,一旦病因被清除,该病可在 6~12 个月痊愈。而成人 ITP 95%以上为慢性型,男女之比约 1:3。一般认为 ITP 属自身免疫性疾病的一种,迁延难愈。本病病死率约为 1%,多数是因颅内出血死亡。ITP 主要临床表现为皮肤黏膜出血或内脏出血。

【病因及发病机制】

(1)急性型 ITP 多发生在病毒感染或上呼吸道感染的恢复期,如风疹、麻疹、水痘、腮腺炎等。患者血清中有较高的抗病毒抗体,血小板表面相关抗体明显增高,故认为是病毒抗原引起的。发病机制可能是包括病毒抗原在内的抗原抗体复合物与血小板 Fc 受体或是病毒抗原产生的自身抗体与血小板膜起交叉反应,损伤血小板,并被吞噬细胞所清除。

(2)慢性 ITP 发病前常无前驱感染史,是由于血小板结构抗原变化引起的自身抗体所致。80％～90％病例有血小板表面相关抗体,抗体直接作用于血小板膜上的糖蛋白抗原,少数作用与复合物形成有关,使血小板寿命缩短和功能改变。其含量与血小板寿命呈负相关,已经证实脾脏是血小板抗体产生的主要场所。

【临床表现】

1. 症状

(1)急性型　常见于儿童,占免疫性血小板减少病例的90％,男女发病率相近。起病前1～3周84％病人有呼吸道或其他病毒感染史,因此秋冬季发病最多,起病急促,可有发热、畏寒、皮肤黏膜紫癜。如患者头痛、呕吐,要警惕颅内出血的可能。病程多为自限性,80％以上可自行缓解,平均病程4～6周。少数可迁延或数年以上转为慢性。急性型占成人ITP不到10％。

(2)慢性型　常见于青年女性,女性为男性的3～4倍。起病隐匿,症状较轻,出血常反复发作,每次出血持续数天到数月。出血程度与血小板计数有关,血小板>50×10^9/L,常为损伤后出血;血小板在(10～50)×10^9/L之间,可有不同程度自发性出血,血小板小于10×10^9/L常有严重出血,病人除出血症状外全身情况良好。

2. 体征

(1)急性型　可突然发生广泛而严重的皮肤黏膜紫癜,甚至大片瘀斑和血肿,皮肤瘀点多为全身性,以下肢为多,分布均匀,出血多见于鼻、齿龈,口腔可有血泡。胃肠道及泌尿道出血并不少见,颅内出血少见,但有危险。脾脏常不肿大。

(2)慢性型　皮肤紫癜以下肢远端多见,可有出血,多见于鼻、齿龈、口腔黏膜出血,女性月经过多有时是唯一症状,反复发作可引起贫血和轻度脾肿大,如有明显脾肿大,要除外继发性血小板减少可能性。

【诊断与鉴别诊断】

急性ITP血小板明显减少,通常小于20×10^9/L。血小板寿命明显缩短,约1～6小时。骨髓检查多数病例巨核细胞增多或正常,其中幼稚巨核细胞明显增多。

慢性ITP此项化验血小板减少,多为(30～80)×10^9/L。骨髓巨核细胞大多增加,大小基本正常,颗粒型增多,血小板形成明显减少。血小板表面相关IgG增多,血小板相关C3增多。血小板寿命缩短,约1～3天。诊断标准如下:

(1)多次化验检查血小板计数减少。

(2)脾脏不增大或仅轻度增大。

(3)骨髓检查巨核细胞数增多或正常,有成熟障碍。

(4)以下四点应具备任何一点:

• 泼尼松治疗有效。

• 切脾治疗有效。

• 血小板表面相关 IgG 增多。

• PAC 增多。血小板寿命缩短。排除继发性血小板减少症。

【治疗原则】

首先采用肾上腺皮质激素,如未获完全缓解,可考虑切脾;如切脾失败,尚可用皮质激素;如仍无效,可用免疫抑制剂。对于出血严重可酌情静脉应用大剂量免疫球蛋白,输注血小板悬液或血浆置换。急性原发性血小板减少性紫癜多有自限性,预后良好。临床统计约有 80% 的病例没有经过治疗,在半年内可自愈,一般病程为 4～6 周。患者痊愈后很少复发。本病的病死率约为 1%,多因颅内出血而死亡。但慢性血小板减少性紫癜未见有自然缓解者。

第五节　巨球蛋白血症

巨球蛋白血症(macroglobulinemia)是浆细胞恶性增生性疾病,以恶性细胞合成并分泌大量免疫球蛋白致血液中 IgM 增高为特征的一种病症。发病年龄 80% 在 50 岁以上,40 岁以下不足 3%。

【病因及发病机制】

确切的病因尚不清楚。原发性巨球蛋白血症可在家族及同卵双胞胎中发病,推测可能与遗传因素有关。环境因素、病毒感染,如肝炎病毒感染在原发性巨球蛋白血症中的发病作用尚不明确。

【分型】

巨球蛋白血症可分以下三种情况:

(1)原发性巨球蛋白血症:本病症 1994 年首先由 A. Waldenstrom 所描述,因此又称 Waldenstrom 巨球蛋白血症(简称 WM)。

(2)意义未明的单克隆丙种球蛋白血症(monoclonal gammopathy of under-mined significance,MGUS)。

(3)继发性巨球蛋白血症:多发于淋巴系统增生性疾病,如淋巴瘤、慢性淋巴细胞性白血病等恶性疾病,也可见于慢性炎症性疾病。本节叙述原发性巨球蛋白血症。

血清中存在的 IgM 是免疫球蛋白的五聚体结构,约占血清总免疫球蛋白的 7%～10%,浓度为 0.8～3.0g/L,分子量 90 万,每个单体分子量 18 万,沉降系数 18～19S,也有少数 22S、26S 或 35S,存在于 B 细胞表面的为单体 IgM,沉降系数 7S。

【临床表现】

(1)贫血 贫血是本病最常见的表现,可见于 80% 以上患者,其原因有肿瘤细胞骨髓内增生、正常红系增生受抑、红细胞寿命缩短及血容量增大、血液稀释、出血等多种原因。另见溶血性贫血,Coombs 试验阳性者。

(2)出血 40% 以上患者有出血表现。一般不严重,表现为鼻衄、口腔黏膜出血、皮肤紫癜。眼底出血可引起视力障碍。

(3)感染 由于免疫功能缺陷,患者易出现细菌性感染。

(4)淋巴结、肝脾肿大 20%～40%患者可见肝、脾、淋巴结肿大。肝脾肿大多为轻至中度,偶可见达肋下 5～6cm。淋巴结肿大早期一般为轻至中度,晚期可融合成块。CT 扫描可发现腹膜后淋巴结肿大,与恶性淋巴瘤相似。

(5)其他 晚期可因累及肺、肾、肠及中枢神经系统,出现相应的临床表现。溶骨性骨质破坏少见。

【诊断与鉴别诊断】

血清中出现单克隆 IgM 且＞10g/L 和骨髓中浆细胞样淋巴细胞浸润是诊断本病的主要依据,结合患者发病年龄大、贫血、出血、神经系统症状和肝脾淋巴结肿大,一般可对本病作出诊断。

血清中单克隆 IgM 增高除见于 WM 外,尚见于 MGUS、慢性淋巴细胞白血病、淋巴瘤、IgM 骨髓瘤等疾病。

【治疗原则】

发病早期,无临床症状的原发性巨球蛋白血症可不予治疗,但应定期随访。若出现贫血、出血、体重减轻、发热和盗汗、高黏滞综合征、显著的肝脾和淋巴结肿大及任何有单克隆 IgM 增高的症状均应及时治疗。治疗效果的评价标准尚未统一,多数是参照多发性骨髓瘤和低度恶性淋巴瘤的治疗反应。

(1)化学治疗 烷化剂单独或联合泼尼松是症状性原发性巨球蛋白血症初治

的标准方案。

（2）生物治疗　干扰素和 CD20 单克隆抗体可用于难治或复发者的挽救治疗。

（3）造血干细胞移植　已对异基因骨髓移植、自体骨髓移植进行了初步临床研究。

（4）血浆置换术　因 IgM 80％分布在血管内，血浆置换可以有效控制高黏滞综合征。

（5）红细胞输注　对于严重贫血者，可适当输注红细胞悬液纠正贫血。

第九章

免疫缺陷病

免疫缺陷病(immunodeficiency disease,IDD)是免疫系统先天发育不全或后天因素所致的免疫功能降低或缺乏,临床上表现为以感染为主的一组综合征。其主要发病机制是免疫器官、免疫细胞或免疫分子在发育、分化、代谢或相互调节的不同环节上发生缺陷。

第一节 免疫缺陷病的分类及一般特征

一、免疫缺陷病的分类

免疫缺陷病一般分为两大类:由遗传因素或先天性免疫系统发育不良引起的免疫功能障碍称为原发性(先天性)免疫缺陷病(primary immunodeficiency disease, PIDD);由后天因素(如感染、肿瘤、药物等)引起的称为继发性(获得性)免疫缺陷病(secondary immunodeficiency disease, SIDD)。

二、免疫缺陷病的一般特征

(一)易发生感染

免疫缺陷病患者对体内正常菌群及环境中一般无致病性或致病性很弱的微生物均十分易感,这类感染称为机会性感染。对各种感染的易感性增加,感染反复发作,难以治愈是免疫缺陷病的主要表现和后果,也是患者死亡的主要原因。患者年龄越小,感染频率越高,病情就越严重。感染可以是反复的或持续的、急性的或慢性的,两次感染之间没有明显间隙。感染的部位以呼吸道最为常见,感染的性质和严重程度主要取决于免疫缺陷的类型,如体液免疫、吞噬细胞和补体缺陷时的感染主要由化脓性细菌如葡萄球菌、链球菌和肺炎球菌等引起,临床表现为气管炎、肺炎、中耳炎、化脓性脑膜炎和脓皮病等。细胞免疫缺陷时则出现病毒、真菌、胞内寄生菌和原虫感染。

（二）易发生恶性肿瘤

世界卫生组织报道，原发性免疫缺陷尤以 T 细胞免疫缺陷者恶性肿瘤的发病率比同龄正常人群高 100～200 倍，且以白血病和淋巴系肿瘤居多。

（三）伴发自身免疫病

原发性免疫缺陷病患者有高度伴发自身免疫病的倾向，正常人群自身免疫病的发病率较低，而免疫缺陷病患者中自身免疫病的发病率可高达 14%，且以系统性红斑狼疮（SLE）、类风湿关节炎和恶性贫血等较多见。

（四）多系统受累和症状的多变性

在临床和病理表现上，免疫缺陷病是高度异质性的，不同免疫缺陷病由免疫系统不同组分缺陷引起，因此症状各异，而且同样疾病在不同患者的表现也可不同。免疫缺陷病可累及呼吸系统、消化系统、造血系统、内分泌系统、骨关节系统、神经系统和皮肤黏膜等，并出现相应功能障碍的症状。

（五）遗传倾向

多数原发性免疫缺陷病有遗传倾向性，其中约 1/3 为常染色体遗传，1/5 为性染色体遗传，15 岁以下原发性免疫缺陷病患者中超过 80% 为男性。

（六）发病年龄

约 50% 以上的原发性免疫缺陷病从婴幼儿期即开始发病，如 DiGeorge 综合征出生后 24～48 小时发病，重症联合免疫缺陷病出生后 6 个月内发病，X -性连锁无丙种球蛋白血症始于出生后 6～8 个月。免疫缺陷病的发病年龄越小，病情越重，治疗难度也越大。

第二节　原发性免疫缺陷病

原发性免疫缺陷病（PIDD）是遗传或先天性免疫发育缺陷导致的免疫功能不全。该病很罕见，多发生于婴幼儿，除有免疫功能缺陷外，常伴有其他组织器官发育异常及畸形。PIDD 的发病环节与造血干细胞尤其是淋巴干细胞的分化、发育有关。在淋巴干细胞个体发育过程中，不同环节遭受损害引起不同类别的 PIDD。其中，体液免疫缺陷约占 50%，细胞免疫缺陷约占 18%，联合免疫缺陷约占 20%，吞噬细胞缺陷约占 10%，补体缺陷约占 2%。多数 PIDD 需骨髓或脐血干细胞移植才能根治。

一、以体液免疫缺陷为主的 PIDD

原发性 B 细胞发育不足、分化受阻或 Th 细胞的功能异常均可导致体液免疫缺陷，即抗体缺陷。抗体缺陷包括三类：①全部免疫球蛋白缺陷，血清 γ 球蛋白在 3000～4000mg/L 以下；②选择性地缺乏某类或某亚类免疫球蛋白；③血清总免疫球蛋白含量正常或稍低，而特异性抗体反应低下。

体液免疫缺陷的特点为：①对细菌尤其是胞外菌感染的易感性增高；②对肠道病毒（如脊髓灰质炎病毒）和某些肠道寄生虫（如贾弟鞭毛虫）易感性增高；③生长发育迟缓，但不严重；④伴有自身免疫病，恶性肿瘤发生率增高；⑤免疫学特征为外周血 B 细胞数量减少，血清免疫球蛋白降低或缺如，Th 细胞功能低下或 Ts 细胞功能亢进。常见的体液免疫缺陷病及其主要特征见表 9-1。

表 9-1 常见体液免疫缺陷病及其主要特征

疾病	发病年龄	性别	遗传方式	临床和免疫学特征
X-性连锁无丙种球蛋白血症（Bruton's 综合征）	6～9 月	男	性连锁隐性	反复细菌感染，淋巴组织发育不良；血清 Ig 极低
选择性 IgA 缺陷	任何时期	男/女	常染色体隐性遗传	发病率高、症状轻，易发生呼吸道、肠道感染；血清和分泌型 IgA 低
伴 IgM 增高的免疫球蛋白缺陷	婴幼儿期	男	性连锁隐性	化脓菌易感，肝、脾及淋巴结肿大；IgG、IgA 低；IgM 正常或高

（一）X-性连锁无丙种球蛋白血症

X-性连锁无丙种球蛋白血症（X-linked agammaglobulinemia，XLA）又称 Bruton's 综合征，是一种典型的体液免疫缺陷病，其特征为血液循环中缺乏 B 细胞及 γ 球蛋白。患儿出生后约 6～9 个月开始反复发生严重化脓性细菌感染（肺炎或重症肺炎、中耳炎、鼻窦炎、关节炎、败血症等），血液、骨髓、脾脏或淋巴结内查不到 mIg 阳性细胞及浆细胞，淋巴结无生发中心，扁桃体甚小或缺如，血清中查不到 IgM、IgA、IgD，或 IgE、IgG 含量不及正常人的 10%（低于 0.5g/L），ABO 血型抗体效价明显低下，对疫苗接种缺乏抗体应答，T 细胞数量及功能基本正常，治疗主要采用输入正常人丙种球蛋白。

此病属性染色体连锁性隐性遗传病。女性为疾病携带者，发病见于男孩。最近研究表明,XLA 是由于 B 细胞胞浆性酪氨酸激酶(Btk)缺陷所致,采用连锁分析法已将该致病基因定位于 Xq21.3→22。Btk 基因全长 20kb,编码 2.6～3.0 kb 的 mRNA,它仅表达在 B 细胞中,故又称 B 细胞特异性酪氨酸激酶。Btk 在 B 细胞成熟中的作用尚不完全清楚,但研究表明对 B 细胞的成熟是不可缺少的。XLA 男性骨髓含有正常数量的前 B 细胞,但由于 Btk 基因突变,它们不能成熟为 B 细胞。

(二)选择性 IgA 缺陷

选择性 IgA 缺陷(selective IgA deficiency)为最常见的 PIDD。其主要特征为血清 IgA 缺乏而其他免疫球蛋白含量均正常或增高。本病的确切发病机制尚不清楚。由于该病患者体内仍可检出带 IgA 和 IgM 或 IgA 和 IgD 的 B 细胞,提示选择性 IgA 缺陷有可能是 B 细胞发育在后阶段停滞所致,即表达 SmIgA 的 B 细胞向浆细胞分化发育过程受阻。该病的发生机制也有可能与辅助 IgA 产生的 Th 细胞不足或抑制 IgA 产生的 Ts 细胞功能亢进有关。据最近分子遗传学研究的资料提示,该病的发生可能与位于第 6 号染色体上的 MHC Ⅲ类基因区中的易感基因相关。

选择性 IgA 缺陷在白种人中发病率高达 1/400～1/700,黑人中罕见,日本人发病率为 1/15000,我国沪宁地区的发病率与日本相似。本病临床表现极不一致,约半数以上患者可无临床症状,或只表现为反复呼吸道、消化道或泌尿道感染,极少数患者出现严重反复感染。患者常伴有类风湿关节炎、SLE 等自身免疫病和哮喘、变应性鼻炎等变态反应性疾病。

本病的主要免疫异常是血清 IgA<50mg/L(5mg/dL),SIgA 含量也很低。有些患者可伴有 IgG2 和/或 IgG4 和/或 IgE 的缺乏。该病患者的 B 细胞在体外经 PWN 刺激后不能合成 IgA。患者 T 细胞数量和功能正常。

目前对本病尚无满意的治疗方法。由于母乳中含有较高浓度的 SIgA,故鼓励用母乳喂养,一般不采用丙种球蛋白注射治疗,不仅因其中 IgA 含量低,而且有可能因诱导抗 IgA 抗体产生而诱发严重甚至致死性的变态反应。本病预后良好,少数患者可自行恢复合成 IgA 的能力。

(三)伴 IgM 增高的免疫球蛋白缺陷

伴 IgM 增高的免疫球蛋白缺陷又称 X-性连锁高 IgM 综合征(hyper-IgM syndrome,HIGM)。其主要特征为血清 IgM 升高而其他种类免疫球蛋白水平低下。该病的发病机制被认为是由于 B 细胞抗体类型转换机制的缺陷所致,即 B 细胞的分化停留在表达 IgM 阶段,而不能进一步分化成表达其他种类免疫球蛋白的浆细胞。研究表明抗体类型转换是受控于 T 细胞表面的 CD40L 与 B 细胞表面的 CD40 分子的结合。因而该病的发生机制可能是由于 T 细胞 CD40L 基因的缺失,使活化的 T 细胞不能表达 CD40L，无法与 B 细胞上 CD40 结合，以致不能启动 B 细胞由 IgM 向其他类型免疫球蛋白的转换。CD40L 基因位于 Xq26→27 节段上，故本病通常是 X-性连锁隐性遗传，多见于男性。该病患者的临床表现为反复发生的化脓性感染，如中耳炎、鼻窦炎、肺炎、扁桃体炎等。免疫学异常表现为血清中多克隆 IgM 增高，而 IgA、IgG 缺乏或减少。目前对本病尚缺乏有效的治疗方法。

二、以细胞免疫缺陷为主的 PIDD

单纯 T 细胞免疫缺陷病很少见，多数 T 细胞免疫缺陷病在一定程度上伴有联合免疫缺陷的特性。细胞免疫缺陷病的特点为：①对胞内菌如结核杆菌、麻风杆菌及病毒、真菌的易感性增高；②生长发育明显迟缓，多早年夭折；③恶性肿瘤发生率增高；④免疫学特征为外周血 T 细胞数量减少，患者皮肤 DTH 反应阴性以及移植排斥反应能力低下。

（一）DiGeorge 综合征

DiGeorge 综合征又称先天性胸腺发育不全（congenital thymicaplasia）或第Ⅲ、Ⅳ咽囊综合征。其特征为胸腺缺如或发育不良而导致的 T 细胞功能缺陷。本病为非遗传性疾病，其发病原因是由于在胚胎发育的第 12 周左右时，第Ⅲ、Ⅳ咽囊发育障碍，使起源于该部位的器官如胸腺、甲状旁腺发育不全所致。由于耳廓、人中和主动脉弓等也是由第Ⅲ、Ⅳ咽囊衍生的上皮发育而成，因而部分病例可出现这些器官组织的发育异常或畸形，包括人中短、眼距宽、下颌小和先天性心血管畸形。

本病的病因不十分清楚，这类患儿的母亲多有酗酒史，因此推测可能与酒精中毒有关。另有少数为常染色体显性遗传的 DiGeorge 综合征病例，其发病可能与第 22 号染色体易位有关。多数患儿明显出现钙代谢紊乱引起的一系列症状，如手足抽搐，单纯补钙不易纠正。X 线检查可见胸骨后胸腺阴影缺如，实验室检查可见细胞免疫功能全面低下。临床表现为患儿易发生反复性胞内菌感染，接种减毒活疫苗可发生严重的不良反应甚至死亡，移植排斥反应能力低下。

免疫学异常表现为外周血淋巴细胞数目减少，淋巴细胞绝对数 $<1.2 \times 10^9/$ L；有些患儿淋巴细胞数可接近正常，但其中大多数为 B 淋巴细胞，T 细胞所占百分比及总数明显下降。血液淋巴细胞对有丝分裂原刺激缺乏增殖反应。本病患者皮肤迟发型变态反应常为阴性。患儿 B 细胞数及抗体水平可正常，但因缺乏 Th 细胞的辅助作用而影响抗体生成。

目前临床采用胚胎胸腺移植对该病有明显的近期疗效。而对低钙血症、手足抽搐在应用补钙剂外，应同时给予维生素 D 及甲状腺素。

（二）T 细胞活化与功能缺陷

20 世纪 80 年代末，发现 T 细胞对抗原或有丝分裂原刺激的应答可发生异常，这种异常与临床上轻重不同的 T 细胞免疫缺陷相关。目前认为可以由多种机制引起：① TCR/CD3 复合体的表达缺陷；② TCR/CD3 复合体信号传递异常；③IL-2、IFN 等细胞因子产生缺陷；④IL-2、IL-1 受体表达缺陷。这些患者尽管血液中淋巴细胞数量正常或升高，但仍可发生 T 细胞缺陷或 T、B 细胞混合免疫缺陷。

遗传性 T 细胞免疫缺陷症的治疗方法有造血干细胞移植、胸腺移植、T 细胞或造血干细胞的遗传修饰、补充外源性细胞因子以纠正其功能异常等。

三、联合免疫缺陷病

联合免疫缺陷（combined immunodeficiencies）是 T 细胞和 B 细胞功能同时受到损害所表现的免疫缺陷。本病可因淋巴干细胞发育的不同环节受阻而发生，故其病因复杂，所致疾病种类繁多，临床上表现轻重程度差异也较大。共同特点为：①全身淋巴组织发育不良、外周血中淋巴细胞数量减少或比例失调。②易发生反复感染，不仅对各类病原微生物高度易感，且对条件致病菌易感。接种活疫苗亦可引起严重的全身性感染。③骨髓移植或输血可引发移植物抗宿主反应（GVHR）。④自身免疫病及恶性肿瘤发病率高。

（一）重症联合免疫缺陷病

重症联合免疫缺陷病（severe combined immunodeficiency disease，SCID）是一组细胞免疫和体液免疫功能同时丧失的遗传综合征。患者表现为出生后 6 个月内反复发生多种病原微生物感染，特别是皮肤黏膜的假丝酵母菌、病毒、条件致病菌及卡氏肺孢子虫的感染，但无肿大淋巴结。免疫学异常表现为外周血淋巴细胞缺乏，成熟 T 细胞缺如，但 B 细胞数可呈现为减少或增加，免疫球蛋白水平很低。若不及时移植免疫组织重建免疫功能，或给予酶替代疗法和采用无菌隔离措施，多数患儿常在 1 岁前因无法控制的感染而死亡。

1. 常染色体隐性遗传的 SCID

常染色体隐性遗传的 SCID 又称瑞士型 SCID，为常染色体隐性遗传病。其主要发病环节为 T 细胞、B 细胞的共同干细胞发生缺陷。临床表现为患儿在出生后 6 个月内频繁发生多种感染，生长发育停滞。免疫学检查兼有体液免疫和细胞免疫缺陷，包括 T 细胞和 B 细胞均显著减少，外周血淋巴细胞计数$<1.2 \times 10^9$/L（<1200/uL）以及 CD3$^+$T 细胞<10%。患者血清中 γ 球蛋白数量极度低下，无抗体应答和细胞免疫功能。淋巴组织活检可发现淋巴滤泡和生发中心发育不良或缺如，淋巴结内几乎无淋巴细胞。

2. X-连锁隐性遗传 SCID

X-连锁隐性遗传 SCID(X-linked severe combined immunodeficiency disease, XSCID)又称"Gitfin"型 SCID。患者主要表现为外周 T 细胞和 NK 细胞的缺失或显著减少,B 细胞数量正常,但几乎无功能,不能对抗原和有丝分裂原的刺激产生反应。该病的发生机制为位于 X 染色体 Xq15.1 位置上的编码 IL-2 受体 γ 链的基因(IL-2RG)发生突变所致。IL-2 受体 γ 链是多种细胞因子受体(IL-2R、IL-4R、IL-7R、IL-9R 和 IL-15R)共有的亚单位,被称为 γc 链(common γ chain),它参与细胞因子的信号转导,调控 T 细胞、B 细胞的分化发育和成熟,故其缺失可导致 T 细胞、B 细胞的发育障碍。

3. 腺苷脱氨酶缺陷引起的 SCID

SCID 中 40% 病例是由于腺苷脱氨酶(adenosine deaminase, ADA)缺陷引起的。ADA 缺乏使腺苷分解不能正常进行,导致 ATP 、脱氧 ATP 在细胞内堆积,尤其在分化的 T 细胞中堆积,造成对 T 细胞的毒性作用。故此类患者 T 细胞功能缺陷,但 B 细胞功能基本正常。已知 ADA 基因定位于 2 号染色体,此酶缺陷是由于该基因缺陷所致。其诊断有赖于外周血红细胞、淋巴细胞 ADA 测定。测定绒毛膜细胞或羊膜细胞 ADA 则可用于产前诊断。目前对 ADA 缺陷的治疗方法主要有:①PEG-ADA 替代治疗;②骨髓、脐血或外周血干细胞移植治疗;③ADA 转基因治疗。

4. 嘌呤核苷酸磷酸化酶缺陷引起的 SCID

约 4% 的 SCID 是由嘌呤核苷酸磷酸化酶(purine nucleoside phosphorylase, PNP)缺陷所引起的 SCID。此缺陷为常染色体隐性遗传。PNP 基因定位于 14 号染色体,此酶缺陷是由于基因缺失或突变所致。PNP 缺陷可引起次黄苷、脱氧次黄苷、鸟苷、脱氧鸟苷和脱氧 GTP 在淋巴细胞中积聚,其中脱氧 GTP 可抑制核苷酸还原酶,阻断 DNA 合成,T 细胞尤其对脱氧鸟苷等抑制作用敏感,故引起 T 细胞功能异常,而对 B 细胞功能的影响相对较轻。对此病的常规诊断主要是测定红细胞内 PNP 活性水平。血清和尿液中尿酸水平低下也提示有患本病的可能。基因诊断则可用于确诊和发现带病者。而测定绒毛膜细胞或羊膜细胞中 PNP 活性可用于产前诊断。目前采用骨髓移植治疗此病的成功率约 30%,但移植成功者的神经系统损害并无改善。

5. HLA Ⅱ 类分子表达缺陷引起的 SCID

HLA Ⅱ 类分子表达缺陷的 SCID 又称 Ⅱ 型裸淋巴细胞综合征(type Ⅱ bare lymphocyte syndrome),属常染色体隐性遗传病。本病的发生机制为 HLA Ⅱ 类转录活化子(HLA class Ⅱ transcription activator,CⅡTA)基因缺失,导致 HLA Ⅱ 类

基因转录障碍,从而影响 HLA Ⅱ 分子的表达。由于胸腺基质细胞 HLA Ⅱ 类分子表达缺陷,T 细胞阳性选择受阻,导致 $CD4^+$ T 细胞分化障碍。APC 表面 HLA Ⅱ 类分子表达缺陷,可导致其提呈抗原功能发生障碍。患者的临床表现为对感染特别是对病毒感染的易感性增加。免疫学检查可见外周血中几乎无 $CD4^+$ T 细胞。B 细胞百分率可正常但功能减弱。患者的胸腺及其他淋巴组织发育不全。若不用 CⅡTA 转基因治疗,大多数患儿在 3 岁内死亡。

6. HLA Ⅰ 类分子表达缺陷引起的 SCID

HLA Ⅰ 类分子表达缺陷的特征为 $CD8^+$ 细胞数量和功能的降低。其发病机制是 TAP 复合体的亚单位 TAP1 和 TAP2 基因突变使 HLA Ⅰ 类分子表达障碍。患者主要表现为易患呼吸道感染。

(二)毛细血管扩张性共济失调综合征

毛细血管扩张性共济失调综合征(ataxia telangiectasia syndrome,AT)属常染色体隐性遗传病,其临床特征是进行性小脑共济失调,毛细血管扩张(主要表现在眼结膜和面部),反复性呼吸道感染(如鼻窦炎、肺炎),对电离辐射极其敏感,部分病例并发肿瘤。其发病机制可能是 DNA 修复缺陷,导致 TCR 基因和编码 Ig 重链的基因异常,可同时伴有信号转导相关基因(如磷脂酰肌醇激酶基因)异常,因此 AT 患者有不同程度的 T 细胞缺陷,70% 患者有 IgA 缺陷,有些患者有 IgG4 缺陷。

(三)伴湿疹血小板减少的免疫缺陷病

伴湿疹血小板减少的免疫缺陷病(Wiskott-Aldrich syndrome,WAS)属性连锁隐性遗传病,是一种 T 细胞、B 细胞和血小板均受影响的疾病,临床上以湿疹、血小板减少和极易感染化脓性细菌三联征为特点,也易伴发自身免疫病及恶性肿瘤。患者的免疫学异常表现为 T 细胞数目及功能缺陷,对多糖抗原的抗体应答明显降低,血清 IgM 水平降低,IgG 正常。WAS 发病机制的分子基础是位于 X 染色体上编码 WAS 蛋白的基因缺陷。WAS 蛋白表达于胸腺和脾的淋巴细胞和血小板上,能与 Cdc42 结合。Cdc42 是一种小分子的 GTP 结合蛋白,能调节细胞骨架的组成,并在 T 细胞和 B 细胞相互协调效应中具有重要作用。另外 WAS 蛋白也能与胞内信号转导蛋白的 SH3 功能区结合。

四、吞噬细胞缺陷

吞噬细胞的吞噬功能是机体抗感染免疫的重要因素之一,吞噬功能缺陷将导致机体对病原微生物,特别是对化脓性细菌的易感性增高。吞噬细胞缺陷主要是中性粒细胞缺陷,可表现为数量缺乏或功能障碍。

（一）慢性肉芽肿病

慢性肉芽肿病（chronic granulomatous disease，CGD）是吞噬细胞（包括中性粒细胞、单核细胞、巨噬细胞和嗜酸性粒细胞）内还原型辅酶Ⅱ（NADPH）氧化酶功能缺陷，造成呼吸爆发（respiratory burst）受阻所致。正常情况下，NADPH 氧化酶诱发的呼吸爆发可使细胞内过氧化氢、次氯酸和氧自由基水平增高，从而加强对细菌和霉菌的杀伤作用。当 NADPH 氧化酶功能缺陷，造成呼吸爆发受阻时，细胞内杀菌能力减弱，非但不能杀死摄入细胞内的过氧化氢酶阳性细菌（如葡萄球菌、大肠杆菌、沙雷氏菌、白色念球菌等），反而使细菌在胞内得以存活、繁殖，并随吞噬细胞游走散播，造成反复的慢性感染。由于趋化与吞噬功能正常，致使杀菌能力低下的吞噬细胞在局部大量聚集，形成化脓灶和肉芽肿。本病的临床表现为患儿在 1～2 岁开始反复发生严重化脓性感染，可在淋巴结、脾、肺、骨髓等处形成多发性化脓性肉芽肿或伴有瘘管形成。用定量四唑氮蓝（nitroblue tetrazolium，NBT）试验和吞噬细胞杀菌试验可确诊本病。本病预后差，长期使用抗生素治疗虽可在一定程度上降低病死率，但多数患儿在 3 岁内死亡。近年发现，IFN-γ 及 TNF-α 可激活单核巨噬细胞的 NADPH 氧化酶，有望用于该病的治疗。另外用骨髓移植和基因治疗以重建吞噬细胞的氧化杀菌功能的试验也已获得成功，有望用于临床治疗。

（二）白细胞黏附缺陷

白细胞黏附缺陷（leukocyte adhesion deficiency，LAD）是较少见的常染色体隐性遗传病。其病因主要是由于 CD18 基因突变，使整合素 β2 亚单位（CD18）表达障碍，导致整合素家族中具有共同 β2 亚单位的 LFA-1、Mac-1/CR3、gp150 和 95/CR4 缺陷，因而使中性粒细胞不能与内皮细胞黏附、移行并穿过血管壁到达感染部位。本病临床表现为反复的化脓性细菌感染。临床治疗主要为对症治疗和抗感染治疗。骨髓移植和 CD18 转基因治疗是今后根治此病的治疗方向。

（三）Chediak-Higashi 综合证

Chediak-Higashi 综合征为常染色体隐性遗传病，是一种吞噬细胞功能缺陷的疾病，该病的分子学机制尚不清楚。临床表现为皮肤毛发色素减退或进行性发展为典型白化病，神经系统表现为进行性智力障碍、抽搐、颅神经麻痹、眼球震颤、周围神经病、步态不稳等。由于中性粒细胞减少，NK 细胞活性低下，而使机体易于发生化脓性细菌感染。血小板减少可致出血倾向。贫血、肝脾肿大也常有发生。85％病例可发展为淋巴组织增生综合征。本病预后不良，多数患儿 10 岁内死于感染或出血。仅 15％的病例能存活至成年。治疗原则为对症处理和抗感染。目前骨髓移植治疗此病已获得成功。

五、补体系统缺陷病

在五类原发性免疫缺陷病中,补体缺陷病的发病率最低。补体系统的各种成分均可发生缺陷,其中以 C1q 缺陷、C2 缺陷和 C1 抑制剂缺陷较为常见。大多数补体缺陷患者可出现反复化脓性细菌感染,及自身免疫病(如系统性红斑狼疮和慢性肾炎等),有的也可表现正常。

(一)补体固有成分缺陷

补体几条激活途径的固有成分包括 C1q、C1r、C1s、C4、C2、C3、P 因子、D 因子等均可能出现遗传性缺陷。C3 缺陷可导致严重的甚至致死性的化脓性细菌感染,其机制在于 C3 缺陷的患者吞噬细胞吞噬、杀菌作用明显减弱。C4 和 C2 缺陷使经典途径激活受阻,导致免疫复合物病的发生。旁路途径的 D 因子、P 因子缺陷使补体激活受阻,患者易被化脓性细菌和奈瑟菌属细菌感染。MAC(C5～C9)缺陷可引起患者易被奈瑟菌属细菌感染。

(二)补体调节分子缺陷

(1)C1INH 缺陷　补体调节分子缺陷中以 C1INH 缺陷最常见,属常染色体显性遗传病。C1INH 与活化的 C1r、C1s 结合,从而使 C1 酯酶失活。遗传性的 C1INH 缺陷者不能控制 C2 的裂解,产生过多的 C2a,使血管通透性增高。此症又称为遗传性血管神经性水肿。临床表现为反复发作的皮下组织、肠道水肿,会厌水肿则可导致患者窒息死亡。应用纤维蛋白溶解抑制剂降低缓激肽生成或用雄激素刺激 C1INH 生成,以及输入新鲜血清对治疗该病有一定的效果。最近报道用 C1INH 浓缩剂治疗该病有较好的疗效。

(2)衰变加速因子(DAF)和 CD59 缺陷　DAF 和 CD59 借助磷脂酰肌醇(GPI)锚定在细胞膜上。CD59 通过与 C8 结合,干扰 C5678 与 C9 结合而抑制 MAC 形成,阻止细胞被溶解。DAF 加速补体经典途径 C3 转化酶解离为 C4b 和 C2b 或旁路途径 C3 转化酶的 Bb 与 C3b 分离,从而抑制 MAC 形成,使宿主细胞免受补体的损伤。阵发性睡眠性血红蛋白尿(paroxysmal nocturnal hemoglobinuria,PNH)患者由于编码 N-乙酰葡萄糖胺转移酶的 PIG-A 基因发生突变,不能合成 GPI 锚,使红细胞膜表面缺乏 DAF 和 CD59,导致自身红细胞对补体介导的溶细胞作用敏感。

(三)补体受体缺陷

红细胞表面 CR1 表达减少,可导致循环免疫复合物清除障碍,从而发生某些自身免疫病(如 SLE)。CR4、CR3 缺陷则可导致白细胞黏附缺陷。

上述五大类原发性免疫缺陷病的各种症状中,以感染最为多见,但各种免疫缺陷病出现的类型互有不同。表 9－2 对免疫缺陷病的临床诊断有参考意义。

表 9－2　各种原发性免疫缺陷病的感染特点

疾病	感染类型	病原体类别
体液免疫缺陷病（B 细胞系）	败血症、化脓性脑膜炎、肺炎、气管炎、中耳炎等	以化脓性球菌感染为主，如葡萄球菌、链球菌和肺炎链球菌等
细胞免疫缺陷（T 细胞系）	重症病毒感染、真菌感染、布氏菌病、结核、麻风病等	细胞内寄生虫、病原体感染为主，如病毒、真菌、放线菌和布氏菌等
联合免疫缺陷（T、B 细胞系）	重症细菌及病毒感染、顽固性腹泻或脓皮病等	以化脓菌为主，有时合并胞内寄生性病原体感染
吞噬细胞和补体缺陷	肺炎、化脓性淋巴结炎、脓皮病、全身性肉芽肿	以化脓菌为主，补体缺陷时也常见脑膜炎球菌和淋球菌感染

第三节　继发性免疫缺陷病

继发性免疫缺陷病（secondary immunodeficiency disease，SIDD）是出生后，因某种因素导致免疫系统的功能障碍。继发性免疫缺陷病远比原发性免疫缺陷病常见，且多见于成年人。

一、SIDD 的原因

1. 感染

许多病毒、细菌、真菌、原虫等感染常引起机体防御功能低下，使病情迁延及易并发其他病原体的感染，造成病情加重。如先天性风疹综合征的患儿，伴有 T 细胞、B 细胞免疫缺陷，血中 IgG、IgA 明显降低，虽有抗风疹病毒抗体存在，但患儿仍继续排放病毒，一旦风疹病毒被清除后，免疫功能才得到改善。麻疹病毒、肝炎病毒等急性感染时，也常有 T 细胞免疫抑制，可并发结核杆菌、真菌等感染。严重细菌感染，尤其是胞内菌感染，除细菌毒素直接对免疫活性细胞抑制外，巨噬细胞也受到抑制，这也是细胞免疫低下的一个重要原因。

2. 恶性肿瘤

肿瘤病人免疫功能低下，至少有以下五种原因：①免疫系统本身肿瘤，如何杰金氏病、淋巴肉瘤、各类急性白血病和慢性淋巴细胞白血病以及骨髓瘤等，在肿瘤早期就可有免疫功能低下的现象，这不仅是肿瘤细胞"排挤"了免疫活性细胞，同时因抑制性细胞增加，血中出现抑制因子之故；②不少肿瘤细胞能分泌免疫抑制因子,尤其是肿瘤晚期分泌量增多;③多数晚期肿瘤患者血清中具有免疫抑制作用的 α 球蛋白增高;④抗肿瘤治疗导致免疫功能低下;⑤恶病质造成的严重营养不良。

3. 免疫抑制剂和抗生素等药物

常用的免疫抑制剂有皮质类固醇、环磷酰胺、硫唑嘌呤、硫基嘌呤、甲氨蝶呤、环孢素 A、抗 T 淋巴细胞免疫球蛋白(ATG)以及 γ 射线等。上述制剂大剂量或长期应用时易导致严重感染,尤其是条件致病菌的感染以及肿瘤发生率显著增高。

皮质类固醇在低剂量时能使周围血中单核细胞减少,抑制中性粒细胞黏附在血管床上,稳定溶酶体膜,抑制吞噬细胞的吞噬和脱颗粒作用,因而有消炎的作用。在中等剂量时还能妨碍巨噬细胞和淋巴细胞之间相互作用,阻止淋巴细胞释放淋巴因子,阻碍淋巴细胞对靶细胞的杀伤作用,还能加速 IgG 的分解,故能抑制原发性免疫反应和迟发型超敏反应。一次大剂量应用时,周围血淋巴细胞(主要是 T 细胞)显著减少,但 24 小时内又可恢复正常,因而不是引起淋巴细胞溶解作用,而是使淋巴细胞分布改变。皮质类固醇不仅能诱发细菌感染,而且也能诱发病毒、真菌、原虫等的感染。

环磷酰胺、硫唑嘌呤和甲氨蝶呤是常用的细胞毒药物。前者抗炎作用不强,但对淋巴细胞尤其是 B 细胞有较强的抑制作用;后两者有较强的抗炎作用,对粒细胞抑制较强,对 T 细胞、B 细胞也有抑制作用。

环孢素 A(cyclosporin A)是环状多肽,近年来应用在抗排异反应、抑制移植物抗宿主反应和治疗自身免疫病方面,均取得良好效果。它不是细胞毒药物,而是选择性抑制辅助性 T 细胞(Th),因而能抑制细胞免疫反应和对胸腺依赖抗原的抗体生成。体外研究表明,环孢素 A 低剂量时能封闭 T 细胞上的白细胞介素 2(IL-2)受体,高剂量时能损害 T 细胞释放 IL-2。由于它是选择性免疫抑制剂,故感染的发生率要比其他抑制剂要少得多,但长期应用时感染的发生率与其他抑制剂一样,仍然很高。

大多数淋巴细胞对 γ 射线十分敏感,全身主要淋巴组织经 X 线照射后,出现淋巴组织萎缩,周围血淋巴细胞数减少,T 细胞功能受到强烈抑制,这种免疫低下状态可持续数年之久。

抗生素类药物也能抑制免疫功能。氯霉素类能抑制初次和再次免疫的抗体生成,在体外能抑制 T 细胞对有丝分裂原的增生反应。四环素类能抑制脾细胞的抗体生成和白细胞趋化功能。氨基糖甙类抗生素,如链霉素、卡那霉素、新霉素等,对 T 细胞、B 淋巴细胞也有抑制作用。临床上长期应用广谱抗生素后常诱发白念珠菌、各种低致病力病原体感染,除菌群失调外,还与免疫力低下有关。

有一些药物,如苯妥英钠、普鲁卡因胺、胶体金,能引起选择性 IgA 的缺乏,停药后可逐步恢复。

4. 营养不良与营养过剩

(1)蛋白质热卡不足 蛋白质热卡长期供给不足,尤其是在儿童和老年人易发生分枝杆菌、病毒和真菌的感染,反映了细胞免疫功能低下。患者淋巴器官萎缩、周围血淋巴细胞减少,对某些抗原迟发型皮试反应阴性。体外试验发现患者淋巴细胞对丝裂原的增生反应和分泌淋巴因子(如干扰素)能力降低。病人有低白蛋白血症,多数人免疫球蛋白含量正常,部分有 SIgA 缺乏(易罹患革兰氏阴性菌感染和食物过敏症)。患者中性粒细胞、单核-巨噬细胞的氧化还原能力降低,因而杀菌力减弱,这也是易感染的原因。

蛋白质热卡不足时,常伴有维生素和矿物质的缺乏,尤其是锌、铁的缺乏。这与病人免疫功能低下也有一定关系。

(2)蛋白质耗失 肾病综合征、肥厚性胃炎、节段性肠炎以及小肠原发性和继发性淋巴管扩张等常伴有大量蛋白质丢失和吸收不良,造成继发性低 γ 球蛋白血症。它与原发性低 γ 球蛋白血症的区别之一是伴有低白蛋白血症。

(3)维生素、矿物质的缺乏 维生素和矿物质的缺乏对免疫功能有不同程度的影响。维生素 A、维生素 B_6、维生素 B_{12}、叶酸缺乏时,T 细胞和 B 细胞功能均明显低下;维生素 B_1、维生素 B_2、维生素 H(生物素)、维生素 P(泛酸)的缺乏对 B 细胞功能有明显影响;锌、铁及硒的缺乏对 T 细胞功能影响较大;维生素 B_{12}、维生素 B_6、铁、铜的缺乏对中性粒细胞和巨噬细胞的功能有抑制作用。铁是许多氧化酶的辅基,铁缺乏时吞噬细胞过氧化酶的活性降低,因而吞噬病原体后不能杀死它们。但在补充铁剂时不能操之过急,要防止血清游离铁上升过高,否则反而有利于细菌生长,加重感染。

(4)脂质过多 肥胖者易感染,这与肥胖者淋巴细胞和吞噬细胞功能降低有关。高胆固醇血症患者 T 细胞、B 细胞和网状内皮系统的功能均低下。饱和脂肪酸或不饱和脂肪酸过多均能抑制细胞免疫反应,抑制中性粒细胞趋化性和吞噬功能以及网状内皮系统廓清能力。极低密度脂蛋白能抑制淋巴细胞及其他细胞的蛋白合成和 DNA 合成的启动。一些脂蛋白能干扰补体附着在细胞表面上,因而影响免疫功能。在病毒性肝炎和何杰金氏病时,血清中有一种 β 脂蛋白能抑制 T 细胞花环形成和 T 细胞发育成熟。

5. 肝、肾功能不全

各种原因引起的肝实质性损害所造成的急性或慢性肝功能不全,常伴有高 γ 球蛋白血症,细胞免疫、体液免疫和吞噬细胞功能缺陷。患者血中有多种免疫抑制因子存在,如甲胎蛋白、α 球蛋白以及与病毒性肝炎感染有关的能抑制 T 细胞、B 细胞增生反应的多肽和抑制花环形成的 β 脂蛋白。肝功能不全时,枯否细胞清除从肠道侵入的微生物和毒素以及从肝动脉来的病原体和免疫复合物的能力明显降低,中性粒细胞趋化能力也发生障碍。上述免疫缺陷是造成肝病时易感染的原因。

尿毒症患者的细胞免疫功能明显低下,迟发型皮试反应常阴性,有人认为,细胞免疫被抑制乃与细胞酸中毒有关。也有人认为,尿毒症时血清中还有免疫抑制因子存在。

6.其他

(1)糖尿病患者易发生各种化脓性感染,曾认为是由于血糖过高引起的,现认为与中性粒细胞趋化作用障碍有关。

(2)柯兴综合征易发生感染,是与皮质类固醇过高抑制淋巴细胞和吞噬细胞功能有关。

(3)大面积烧伤好发感染是与皮肤屏障受损、白细胞趋化和吞噬功能减弱、血中淋巴细胞数减少,血清调理作用降低以及应激引起皮质类固醇升高等因素有关。

(4)胸导管引流术是延长移植肾存活的有效措施之一。引流后的细胞中 80%～90%是 T 细胞。因此患者周围血淋巴细胞锐减,细胞免疫反应低下和血清 IgG 下降。

(5)麻醉及较大外科手术(如胆囊切除术)均可引起免疫功能一过性下降,易发生感染。全身麻醉剂能抑制白细胞吞噬功能并使周围血白细胞减少(可能是抑制白细胞有丝分裂),以及抑制淋巴细胞对抗原的应答反应;较大手术后病人周围血淋巴细胞绝对减少,对特异性抗原和非特异性有丝分裂原的增生反应均降低,这可能与应激反应有关。此种状态可持续 7～10 天,在此期间病人对微生物的易感性增高。

(6)早产儿、新生儿和 1 岁以内的婴儿,因 B 细胞尚未发育成熟,且 T 细胞辅助功能较弱,血清补体少以及吞噬细胞功能低下,因此易于感染。60 岁以上老人,因 T 细胞功能低下,尤以 T 抑制细胞更为明显,易发生病毒感染,自身免疫性疾病和肿瘤。

二、获得性免疫缺陷综合征

获得性免疫缺陷综合征(acquired immunodeficiency syndrom,AIDS)即艾滋病,是由 HIV 感染引起,以 $CD4^+$ T 细胞减少为主要特征,同时伴有反复机会性感染、恶性肿瘤及中枢神经系统退行性病变等临床表现。

(一)HIV 的生物学特征

1983 年法国巴斯德研究所 L. Montagnie 首先从一名患慢性淋巴腺病综合征的男性同性恋者的淋巴结中分离到一株新的逆转录病毒,命名为淋巴腺病相关病毒(lymphaenopathy associated virus,LAV)。1984 年美国国立肿瘤研究所 R. C.
Gallo 等也报道从艾滋病病人血液标本中分离到多株逆转录病毒,因为这种病毒主
要侵犯起免疫作用的淋巴细胞,所以命名为嗜人 T 淋巴细胞Ⅲ型病毒(human
T-lymphotrophic virusⅢ,HTLV-Ⅲ)。后来这两种病毒被认为是同一种逆转录病
毒的变种,并肯定为引起艾滋病的病原体,把它称为 LAV/LTLV-Ⅲ。1986 年国
际病毒分类委员会统一称为人类免疫缺陷病病毒(hmuan immunodeficiency vi-
rus,HIV)。HIV 基因、蛋白质产物及其功能见表 9 - 3。

表 9 - 3 HIV 基因、蛋白质产物及其功能

基因名称	蛋白质产物	功 能
Gag	P25(P24)	衣壳结构蛋白质
	P17	基质蛋白质
Pol(多聚酶)	P55、P63	逆转录酶(RT)、RNaseH
PR(蛋白酶)	P15	病毒蛋白转录后加工
IN(整合酶)	P11	HIV、cDNA 整合
En	gp120	HIV、cDNA 整合、包膜表面蛋白质
	gp41(gp36)	包膜表面蛋白质
Tat	P14	结合到病毒 LTR 序列并激活病毒所有基因的转录
Rev	P19	调节病毒 mRNA 的表达,为 Gag 和 Env 基因表达后的转录所需
Nef	P27	抑制 HIV 转录和延缓 HIV 复制
Vif	P23	增加 HIV 的感染力和细胞-细胞间传播有助病毒复制
Vpr	P18	有助病毒复制,激活转录
Vpu	P15	有助 HIV 的释放,可能为新病毒子的包装所需
Vpx	P15	对 HIV 的感染力有利
Tev	P26	是 Tat 的 Rev 的激活剂

HIV 属逆转录病毒科慢病毒属,电镜下病毒体呈球形,内核呈锥形,直径 80～
130nm。HIV 具有独特的三层结构:其核心为逆转录酶相关的基因组-核衣壳蛋
白复合物。其外包裹一层衣壳蛋白,由病毒结构蛋白(P25 或 P24)组成。最外层
为宿主细胞膜脂蛋白包绕的包膜,其中镶嵌有 gp120 和 gp41 两种病毒特异的糖蛋
白。HIV 基因组是两条相同的单链 RNA,与 P9 和 P7 蛋白紧密结合,每条单链长

约 9.2kb,由结构基因和调节基因组成。其中 Gag 序列编码核心结构蛋白。Env 序列编码感染细胞所需的糖蛋白 gp120 和 gp41。Pol 序列编码逆转录酶、整合酶和病毒复制所需的病毒蛋白酶。另外还有 Tat、Rev、Vif、Nef、Vpr 和 Vpu 等调节基因,它们的表达产物通过各种途径调节病毒复制。

HIV 对热敏感,56℃、30 分钟即灭活,室温下可保存活力 7 天。用 0.1%漂白粉、50%乙醇或乙醚、0.3%H_2O_2、0.5%来苏水处理 5 分钟对 HIV 即有灭活作用。HIV 对电离辐射和紫外线的抵抗力较强。

(二)HIV 感染细胞的分子基础

(1)CD4 分子 HIV gp120 羟基端第 4 保守部分(氨基酸 413—447)与 $CD4^+$ 细胞表面 CD4 分子的 V1 区高亲和力结合。结合后 gp120 和 CD4 的构型都发生了改变。故 CD4 分子是 HIV 的主要受体,$CD4^+$ 细胞是 HIV 攻击的主要靶细胞。

(2)趋化因子受体 HIV 表面蛋白与 CD4 分子结合并不足以导致病毒与细胞融合而使病毒进入细胞,HIV 成功感染尚需辅助因子的帮助。近年发现细胞表面的某些趋化因子受体有辅助因子的作用,统称 HIV 的第二受体。如巨噬细胞炎性蛋白-1α(macrophage inflammatory protein,MIP-1α)、MIP-1β 和 T 细胞表达分泌激活因子(regulated upon activation normal T expressed and secreted,RAN-TES)的受体 CCR5 是嗜单核-巨噬细胞 HIV-1 的第二受体;融合因子(fusin)即 CXCR4 也是嗜 T 细胞 HIV-1 的第二受体,融合因子的分布很广,在 B 细胞、T 细胞和单核细胞来源的细胞系中均有高表达。HIV 要进入细胞必须先吸附于宿主细胞表面,然后发生一系列的构型改变,才能进入细胞。仅有 CD4 分子,虽可引起一些构型的改变,但不足以导致病毒进入细胞,只有在 CD4 分子与第二受体共同作用下,通过细胞膜上的定位定向、信号转导、细胞膜的去极化及相对不稳定,才能最终发生构型改变,进入宿主细胞建立感染。

(3)淋巴细胞功能相关抗原-1(lymphocyte fuction associated antigen-1,LFA-1) 此抗原在 HIV 细胞-细胞间的传播中起重要作用。HIV 可经巨噬细胞、淋巴细胞、单核细胞传染上皮细胞。这种细胞间的 HIV 传播不受中和抗体的阻断。

(4)Fc 和补体受体 已发现 HIV-1 感染过程中抗体依赖的增强现象。非中和抗体的 Fab 与病毒结合后,可经补体或 Fc 受体使 HIV 进入细胞内。

(5)其他受体 糖脂受体(半乳糖苷受体)可能与 HIV 进入 $CD4^+$ 细胞有关。

(三)HIV 感染致病机制

1.$CD4^+$ T 细胞裂解或功能损伤

$CD4^+$ T 细胞在绝大部分的免疫应答的诱导中起枢纽作用。HIV 感染可引起

CD4$^+$ T 细胞裂解或功能消失,从而导致各种类型免疫应答发生障碍。HIV 对 CD4$^+$ T 细胞的裂解破坏反映为数量显著减少,导致 CD4$^+$/CD8$^+$ 比例倒置,CD4$^+$/CD8$^+$ 正常比值为>1.7,而 AIDS 患者可降至 0.5 以下。

HIV 感染的直接损伤作用:①HIV 感染 CD4$^+$ T 淋巴细胞,并在细胞内繁殖,可导致细胞的溶解破坏;②HIV 复制过程中病毒包膜蛋白嵌入细胞膜,或病毒芽生释放等,使细胞膜通透性增加,引起细胞损伤;③胞浆内病毒 DNA 对细胞的毒性作用和高水平的无功能病毒 mRNA 转录,干扰了细胞的正常代谢功能;④感染 HIV 的细胞内大量未整合的病毒和病毒 DNA 可干扰细胞的功能;⑤gp120 等包膜基因产物在胞浆内与新合成的 CD4 分子结合引起细胞的死亡;⑥HIV 能抑制细胞磷酸酯合成,使细胞膜通透性增加,引起细胞损伤;⑦HIV 感染骨髓干细胞,使 CD4$^+$ T 细胞的产生减少。

HIV 感染的间接损伤作用:①HIV 感染使感染细胞产生 IL-2 等细胞因子的能力下降,从而使 T 细胞成熟受阻;②HIV 感染细胞表达的 gp120 能与非感染的 CD4$^+$ 细胞结合,并使之融合成为多核巨细胞,改变细胞膜的通透性,导致细胞的溶解和破坏,使细胞的寿命缩短;③感染细胞释放可溶性 gp120,结合到非感染的 CD4$^+$ 细胞表面,许多患者有 gp120 的循环抗体,可通过 ADCC 作用或激活补体,引起结合有 gp120 的非感染 CD4$^+$ 细胞破坏。亦可通过 gp120 特异性 CTL 作用而使非感染 CD4$^+$ 细胞裂解;④抗病毒蛋白的特异性抗体能与正常 T 细胞的表面蛋白发生交叉反应,导致细胞破坏。例如 HIV 包膜 gp41 蛋白与 MHC Ⅱ类分子的 β1 功能区有同源区,gp120 与 IL-2 有同源区,故抗 gp41 抗体可与活化 T 细胞上的 Ⅱ类分子发生交叉反应,导致 T 细胞被杀伤,而抗 gp120 抗体可与 IL-2 结合,可干扰 T 细胞的 IL-2 依赖性生长。

2. HIV 诱导细胞凋亡(apoptosis)

大量研究表明,HIV 感染机体后,可诱导 CD4$^+$ T 细胞等发生凋亡,此亦是 HIV 感染后 CD4$^+$ T 细胞耗竭的重要原因之一。被 HIV 感染的 CD4$^+$ T 细胞在病程早期很少,但功能已发生明显异常,表现为在体外对抗原刺激无反应或反应性低下,此即代表了细胞凋亡的早期形式,晚期由于来自体内外异常细胞凋亡信号刺激,使 CD4$^+$ T 细胞和 APCs 凋亡速度加快,同时神经元细胞、CD8$^+$ T 细胞和未成熟免疫细胞等也相继发生凋亡,导致免疫细胞功能受损。

3. HIV 感染对 CD8$^+$ T 细胞的损伤

HIV 感染 CD8$^+$ 细胞已被证实,在长期生存者(longterm survivor, LTS)中,CD8$^+$ T 细胞减少是 CD4$^+$ T 细胞缺失和疾病进展的早期预测指标,CD8$^+$ T 细胞减少是随病程进展而发生的。其机制可能为:在 AIDS 病情进展中,随着 CD4$^+$ T 细胞的凋亡,尤其是 CD4$^+$T 细胞中 Th1 类细胞的缺失,Th1/Th2 发生负向漂移,导致抑制 CD8$^+$ T 细胞活性的 IL-4、IL-10 等细胞因子水平增高,而可促进 CD8$^+$ T 细胞的活性的 IL-2、IFN-γ 等细胞因子的分泌减少,使 CD8$^+$ T 细胞活性降低,数量减少。另外 HIV 介导的 CD8$^+$ T 细胞凋亡亦是 CD8$^+$ T 细胞减少的原因之一。

4. HIV 对其他免疫细胞的损伤

(1)巨噬细胞 巨噬细胞表达 CD4,并已证实可被 HIV 感染,但对 HIV 的细胞裂解作用具有抵抗力,受 HIV 感染的巨噬细胞通常不被杀死,成为感染后较长时期的病毒储存者。HIV 感染者 Mφ 的趋化性、IL-1 产生能力以及依赖氧代谢的杀菌功能均降低。抗原提呈能力下降,其机制可能与感染导致 MHCⅡ类分子表达减少有关。HIV 可诱导巨噬细胞分泌大量的 IL-1、TNF-α,导致患者长期低热,并引起恶病质。脑内巨噬细胞感染 HIV,其分泌有神经毒性的细胞因子则是引起 HIV 性脑病的主要原因。

(2)树突状细胞 树突状细胞可被 HIV 感染,且亦可作为 HIV 储存者。树突状细胞可通过表面的 CD4 分子和趋化因子受体与 HIV gp120 结合被 HIV 感染。亦可通过补体受体和 Fc 受体被感染。感染了 HIV 的树突状细胞可与 CD4$^+$ T 细胞结合并传播 HIV。

(3)B 细胞 HIV 感染者常出现 B 细胞异常,表现为多克隆激活引起的血清 Ig 水平增高。其原因可能是 HIV 或其 gp120 本身具有多克隆激活作用,也可能是由于 HIV 感染造成的 T 细胞免疫功能削弱,导致 EB 病毒感染失控所致。虽表现为多克隆激活,但对新抗原刺激的应答会遇到很大障碍。

(4)NK 细胞 HIV 感染者 NK 细胞的数量和活性减低,HIV 感染者的 NK 细胞与正常或已感染的靶细胞相互作用时,NK 细胞易发生无反应性,并诱导细胞凋亡。

5. 细胞因子水平改变

由于 HIV 感染是长期持续的,且直接感染了多种免疫细胞,故常导致细胞因子产生紊乱。在 HIV 感染中,血清及外周单核细胞中一些炎性细胞因子如 TNF-α、IL-6、IL-1 常常升高,而 IL-2 常明显降低。

6. Tat 蛋白的功能

Tat 蛋白干扰多数调节蛋白如 p300(转移共刺激因子)的功能,从而影响细胞因子的合成。而且,Tat 蛋白不仅可进入感染细胞的细胞核,还可以从细胞膜逃脱进入邻近细胞,影响其功能。

7. gp120 干扰 T 细胞的抗原识别和激活

CD4 是 APC 表面 MHCⅡ分子的天然配体,CD4 与 MHCⅡ类分子的相互作用是 T 细胞特异性识别所必需。HIV gp120 与 CD4 分子结合,可干扰抗原识别与递呈,使 $CD4^+$ T 细胞不能对特异性抗原的刺激产生有效应答。

8. gp120 诱导自身免疫应答

HIV gp120 与 MHCⅡ类分子均可与 CD4 分子结合,提示这两种分子可能存在共同抗原决定簇。因此,针对 gp120 的特异性抗体能与 MHCⅡ类分子发生交叉反应。此外,gp120 与 IL-2 分子有同源性,也有可能产生交叉反应性抗体。上述抗体均可抑制免疫功能,并破坏免疫活性细胞。

9. HIV 超抗原(SAg)成分的致病作用

HIV 基因编码的产物有超抗原作用,如 gp120 是 B 细胞超抗原,能刺激多个克隆的 B 细胞活化,引起高免疫球蛋白血症和产生多种针对各类抗原和自身抗原的抗体,如抗核抗体,以及抗 Fas、抗 CD4 和抗 MHC 分子等的自身抗体。

(四)机体免疫系统对 HIV 感染的应答

感染 HIV 后,多数患者出现病毒血症及病毒广泛播散,并在 1 周至 3 个月内出现抗 HIV 的体液和细胞免疫应答。早期产生的抗体为株特异性抗体,随着病毒变异株的产生,抗体很快失去结合抗原的能力,而针对 HIV 表面糖蛋白上稳定表位的抗体则产生较迟。研究发现 HIV 不易感染 B 细胞,但能缓慢而强烈地刺激 B 细胞,使其活性增加并分泌大量抗体。病毒感染 6～9 周后,血清中可检测出抗 gp120、抗 gp41、抗 p24、抗逆转录酶、抗 gag 和抗 pol 产物抗体,但这些抗体临床作用甚微。

在 HIV 感染初期的无症状感染者体内,虽然 $CD4^+$ T 细胞数量可在正常范围内,但其增生减慢或无应答能力。之后随着病毒的大量复制,$CD4^+$ T 细胞数量急剧下降。经 8～40 天,特异性 CTL 作用开始增强,故此时可表现为 $CD4^+/CD8^+$ 比率下降。同时 $CD4^+$ T 细胞产生的 IL-2 水平开始下降,而 IL-4 和 IL-10 含量增加,即由 Th1 细胞因子向 Th2 细胞因子漂移。此外,HIV 感染后 $CD8^+$ T 细胞可分泌 HIV 抑制因子,可抑制 HIV 吸附及穿入细胞,特别是对亲巨噬细胞性 HIV 株具有很强的抑制活性。这些抑制因子可能通过阻断或干扰细胞表面辅助受体而抑制 HIV 进入细胞,表明 $CD8^+$ T 细胞在控制 HIV 感染中起着重要作用。

(五)AIDS 的流行病学特点

自 1981 年美国首次发现艾滋病以来,艾滋病以异常迅猛的速度蔓延到世界各地,几乎没有一个国家可以幸免。截止到 1999 年底,全球累计艾滋病病毒感染和艾滋病病人 4990 万人,其中成人 4510 万,成人中有妇女 2100 万,15 岁以下儿童有 480 万。感染者 95% 在发展中国家。据最新数据显示,2003 年全世界新增 500 万艾滋病病例,其中 300 万人死亡。我国自 1985 年发现首例艾滋病病例以来,1985 年至 1995 年 9 月,全国 31 个省、市、自治区(不包括台湾、香港和澳门)累计报告 HIV 感染者 11170 例,其中 AIDS 病例 338 例,死亡 184 例。1994 年后,HIV 感染率呈上升趋势,至 2000 年 9 月,国家公布的国内 AIDS 患者人数为 20711,HIV 感染人数为 50 万。值得注意的是,我国女性 HIV 感染者近年明显增加,2000 年已经接近感染者的 20%,随着育龄妇女感染人数的增加,母-婴传播在中国也会日趋严重。

目前已发现的 HIV 有 2 种,即 HIV-1 和 HIV-2。其中 HIV-1 是引起全球性艾滋病蔓延的主要病原体,而 HIV-2 的流行主要局限于西非地区。

AIDS 患者及 HIV 病毒携带者是 AIDS 的主要传染源。而 AIDS 的传播途径主要有三种:①性接触传播。其中同性恋和(或)双性恋约占 70% 病例。男同性恋者 HIV 感染率甚高,尤以有色人种居多。HIV 感染者精液中的 HIV 经直肠黏膜传给健康的同性性伴。异性恋约占 4% 病例。精液中的 HIV 感染细胞与子宫腔中 Mφ、淋巴细胞、上皮细胞相互作用而使女方感染。阴道分泌物中的 HIV 感染细胞能将 HIV 传给男性尿道口中的 Mφ、淋巴细胞、上皮细胞而使男方感染。现已证实,任何一方生殖器溃疡性疾病都能增加经性接触传播 HIV 的危险性。②血液及血液制品传播。其中因输血而感染约占 2.5% 的病例。HIV 感染者的血液、血浆中的游离 HIV 特别是病毒感染血细胞可使受血者被感染。使用血液制品感染约占 1% 的病例。输注带有或污染有 HIV 的人血清白蛋白、Ig 和抗凝血因子等可染上 HIV。我国已有数例血友病患者因注射进口抗凝血因子浓缩物而感染 HIV 的病例。静脉毒瘾者因共用污染有 HIV 的针头和注射器而被感染约占 18% 的病例。有的国家经静脉注射毒品而患 AIDS 的病人占总 AIDS 病例的 1/3~2/3。曼谷静脉"吸"毒者 HIV 阳性率达 40% 以上。我国云南边境 HIV 阳性者也多以此途径被染。在医院中使用未灭菌针头或污染 HIV 的器具而使病人被动感染 HIV 以及医务人员被染有 HIV 的针头扎破皮肤感染的病例也均有报道。③母-婴垂直传播。HIV 可经胎盘和母乳传递,因此感染 HIV 的母亲,可以在妊娠期间、分娩过程中或产后哺乳等情况下将 HIV 传染给婴儿,母婴传播的机率约为 30%。

（六）临床表现

1. 潜伏期

潜伏期是指从病毒侵入人体到出现疾病的临床症状和体征的一段时间。艾滋病的潜伏期的计算是从与艾滋病病人发生性接触，或静脉输注含有 HIV 的血液或血液制品，到出现疾病症状和体征的时间。此病潜伏期因人而异，比一般传染病长，为 6 个月到 14 年。由血液及血液制品传染的约 4.5 年，同性恋者约 3 年，平均约为 6 年。

2. 临床期

艾滋病感染可以分为三个期，最初是 HIV 感染，继之有的发展为艾滋病相关综合征（AIDS related complex，ARC），有的则最终演变成典型的艾滋病。HIV 感染 CD4$^+$ T 细胞，破坏了 CD4$^+$ T 细胞功能，根据细胞功能缺陷的不同，构成了不同的临床期。

根据近年全球资料分析，诊断为艾滋病病例者，仅仅是感染 HIV 者中的一小部分，占 1/100，艾滋病相关综合征（ARC）占感染 HIV 者的 1/10，也就是说，艾滋病病例：艾滋病相关综合征：HIV 感染者的比例大致为 1：10：100，呈金字塔形。

（1）HIV 感染

90% 新近感染了 HIV 的人不发展为艾滋病相关综合征或艾滋病，但世界卫生组织提供的资料指出，HIV 感染者在 5～7 年内有 25% 发展为艾滋病，有不少于 40% 发展为艾滋病相关综合征。HIV 感染者如完全无临床症状（尽管 HIV 抗体阳性），可以多年甚至终身不发展成艾滋病或仅有慢性淋巴结病综合征。

（2）艾滋病相关综合征

对具有艾滋病的某些全身性症状和体征，而尚未表现出机会性感染或肿瘤的病人，临床上称之为艾滋病相关综合征（ARC），此病介于慢性淋巴结病与出现罕见癌症和严重感染的艾滋病之间。目前认为艾滋病相关综合征和慢性淋巴结病均是艾滋病前期。

艾滋病相关综合征患者有持续性淋巴结病和一定程度的 T 细胞功能缺陷及临床表现。这包括：①过敏反应迟缓；②黏膜损害（口腔白色念珠菌病）和皮肤病（皮肤单纯疱疹、带状疱疹及真菌病）；③持续时间超过 5～6 个月，数目在 2 个以上非腹股沟部位的淋巴结病；④体重减轻＞10%；⑤持续性腹泻；⑥发热体温超过 38℃，持续 3 个月；⑦疲乏无力，⑧夜间盗汗等。至少有以上两种症状和两项艾滋病实验室检查异常，特别是 CD4$^+$ T 细胞数目下降和 CD4$^+$ T/CD8$^+$ T 比例倒置，HIV 抗体检测阳性者可诊断为艾滋病相关综合征。一部分病人可能停留在此阶段,病情不再继续发展,而一部分病人则发展为严重的艾滋病。

(3)艾滋病

典型的艾滋病是人体感染 HIV 后发展的最终结果。HIV 破坏机体的免疫防御系统,致使一些本来可以控制的条件性致病菌侵入机体,而引起一些相应的疾病。此种条件性感染最后导致病人死亡。AIDS 共有 3 个特征:①严重的细胞免疫缺陷,特别是 CD4$^+$ T 细胞的严重缺损;②并发各种致命性的机会性感染,特别是卡氏肺孢子虫肺炎(PCP);③发生各种恶性肿瘤,如卡波西(Kaposi)肉瘤、淋巴肉瘤等。

艾滋病患者存在下述四种类型的临床表现。

1)肺型:包括持续性干咳,进而呼吸困难、胸痛以及胸部 X 线检查肺部有弥漫性浸润。动脉血气分析常伴有轻度低氧血症,组织病理检查有大量肺孢子虫,支气管灌洗液或气管内膜活检中均可找到病原虫。在停止治疗后复发率高。此外军团菌、隐球菌、弓形虫、类圆线虫、巨细胞病毒以及单纯疱疹病毒Ⅰ型Ⅱ型均可引起肺炎。大多数艾滋病患者死于本型。

2)中枢神经系统型:HIV 具有嗜神经性,可侵犯神经系统,能感染脑、脊髓和周围神经细胞。中枢神经系统中的单核细胞和巨噬细胞是 HIV 的重要贮存细胞,可产生病毒,并不断侵犯其他的 T 淋巴细胞。使得中枢神经系统的症状与各种条件性感染引起的症状并存。较常见的神经障碍是亚急性脑炎(艾滋病脑病或痴呆综合征),临床上常表现为疲乏无力、记忆力丧失、表情淡漠、共济失调、性欲减退等。疾病后期可发展为痴呆、意识不清、大小便失禁、部分瘫痪(偏瘫或截瘫),有些病人甚至出现癫痫样发作。这些症状和体征可单独出现,也可与艾滋病的其他症状同时出现。脑 CT 检查,无局灶性病变,但有双侧脑室扩大,脑活检或尸解为非特异性炎症,常伴有脱髓鞘病变,但找不到致病原。WHO 提供的资料强调,HIV 对神经系统的损害是 HIV 感染极其重要的一方面,可以形成急性、亚急性及慢性过程,对健康影响极大。

3)胃肠型:主要表现为大量水样腹泻,每日 15 升,进行性体重下降 20%～40%,严重者可出现营养不良等恶液质。治疗无效,导致脱水死亡。大便和肠黏膜活检可见溶组织阿米巴、隐孢子虫、贾弟鞭毛虫、痢疾杆菌和空肠弯曲杆菌等。

4)发热原因不明型:因病原体感染,常出现持续性的体温升高(38°～40℃),可延续几周以上,并出现盗汗。在有的病例中,骨髓、淋巴结或肝活检标本中证实有鸟分枝杆菌细胞内感染。

AIDS 患者多数易患各种皮肤黏膜感染,最常见的是口腔黏膜念珠菌病,表现为舌和颊黏膜上的白斑,常在红色基底上出现,也可播散到口咽或食道,严重的引起吞咽困难。常见的是口腔黏膜感染是复发性单纯疱疹性口炎,病变常复发,长期持续,常见累及唇和咽。有文献报道,艾滋病的最初表现中有严重的慢性溃疡性肛门周围单纯疱疹病损,这种溃疡可能相当大,在病变的陡壁上可找到多核巨细胞或病毒。皮肤真菌感染是艾滋病病人一种常见的问题,腹股沟和肛周的念珠菌感染有时很严重。由念珠菌或毛癣菌引起的甲癣也常见。某些非感染性皮肤病在艾滋病患者中也常见,有毒瘾的艾滋病患者,可出现多发性瘢痕和反复注射引起的溃疡,也可见到紫癜。此外脂溢性皮炎在艾滋病病人中的发生也多见,可发生于病人的头皮、面、耳、胸及生殖器,表现为红斑样、角化过度的鳞屑斑,在面部通常呈蝶形分布,其病因至今还不明确。同时 AIDS 患者还常有恶性肿瘤的发生,如卡波西肉瘤、淋巴瘤、皮肤鳞状细胞癌、基底细胞癌、色素瘤等。

(七)HIV 感染的免疫学检测

1.血清 HIV 抗体检测

感染 HIV 后,机体针对 HIV 基因编码的抗原性物质产生相应抗体,在临床上具有重要诊断学意义的主要是对抗结构基因编码抗原(如 gpl60、gpl20、gp41、p66、p55、p51、p31、p24 和 p17 等)的抗体。由于个体差异、各种病毒蛋白的浓度和免疫原性强弱不同,不同个体对不同抗原成分的反应性均有所不同,因此相应抗体的产生时间和不同个体对相同抗原成分的免疫应答强度等存在一定差别。此外,检测方法和使用试剂的敏感性不同对 HIV 抗体的检出时间产生一定影响。在感染HIV 后,患者血清中最先出现 p24 抗原,继之,各种 HIV-1 抗原可达到高峰;2～6周后,随着 HIV 抗体产生及浓度的不断增加,HIV 抗原渐趋降低或检测不出。临床通用的是酶联免疫吸附试验(ELISA)、免疫印迹法(Western Blot)和目前开始推广的快速诊断法。

用于初筛实验的 HIV 抗体检测试剂必须是 HIV-1/2 混合型,经卫生部批准或注册,并在有效期内,通过批检鉴定合格。进口试剂还必须要求提供进口许可证和中国生物制品检定所鉴定合格证书。

目前市售试剂大致可分为以下几类。

第一代试剂:使用 HIV 全病毒裂解物为抗原,应用间接法原理检测 HIV 抗体。如日本富士公司生产的 HIV-PA 试剂。

第二代试剂:使用在细菌或真菌中表达的人工重组或化学合成多肽 HIV 抗原,应用间接法原理检测 HIV 抗体。基因重组通常易于在培养基中生产大量同源性抗原,产品为单一目的基因而非多样性抗原混合,特异性高于第一代试剂。

第三代试剂:使用合成多肽 HIV 抗原(少数用重组抗原),应用双抗原(或双抗体)夹心法原理检测 HIV 抗体(或抗原)。由于标记 HIV 抗原可同时检测血清中HIV-1 、HIV-IgG、HIV-IgM、HIV-IgA 抗体,此类试剂的敏感性和特异性均优于标记抗人免疫球蛋白的间接法。

第四代试剂：此类试剂在第三代试剂盒基础上，将针对 P24 抗原的抗体与 HIV 抗原一起包被固相载体，可同时检测 HIV-IgG、HIV-IgM、HIV-IgA 抗体和 P24 抗原。

2. HIV 抗体初筛实验

HIV 抗体检测包括 HIV 抗体初筛和 HIV 抗体确认两部分。初筛检测通常在取得资格的 HIV 抗体初筛实验室和/或确认实验室中进行，HIV 抗体确认和 HIV 抗体阳性报告必须由取得资格的确认实验室进行。

一般采用酶联免疫吸附试验（ezyme linked immunosorbentassay，ELISA）进行粗筛检测，其基本方法分三类：间接法、双抗原夹心法和抗体竞争法。

初筛检测的阳性结果不是最终结论，不能通知受检者本人及其他人员，样本需经该试剂和另一种试剂复检，如仍为阳性，应及时送实验室进行确认。初筛检测的宗旨是避免漏检，因此应选用敏感性高的符合国家要求的高质量试剂，且必须为 HIV-1/2 混合型。某些病毒（如 CMV、EBV 等）、寄生虫（如疟原虫）的部分抗原性物质和某些自身免疫病患者（如系统性红斑狼疮和风湿病者）体内的自身抗体与 HIV 的某些抗原决定簇有交叉反应性，在初筛检测时可能导致假阳性现象，此种情况下，样本 OD 值与临界值的比值通常为 1～1.2，对这种结果除应排除 HIV-1 的早期感染，或感染 HIV-2、HIV-1"O"亚型的可能外，还应注意假阳性，以及实验操作过程中的技术误差。

3. HIV 抗体确认实验

根据卫生部规定，HIV 抗体阳性报告必须由卫生部认证并取得资格的 HIV 抗体确认实验室出具才有法律效应。最常用的 HIV 抗体确认实验方法是免疫印迹法（Western blot，WB）和条带免疫印迹法（strip immunoblot assay，SIA 或 linear immunoblot assay，LIA），其中以 WB 法最常用。免疫印迹实验常用于检测单克隆或多克隆抗体识别的抗原，是目前国内 HIV 抗体确认的首选方法，能同时检测不同 HIV 抗原组分的抗体，因此能够鉴别或肯定初筛检测的结果。

（八）AIDS 的治疗

现在虽有针对 HIV 感染过程中不同阶段的许多药物，但遗憾的是至今尚无一个高效、低毒、安全的药物问世，现有的药物大多处于实验研究或临床试用阶段。美国已批准临床应用的药物有三个，即叠氮胸苷（3′-azidothymidine，AZT）、二脱氧肌苷（2′,3′-dideoxyinosine，ddI）和二脱氧胞苷（2′,3′-dideoxycytidine，ddC），均为逆转录酶抑制剂。1985 年 AZT 开始临床试用，能延长生存期，但不能完全抑制病情且毒性大。其原因在于：HIV 基因组序列的突变，在 HIV 复制部位药物浓度不足以及耐药株的产生。因此联合用药是今后的治疗方向。已应用和/或研制中的抗 HIV 治疗制剂见表 9-4,我国抗艾滋病病毒治疗方案见表 9-5。

表 9-4 已应用和/或研制中的抗 HIV 治疗制剂

类型	代表性制剂	主要作用
逆转录酶抑制剂	AZT、ddI、ddC、d4T、3TC、FLT、PMEA 等	抑制逆转录酶,作用于 HIV 整合前阶段
蛋白酶抑制剂	肽底物类似物	作用于 HIV 复制的整合后阶段,阻断 HIV 在感染细胞中的复制
Tat 抑制剂	R05-3335、R024-7429	阻断 HIV 在感染细胞中的复制
HIV 进入阻断剂	sCD4、CD4lgG、CD4⁻PE40	阻止 gp120 与 CD4 结合,阻止合胞体形成
抗病毒核酸制剂	反义多聚核苷酸、RNA 类似物等	针对 HIV 编码的核酸
抗已感染的细胞	天花粉蛋白 抗病毒抗体(ADCC) rCD4 毒素 抗 gp120 毒素 CD8⁺细胞	这些制剂以不同机制发挥作用
免疫重建	HIV 治疗性疫苗 将 env 基因引入患者纤维母细胞并回输表达 env 的载体 抗 TNF 制剂 IFN-α CD8⁺ MHC I 类限制性 CTL IL-2 或 PEG-IL-2 同基因骨髓移植	这些制剂以不同机制发挥作用

何时开始实施高效抗逆转录病毒治疗,目前没有绝对正确的意见。早期治疗的益处和危险性均存在。

潜在的益处:①及早控制病毒复制和变异,明显降低体内病毒数量;②防止免疫损伤的进展,有利于维持或重建正常的免疫功能;③推迟 AIDS 的发展,从而延长寿命;④减少由于复制过程中病毒选择生长而产生耐药突变株的危险。

潜在的危险性:①长期用药后,药物的毒副作用和服药所带来的不便,影响生活质量;②如早期发生耐药现象,将导致将来用药受限;③尚不清楚长期用药对免疫功能的影响;④因药价昂贵长期用药不胜负荷。

表 9-5   我国抗艾滋病病毒治疗方案

临床期	CD4 计数、病毒载量、其他	抗病毒治疗
急性期或感染 12 个月之内	任何水平	不宜进行
无症状期	CD4>500/mm³ RNA<30000 拷贝/mL 血浆	不宜进行
无症状期	CD4<350/mm³ RNA>30000 拷贝/mL 血浆	进行
症状期、非终末期、继发感染被控制后	任何水平	可以进行
症状期	终末期	不宜进行
怀孕期	除产前用药为母-婴阻断外	不宜进行

(九)AIDS 的预防

AIDS 尚无法治疗,但是可以预防。最有效的预防措施是开展社会教育,提倡人群洁身自爱,控制 HIV 经性传播及杜绝吸毒。其次是加强对高危人群及献血人员的 HIV 检测。同时应作好医疗器械消毒以及病人的血、排泄物的处理,防止交叉污染。

另外,目前各国都在加紧 HIV 预防性疫苗的研制,但至今尚没有明确应用前景的 HIV 疫苗可供广泛使用。疫苗研制中的主要困难在于对 HIV 的免疫应答了解仍不够,以及 HIV 变异株的不断出现。在 HIV 感染者中,HIV-1 的突变率为 $0.1\%\sim1\%$ 年,这就意味着,每个 HIV 阳性者体内,HIV 对细胞的致病作用和复制变得越来越强。

一个好的预防性疫苗应是很小的剂量就能诱导出长期稳定的、对全身黏膜均有保护性的免疫,并对世界上流行的抗原性不同的 HIV 株均有保护作用。它必须有效、安全、稳定、易保存、使用简便和价廉。目前在研的 HIV 疫苗的种类见表 9-6。

表 9 - 6　HIV 疫苗研制的种类及主要问题

类型	特点与可行性	存在的问题
减毒活 HIV 株	一次免疫可诱生体液免疫与细胞免疫	可恢复毒力,致病;不能解决变异问题
灭活 HIV	制备简便,可抵抗 HIV 攻击	难以覆盖变异株
巨分子颗粒化疫苗	无核酸性病毒颗粒,安全	免疫原性强,诱导全面免疫
基因缺失性疫苗	如 nef 缺失突变株	有恢复突变风险
多价亚单位疫苗混合制剂	可解决 gp120 区高变异毒株	制备繁杂
载体表达亚单位疫苗（例病毒载体）	可诱导强大细胞免疫	安全性
HIV 基因疫苗(DNA 疫苗)	既可诱导体液免疫又可诱细胞免疫	基因筛选、免疫耐受、抗 DNA 抗体等
克隆的 CD4 分子抗表位抗体(抗 CD4 抗体)	可阻止 HIV 感染,阻止 HIV 与 CD4 分子结合	半衰期短、抑制免疫应答
HIV 辅助受体疫苗	CCR5 片段接种,阻断细胞趋化因子受体 CCR5 与 HIV 结合	待研究
HIV 独特型疫苗	不含 HIV 基因和蛋白,安全	免疫抑制

三、其他获得性免疫缺陷病

(一)蛋白质丧失、消耗过量或合成不足

慢性肾小球肾炎、肾病综合征、急性或慢性消化道疾患,以及大面积烧伤或烫伤时,蛋白质包括免疫球蛋白大量丧失;慢性消耗性疾病时,蛋白消耗增加;消化道吸收不良和营养不良时,蛋白质合成不足。由于蛋白质等营养成分的不足影响了免疫系统细胞的成熟及分化,从而导致了免疫功能下降,造成免疫缺陷病。

(二)恶性肿瘤

恶性肿瘤特别是淋巴组织的恶性肿瘤常可进行性抑制患者的免疫功能,如霍奇金病、急性淋巴细胞性白血病常累及 T 细胞,而使细胞免疫功能受损;慢性淋巴性白血病、骨髓瘤及巨球蛋白血症则累及 B 细胞,使体液免疫功能受损。恶性肿瘤广泛转移后,也常出现明显的细胞免疫和体液免疫功能低下。

(三)感染

许多病毒、细菌、真菌及原虫的感染都可引起机体免疫功能低下。如麻疹病

毒、人类 T 细胞白血病病毒-1(HTLV-1)可以感染淋巴细胞,引起机体免疫功能抑制;结核杆菌、麻风杆菌感染均可引起患者 T 细胞功能下降。

四、医源性免疫缺陷病

医源性免疫缺陷病大多是因使用免疫抑制药物而导致的。如在对严重炎症患者或器官抑制患者进行免疫治疗时,大剂量的糖皮质激素可导致机体免疫功能全面抑制;抗肿瘤药物在杀死肿瘤细胞的同时,也破坏机体正常细胞,抑制 T 细胞、B 细胞的分化成熟,从而影响其功能,故接受化疗的患者一般会伴有一段时间的免疫抑制和机会性感染;而某些抗生素,如氯霉素,能抑制抗体合成及有丝分裂原对 T 细胞、B 细胞的诱导增殖;大多数淋巴细胞对 γ 射线十分敏感,因而放疗可导致免疫缺陷病,严重者甚至危及生命;此外,外科手术和创伤,如脾切除、胸腺切除、烧伤、麻醉等也都是继发性免疫缺陷病的常见诱因。

第十章

皮肤免疫性疾病

在许多良性和恶性皮肤病的发生上，免疫反应极为重要，以下介绍与免疫相关的皮肤病。

第一节　皮炎

皮炎和湿疹常作为同义词用来指一种皮肤炎症，代表皮肤对于化学制剂、蛋白、细菌与真菌等种种物质的变应性反应。湿疹一词没有特殊的含义，而皮炎则有限定的意义。若用皮炎代替湿疹作为诊断术语，则指的是真皮、表皮联合反应，它可以是急性、亚急性和慢性。这三者可以联合存在。

一、接触性皮炎

接触性皮炎（contact-dermatitis）是指人体接触某种物质后，在皮肤或黏膜上因过敏或强烈刺激而发生的一种炎症。炎症多数呈急性发作，如反复接触，可演变成慢性。

【病因及发病机制】

本病按发病机制不同大体上可分为原发刺激与变态反应两种类型，临床所见以后者为多。

（1）原发刺激性接触性皮炎　该型患者无选择性，是皮肤或黏膜对外界刺激物的直接反应。发病与否主要取决于接触物质刺激性的强弱，与机体自身关系不大。人体只要接触了具有强烈刺激性物质均可发病，如任何人由于不慎皮肤接触浓硫酸，不久之后肯定会发生皮肤急性炎症。有人提出，原发性刺激物损伤表皮细胞后，细胞中的溶酶体由于崩解而释放出酸性溶蛋白酶，可参与破坏皮肤组织，对本型皮炎的发生可起到一定作用。能够引起本型皮炎的接触物质最常见的是化工原料,诸如强酸、强碱等。某些刺激性较弱的物质,如肥皂、有机溶剂、某些工业原料等,若长期反复接触也能引起皮炎。

(2)变态反应性接触性皮炎　引起此型皮炎的物质一般不具有强烈刺激性,只限于有过敏体质的人方能发病。所以这一型皮炎,只发生于少数的敏感者。

一般引起接触性皮炎的物质多是小分子化学物质,故不具有抗原性,属于半抗原。它须与表皮内载体蛋白结合后才能形成完全抗原。从而获得抗原性,然后作用于机体,最终导致Ⅳ型变态反应的发生。但经观察研究已注意到,变态反应性接触性皮炎的发生,不单是 T 细胞的作用,B 细胞的作用也参与其中。此外,表皮中的朗格汉斯细胞(Langerhams cell)在本型皮炎所起的作用亦应值得关注,因该细胞具有运送、处理和传递抗原信息的能力。

可以引起变态反应性接触性皮炎的外界物质甚多,其中最主要是化学物质,如香水、各种润肤美容香脂、雪花膏、口红等化妆用品;肥皂、塑料、橡胶等化学制品;清凉油、红汞、磺胺药膏、抗生素软膏等外用药物;油漆、染料、杀虫剂等化学产品及镍、铬等金属物品。另外,能引起皮炎的植物性物质有漆树、荨麻、银杏、无花果等。动物的皮革、毛、羽毛等也可引起本型皮炎。

【临床表现】

(1)发病前均有过敏物质或刺激物接触史,一般发病急,皮损发生在接触部位。

(2)皮损的轻重与致敏物或刺激物质的强弱、作用时间的长短、接触面积大小以及机体的敏感性有关。轻者局部仅有充血,境界清楚的淡红或鲜红色斑;重者可出现丘疹、水疱、大疱、糜烂、渗出等损害;刺激性强烈者可致皮肤坏死或溃疡;机体高度敏感时,可泛发全身。除瘙痒疼痛外,少数患者可有恶寒、发热、恶心、呕吐等全身症状。

(3)本病有自限性,除去病因后,可很快自愈。若未能及时除去病因,致使病程迁延,可转变成慢性,类似湿疹样皮炎。

(4)变态反应性接触性皮炎,接触物斑贴试验常呈阳性。

【诊断与鉴别诊断】

依据有接触致病物质史,损害发生于接触部位,皮损单一,缺乏多形性,界限分明及自觉瘙痒等临床表现特点,一般可作出诊断。必要时可考虑施行斑贴试验以辅助诊断。变态反应性接触性炎应与急性湿疹相鉴别(见表 10-1)。

表 10 - 1　接触性皮炎与急性湿疹鉴别

	接触性皮炎	急性湿疹
病　因	易查明致病物质	很难查清
好发部位	暴露或接触部	常对称泛发
皮损特点	皮疹形态单一,可见小、中、大水疱,甚至溃疡、坏死,界限清楚,有时肿胀明显	呈多形性皮疹,以小水疱为主,不出现中、大水疱,溃疡及坏死界限不明显,可见轻度肿胀
主观症状	除瘙痒外,可伴烧灼或疼痛	自觉瘙痒
病　程	病程短,除去病因后易治愈	病程长,去除刺激后不一定改善
复　发	无复发倾向	容易复发

【治疗原则】

- 去除病因。
- 抗组织胺药物。
- 对症处理。
- 中医疗法。

【预防】

平时多注意加强自身防护,避免再接触已发生过接触性皮炎的致病物质。日常生活中慎用容易引起致敏的外用药,如磺胺药膏或高浓度之化学物质。至于使用药物或其他方法脱敏不宜提倡。

二、全身性剥脱性皮炎

全身性剥脱性皮炎是一种严重而广泛的皮肤红斑和脱屑性疾病。

【病因及发病机制】

通常病因不明,某些病人继发于某些皮肤病(如异位性皮炎、银屑病、毛发红糠疹、接触性皮炎),或由其他原因如全身用药(如青霉素、磺胺、雷米封、苯妥英钠或巴比妥类)或局部外用药引起,剥脱性皮炎亦可伴发于蕈样肉芽肿或淋巴瘤。

【临床表现】

发病隐袭或突然。整个皮肤表面变为潮红、脱屑、增厚和偶有结痂;瘙痒可十分严重或轻微。通常见不到任何原发性皮炎的特异性表现。由银屑病、蕈样肉芽肿或毛发红糠疹引起的剥脱性皮炎有时可见到局部正常皮肤。全身浅表淋巴结常常肿大,其活组织检查显示为良性淋巴结炎。由于皮肤血流量增加导致过多热量丢失,病人可能有畏寒和体温升高。全身性剥脱性皮炎可造成体重下降、低蛋白血症、低血钙、缺铁或高输出量性心力衰竭(处于心功能不全代偿边缘的患者)。

【诊断与鉴别诊断】

必须尽可能找出原发病因,有原发性皮炎病史或体征者可有助于诊断,活组织检查通常没有帮助,但对落叶性天疱疮、蕈样肉芽肿可借皮肤活组织检查得以确诊。对淋巴瘤可作淋巴结活检。对 Sézary 综合征可作血液涂片检查确诊。

【治疗原则】

本病可危及生命,必须住院治疗。由于药疹和接触性皮炎不能仅从病史上排除,所以任何药物均应停用。如果可能,必要的全身用药必须改用化学结构完全不同的药物。在洗浴后涂凡士林可暂时缓解症状。其局部治疗同接触性皮炎,仅在外用药治疗无效时口服皮质类固醇激素治疗。强的松 40~60mg/d,约 10 天后改为隔日 1 次,其剂量常可进一步减少。但如果未找到并去除潜在病因,强的松可能需要长期服用。

第二节　银屑病

银屑病俗称牛皮癣,类似中医疕。是一种常见的具有特征性皮损的慢性易于复发的皮肤病。

【病因及发病机制】

病因尚不完全明确。目前亦未能用实验方法使动物或人发生本病。近年来大多认为遗传、代谢障碍、感染、免疫功能障碍等可能为发病的重要因素,季节变化、潮湿、精神创伤或手术等也可能诱发本病。

(1)遗传　据报道,有家族史者占 30% 左右,国内资料约为 10%～17%。关于遗传方式,有人认为系常染色体显性遗传,伴有不完全外显率,亦有人认为系常染色体隐性遗传或性连锁遗传。此外,银屑病发病似与种族有关系,据报道,黑种人发病率低。

近年来发现组织相容性抗原(HLA)与银屑病明显相关。国外报道银屑病患者 HLA-B13、HLA-B17 抗原频率明显增高,但亦有报道银屑病患者 HLA-B3、HLA-CL7、HLA-DW6 增高者。我国银屑病患者除 HLA-B13、HLA-B17 抗原比正常组明显增高外，HLA-BW35 明显降低。目前均认为银屑病受多基因控制，同时也受环境因素影响。

（2）感染　有些银屑病的发病与上呼吸道感染及扁桃体炎等病有关。在应用抗生素或切除扁桃体后，银屑病可好转，特别是急性点滴型银屑病患者。亦有报道在患者受到链球菌感染后，银屑病可迅速恶化，抗链球菌"O"值亦增高，因而认为银屑病发病与链球菌感染有关。有人主张本病是由病毒感染所引起的，曾观察到对同时有病毒感染的患者进行抗病毒治疗，银屑病也可能因之缓解。有人证实在棘细胞核内有嗜酸性包涵体。

（3）代谢障碍　曾怀疑银屑病的发生与代谢障碍有关，如蛋白质代谢、糖代谢、维生素缺乏、硫及/或无机盐代谢等紊乱，但均未得以肯定。近年来研究证实，银屑病表皮中 cAMP 的含量明显低于正常人表皮的含量，而 cGMP 则较高。后者有促进细胞增生作用，这样就使皮损的表皮细胞失去控制。

（4）免疫功能紊乱　多项研究表明，免疫因素在银屑病的发病机制中起着极为重要的作用。真皮血管内皮细胞的活化、单个核细胞的聚集、细胞因子和黏附因子的表达以及被诱发的角朊细胞的过度增生等是本病发病过程中的关键环节。因而有人认为，银屑病在实质上是一种免疫细胞性疾患。

除上述诸因素外，其他如精神创伤、外伤或手术、寒冷、潮湿、血液流变学改变等因素，以及与月经、妊娠、分娩、饮食等的关系，亦有不少报道，目前认为这些因素可能是促发诱因。

【临床表现】

根据银屑病的临床和病理特征，一般可分为寻常型、关节炎型、脓疱型、掌跖脓疱病、红皮病型及连续性肢端皮炎六种类型。

1. 寻常型银屑病（psoriasis vulgaris）

本型在临床上最为常见，大多急性发病，迅速蔓延至全身。初起损害往往是红色或棕红色的丘疹或斑丘疹，以后逐渐扩展成为棕红色的斑块。皮损上覆盖干燥的鳞屑。边界清楚，相邻的损害可以互相融合。

本病的鳞屑呈银白色，逐渐增厚，刮去鳞屑可出现半透明的薄膜，有人称为薄膜现象。剥去薄膜出现点状出血，称为 Auspitz 氏征。薄膜现象与 Auspitz 氏征对银屑病的诊断有特异性。有些病人的鳞屑又厚又硬，呈蛎壳状，可以影响皮肤的伸缩。在关节面上的厚硬的鳞屑很容易破裂，使皮肤发生皲裂而感到疼痛。

寻常型银屑病的损害变化较多，有的皮疹呈鳞屑性水滴状，称为点滴状银屑病；细小鳞屑性损害位于毛囊皮脂腺开口，称为毛囊性银屑病；如果鳞屑呈蛎壳状，称为蛎壳状银屑病；有的损害不规则呈地图状，称为图状银屑病；临床上最常见的损害是盘状或钱币状，称为盘状或钱币状银屑病。

寻常型银屑病可泛发全身各处，但以四肢伸侧最为常见，特别是肘部、膝部、骶尾部，可对称发生。头皮损害也较常见，可单独发生，也可以和全身损害并存。头部损害界限清楚，头发呈束状，但不脱发。指（趾）甲也可以受累，甲表面呈"顶针状"或凹陷不平。甲表面失去光泽，也可以变厚，呈灰黄色，甲板与甲床分离，其游离缘可破碎或翘起。在少数病人损害可发生在口唇、阴茎、龟头等处。

寻常型银屑病按皮损表现分为三期。

（1）进行期　　旧的皮损不见消退而新的皮损不断出现。皮损浸润明显，炎症明显，损害周围可有红晕，鳞屑较厚。这一期如针刺、刺伤、烧伤、外科手术等机械性刺激皮肤，一般在7～14天以后，刺激周围皮肤出现典型银屑病损害，称为人工银屑病（psoriasis factitia），亦称为同型反应（isomorphism），或称 Köebne 现象。

（2）静止期　　皮损长期没有多大变化，基本无新皮疹出现，炎症减轻，病情稳定。

（3）退行期　　损害的炎症基本消退，皮疹缩小或变平。遗留下色素减少白斑或色素沉着斑。

本病易反复发作，部分病人开始有明显的季节性，冬季皮损加重，夏季缓解或消退。以后可长期不愈。少数病人临床痊愈后可长久不复发。

本病自觉有不同程度的瘙痒，最近国外报道，部分银屑病患者有内脏器官的病理改变，银屑病患者可伴发闭塞性血管炎、肺部的异常、肝脂肪变性及灶性坏死、角膜结膜炎，男性患者可出现精液数量及质量的改变。银屑病患者的内脏损害在治疗银屑病时均应引起重视。

2. 关节炎型银屑病

关节炎型银屑病（psoriasis arthropathica）又称为银屑病性关节炎。此型银屑病除皮疹外，还可以有关节的病变，关节症状常与皮肤损害同时减轻或加重。但病人一般先有皮疹，而后出现关节症状。任何关节均可受累，包括肘、膝关节，也可以是指（趾）间小关节。脊椎关节及骶髂关节等同样可被侵犯。并可有关节肿胀和疼痛，活动受限，可发生畸形，类似风湿性关节炎的表现。骨质可有破坏性的改变而成残毁畸形，称为毁形性关节炎型银屑病。重型关节炎性银屑病常有持续性高热及血沉加快，但类风湿因子常阴性。皮疹也可有脓疱型银屑病的改变。X线显示，部分病人关节的变化与类风湿性关节炎相同，骨质可有局部的脱钙，关节腔狭窄，有不同程度的关节侵蚀与软组织肿胀。慢性病程，往往长期不愈。

3. 脓疱型银屑病（psoriasis pustulose）

此型银屑病少见，常无明显诱因而急性发病，初起为大片炎性红斑，迅速在红斑的基础上出现密集针头至粟粒大小淡黄色或黄白色无菌的小脓疱,表面常有细薄的鳞屑,相邻的红斑可互相融合,呈环状。边缘部分往往有较多的小脓疱。少数病人在短期内,全身迅速发红肿胀,有无数的无菌小脓疱。病人常伴有全身不适,先有寒战,后有高热,呈弛张热型,皮肤有灼热感。关节肿胀疼痛。几天以后,脓疱干燥结痂。病情可自然缓解,出现寻常型银屑病的皮疹,若干天以后,又突然发作,病情屡次减轻及加重。病人常因继发感染,全身衰竭或肝、肾的损伤而危及生命。

脓疱型银屑病全身各处均可发疹。最常见的为屈侧面,以后迅速增多,再延及全身。有时口腔黏膜及指(趾)甲也可受累。患者常有沟状舌,指(趾)甲肥厚混浊或碎裂,甲板下可有堆积物或脓疱。

4. 掌跖脓疱病(pasfulosis palmariset plantaris)

掌跖脓疱病包括掌跖脓疱性银屑病(pustular psoriasis of the palma and soles)和脓疱性细菌疹(pustular bacterid)。

(1)掌跖脓疱性银屑病 有人认为是局限性脓疱型银屑病,以掌跖多见,损害常见于手掌的大小鱼际及跖弓部位。也可以发展到指(趾)背侧,初起时为对称性红斑,很快出现若干无菌的小脓疱,表面并不隆起,脓疱位于表皮内,逐渐扩大而互相融合,一两周内干涸结成痂皮,痂脱落后出现小鳞屑。但又出现新的脓疱,如此反复不已。指(趾)甲可受累而变色或变形。甲混浊肥厚,有脊状突起,自觉疼痛,身体其他部位可有不典型寻常型银屑病的皮损,或有成片脓疱性银屑病的损害。有的病人有沟状舌。

(2)脓疱性细菌疹 损害往往先发生于手掌或足底的中央,逐渐蔓延至整个手掌和足底,也可蔓延到手足的侧面,初起时为水疱,迅速变成不含细菌的脓疱,几天以后脓疱干涸结痂变成棕色鳞屑,鳞屑脱落以后,又有新的脓疱出现,如此反复不已,持续若干年。掌跖皮肤可以发红、增厚,表面有鳞屑。有些患者局部有瘙痒和疼痛,脓疱细菌培养阴性。

(3)退行期 损害的炎症基本消退,皮疹缩小或变平。遗留下色素减少白斑或色素沉着斑。本病易反复发作。部分病人开始有明显的季节性,冬季皮损加重,夏季缓解或消退。以后可长期不愈。少数病人临床痊愈后可长久不复发。

本病自觉有不同程度的瘙痒,部分银屑病患者也有内脏器官的病理改变,同寻常型银屑病。

5. 红皮病型银屑病(erythrodermic psoriasis)

本病又名银屑病性红皮病(erythrodema psoriaticum),多由于治疗不当或其他原因使原来寻常型银屑病或脓疱性银屑病转变为红皮症。常见的原因是在银屑病进行期应用刺激性剧烈的外用药,或因内服某些免疫抑制药物突然停用而发生急剧扩散成为本病。常见的如内服皮质类固醇激素,减药过程中发生。

初起时在原有银屑病皮损部位出现潮红,迅速扩展成大片,最后全身皮肤 2/3 以上呈弥漫性潮红浸润、肿胀,伴有大量糠状鳞屑。其间可有片状正常"皮岛"出现,头皮可有大量厚积污秽的鳞痂。手足可呈"手套"式或"袜套"状的皮肤剥脱。指(趾)甲变混浊、增厚或变形。本病可有发热、全身不适、浅表淋巴结肿大、白细胞计数增高。红皮症治愈后又出现银屑病的损害。本病的病程较久,治愈后容易复发。

6. 连续性肢端皮炎(acrodermatitis continua)

本病又名匐行性皮炎(dermatitis repens)。连续性肢端皮炎以无菌性的脓疱为其特征,因此有人认为与脓疱型银屑病为同一疾病,也有人认为是脓疱性银屑病的一个亚型,但也有不同意见,认为应该是一个独立疾病,本书将本病作为银屑病一个型来叙述。

本病好发于中年人,多数是由外伤后引起,初发时为一个手指或足趾的两侧,出现无菌性小脓疱,几天以后脓疱干涸结痂,痂皮脱落后遗留下光红的糜烂面,但不久又有新的脓疱出现,损害不断扩展,可以侵犯整个指、趾、手背及足背。此病人很少成为全身性或扩展到远处。本病主要侵犯手、足的肢端,偶尔可侵犯口腔黏膜,指(趾)甲受累比较常见。甲混浊失去光泽、变形,严重时可有甲脱落,甲床上可反复出现无菌性小脓疱。慢性病程,反复发作。

【诊断与鉴别诊断】

根据本病的临床表现,特别是皮疹的特征及组织病理的特点,一般不难诊断。但应与下列疾病鉴别。

(1)脂溢性皮炎　损害的边缘不明显,基底浸润较轻,皮疹上的鳞屑呈糠秕状,无 Ausspitz 氏征,头皮部位脂溢性皮炎常伴有脱发,毛发不呈束状。

(2)玫瑰糠疹　损害主要发生在躯干及四肢近端,皮疹的长轴与皮纹一致。鳞屑细小而薄。病程短暂,愈后不易复发。

(3)扁平苔藓　损害多发生在四肢,为紫红色多角形扁平的丘疹,表面有蜡样光泽。可见 Wickham 纹。口腔常有损害,常有不同程度瘙痒,组织病理具有特异性。

(4)毛发红糠疹　损害多发生在四肢伸侧,早期为毛囊角化性丘疹,在晚期斑片的皮损周围仍可见到毛囊角化性丘疹。特别是第一指骨毛囊角化性的丘疹为本病的特征。损害上覆盖细小的鳞屑,不易剥脱。常伴有掌跖角化过度。

(5)副银屑病　损害上覆盖细小鳞屑,无多层性鳞屑,无薄膜现象,无 Ausspitz 氏征,多无自觉症状。

【治疗原则】

1. 一般疗法

首先树立病人的信心,稳定情绪,消除诱发本病发作的因素。积极控制感染,禁忌辛辣饮食和饮酒,进行期病人禁用刺激性较强的外用药。

2. 全身治疗

对任何型泛发性银屑病均应该以全身治疗为主,全身治疗的原则要选用副作用小,复发周期长的药物。在用药期间定期观察肝、肾功能及血常规的变化。

(1)免疫抑制剂

1)甲氨蝶呤(MTX) 为抗叶酸类抗肿瘤药,是比较早用于治疗银屑病的细胞毒药物。对各型银屑病均有效。适用于关节炎型、红皮病型、脓疱型银屑病及泛发性寻常型银屑病,用其他疗法治疗无效者可选用甲氨蝶呤。主要作用于细胞 DNA 合成,阻止 DNA 产生而抑制细胞核有丝分裂。用药方法,意见不一,目前一般为 15mg/周,最大剂量为 50mg/周。可采用口服、肌注或静脉给药的方法。此药对肝脏的毒性反应较重,可引起肝脏的广泛纤维化和肝硬化;对造血系统有抑制作用,主要表现白细胞下降;对血小板亦有影响,严重时可有全血细胞下降。故在用药期间应定期复查肝功能和血常规,此外要严格选择适应证。对肝肾功能障碍、贫血、白细胞降低及妊娠妇女禁用此药。

2)乙亚胺 又称亚胺 154,或双酮嗪。主要是抑制细胞内脱氧核糖核酸的合成,从而产生抑制细胞生长的作用。用法为成人一般每日 300~400mg,分 2~3 次口服,一般在用药 3~4 周后有显效,显效率 58%~88%。其主要副作用是骨髓抑制,造成白细胞下降和血小板下降。近年来有报道使用本药发生白血病,因此使用本药时应定期复查血常规。为减轻白细胞减少的副作用,可以辅助给鲨肝醇、利血生等升白细胞的药物。此药缺点是停药后容易复发,为避免复发,可采用皮疹消退后小剂量较长时间维持的方法,每日双酮嗪可减至 100mg,甚至隔日用 100mg,复发情况可大大减少。如因用双酮嗪停药后复发,再用双酮嗪常较初次应用效果差,所用剂量需比初次要大。

3)羟基脲 用于顽固性银屑病和脓疱型银屑病均有肯定疗效,能减轻全身性脓疱型银屑病的脓疱、发热和中毒症状,其主要作用是抑制 DNA 的合成,用量为成人每次 0.5g,每日 2~3 次,4~8 周为一疗程。毒性反应主要是白细胞减少和血小板减少,对肝脏的毒性较小。

4)环孢素 A(cyclosporin A,CyA) 作为新一代免疫抑制剂,治疗银屑病的机制尚不完全清楚。目前国内已有许多应用 CyA 治疗严重性银屑病的报道,用法为 CyA 开始剂量为 5mg/(kg·d)分两次口服,显效后逐渐减量,不良反应常有胃肠道反应、乏力、尿路刺激症状及血压升高等。由于 CyA 免疫抑制作用是可逆的,故停药后容易复发。目前国外已研究胃肠外使用 CyA 治疗银屑病,主要是皮损斑块内注射及封包。由于 CyA 价格昂贵,不宜广泛推广使用。新山地明(Sandimmun Neoral)是一种新型的环孢素 A 微乳化剂,对红皮病型、脓疱型、关节炎型等银屑有极好的治疗和缓解作用。

(2)皮质类固醇激素

尽管皮质类固醇激素治疗各型银屑病有较好的疗效,但目前一般不主张用此药。因为应用剂量较大,时间较长,足以引起严重激素副作用。而且在减量或停药后造成严重的银屑病复发或变为脓疱型银屑病。在红皮病型银屑病旷日持久而无法控制病情时,或泛发性脓疱型银屑病引起高热造成病人痛苦症状不能用其他药物解除时,或急性关节型银屑病严重损害关节时,可以考虑应用皮质类固醇制剂。一般应用强的松每日 60mg 或相当剂量其他激素制剂。注意观察激素的副作用。

(3)维生素类

1)维生素 C　每日静脉注射或静脉点滴维生素 C 3g,一个月为一疗程。有人认为维生素 C 可提高皮损内 cAMP 的水平,抑制表皮细胞的增殖而发挥治疗作用。

2)维 A 酸　是一系列维生素 A 的衍生物,常用有芳香维 A 酸,如依曲替酯对脓疱型银屑病有很好的效果,常用剂量为 0.5～1mg/kg,主要副作用为致畸和肝脏的损害,因此育龄妇女和肝功能不全者禁用。

(4)抗生素类

临床上许多银屑病患者应用抗生素治疗收到满意疗效。如双效青霉素 80 万单位肌肉注射,每日 1 次,15 天为一疗程;红霉素成人每次 0.75～0.9g 加入 5％葡萄糖溶液中静脉点滴,每日 1 次,15 天～30 天为一疗程。

(5)免疫调节剂

对免疫功能低下的银屑病患者可试用免疫调节剂如胸腺因子 D 注射液,每日 10mg 肌注,隔日一次,其副作用轻微;也可用左旋咪唑,150mg/d,每周服药 3 天,停药 4 天,一般可用药 1～3 个月;也可用转移因子。均有一定治疗效果。

(6)中医药治疗

祖国医学称本病为"白疕"。中医认为银屑病的主要病机为血热毒盛、气血虚、风燥引起,中医治疗本病的方法和有效方剂甚多。

清热法治疗血热型银屑病,相当于进行期,以清热凉血为主。处方:生地、元参、杭芍、茅根、知母、荆芥、防风、升麻、甘草等。

活血法治疗血瘀型银屑病,相当于静止期,以活血化瘀为主。处方:土茯苓、三棱、莪术、红花、赤芍、归尾、甘草等。

养血法治疗血虚风燥型银屑病,相当于静止期,病情迁延日久。处方:熟地、蜂房、当归、首乌、白芍、天冬、麦冬、玉竹、甘草等。

此外还可以用中药制剂川芎嗪注射液或脉络宁等治疗。例如川芎嗪 200mg加入 5%葡萄糖溶液中静脉点滴,每日 1 次,30 天为一疗程。或用脉络宁 20mL 加入 5%葡萄糖溶液中静脉点滴,每日 1 次,30 天为一疗程,均有一定疗效。

3. 外用药方法

对局限性的皮疹可以选用外用药治疗,其原则为角质剥脱剂及细胞抑制剂为主。在进行期不宜用刺激性强的外用药物,以免诱发红皮症。

(1)蒽林(anthralin)　可抑制表皮细胞的增生,外用治疗银屑病有一定疗效,临床常用 0.1%～1%蒽林软膏、糊剂或乳剂。主要副作用是对皮肤有刺激性,不宜用于外阴部位的皮疹,蒽林制剂可以使皮肤变黑,污染衣服。

(2)皮质类固醇激素　可抗细胞有丝分裂作用。临床常用的有氟轻松、氯氟舒松软膏或霜剂对银屑病有较好的近期疗效。主要副作用如长期局部外用可引起皮肤萎缩、多毛、毛细血管扩张等。

(3)钙泊三醇(calcipotriol)是维生素 D_2 活性代谢产物(骨化三醇)的类似物,为 1991 年世界首次上市治疗银屑病新药,该药对角朊细胞分化和增生有较强的调节作用。钙泊三醇软膏 $50\mu g/d$ 治疗轻度或中度银屑病是有效和安全的。

(4)甲氨蝶呤霜　甲氨蝶呤(MTX)治疗银屑病疗效肯定,但毒副作用大。张国毅等外用 0.1%甲氨蝶呤霜治疗顽固性银屑病 54 例,同时作血清 MTX 浓度监测,甲氨蝶呤治疗组有效率 83.3%,血清中未测得 MTX,未见明显全身副作用。结果表明,外用 0.1%甲氨蝶呤霜治疗银屑病有效。

4. 其他疗法

可根据病情适当选用矿泉浴、中药浴、焦油洗浴三联疗法,紫外线光化疗法等均可选用。

第三节　白癜风

白癜风(vitiligo)是一获得性、局限性或全身性皮肤色素脱失症,是常见的皮肤病,易诊断而难治疗,祖国医学称之为"白癜风"。

【病因及发病机制】

本病发病原因尚不清楚。近年来的研究认为与以下因素有关。

(1)遗传学说　有研究认为白癜风可能是一种常染色体显性遗传的皮肤病。

(2)自身免疫学说　患者及其家族成员中合并自身免疫性疾病比率较高,常见的有甲状腺炎、甲状腺机能亢进或减退、糖尿病、慢性肾上腺机能减退、恶性贫血、风湿性关节炎、恶性黑色素瘤等。而白癜风患者的血清中,有人检出多种器官的特异性抗体,如抗甲状腺抗体、抗胃壁细胞抗体、抗肾上腺抗体、抗甲状旁腺抗体、抗平滑肌抗体等,而且检出率明显高。另外,患自身免疫性疾病者的白癜风发病率较一般人群高 10～15 倍。近来又发现白癜风病人有抗黑素细胞表面抗原的抗体,称为白癜风抗体,其滴度与患者皮肤色素脱失程度有关,滴度随皮损面积扩大而增加,还发现患白癜风的动物也有类似现象,提出白癜风是黑素细胞的自身免疫性疾病,可能是迟发超敏反应的自身免疫性疾病。

(3)精神与神经化学学说　精神因素与白癜风的发病密切相关,据估计约 2/3 的患者在起病或皮损发展阶段有精神创伤、过度紧张、情绪低落或沮丧。紧张可致儿茶酚胺类增高,如肾上腺素可直接影响脱色;应激也可使 ACTH 分泌增加,导致皮质激素分泌增加,而动员糖和游离脂肪酸,刺激胰岛素分泌。胰岛素间接刺激大脑的 L -色氨酸增加,使大脑 5 -羟色胺合成增加,而 5 -羟色胺的代谢产物为褪黑素,褪黑素受体活动过度在白癜风的发病中起重要作用。褪黑素受体活动过度可增加茶碱酶的活性,这些酶抑制黑素生化,但后期又使其生化活化,导致黑素代谢的毒性中间产物在黑素细胞内蓄积,使黑素细胞死亡,最终引发白癜风。有学者观察到白斑处神经末梢有退行性变,而且变化程度似与病程有关,这种现象也支持神经化学学说。

(4)黑素细胞自身破坏(self-destruction of melanocytes)学说　白癜风的基本病变是表皮黑素细胞部分或完全丧失功能。白癜风是因其表皮黑素细胞机能亢进,促之耗损而早期衰退,并可能是由于细胞本身合成的毒性黑素前身物质的积聚所致。

(5)微量元素缺乏学说　体内铜含量降低与白癜风发病有关。

(6)其他因素　外伤包括创伤、手术、搔抓等可诱发白癜风。某些内分泌疾病,如甲状腺机能亢进、糖尿病等,可伴发白癜风。日光曝晒易发生白癜风。

白癜风的发病学说较多,且均有一定依据,但又都有一定的片面性。目前认为其发病是有遗传因素,又在多种内、外因子作用下,免疫功能、神经与内分泌、代谢功能等多方面机能紊乱,致使酶系统受抑制或黑素细胞被破坏或黑素细胞形成障碍,而致皮肤色素脱失。

【临床表现】

世界各民族中男女均可发病,发病率随地区、人种肤色而异,一般肤色越深发病率越高,如在美国发病率不足 1%,而在印度高达 4%,在我国患病率为 0.1%~2%。性别无明显差异,各年龄组均可发病,但以青少年好发,发病年龄在 20 岁以内者约占半数。全身各部位皮肤均可发病,皮损为局部色素脱失斑,常为乳白色,也可为浅粉色,表面光滑无皮疹。白斑境界清楚,边缘色素较正常皮肤增加,白斑内毛发正常或变白。病变好发于受阳光照晒及摩擦损伤部位,如面部、上腿部、颈部、前臂伸侧及手背部、腰腹及骶尾部、腋下及阴部、肘膝关节等均为好发部位,病损多对称分布。白斑还常按神经节段(或皮节)分布而呈带状排列,此类为单侧发病。除皮肤损害外,口唇、阴唇、龟头及包皮内侧黏膜也常受累。白斑可泛发全身,但视网膜、脉络膜及软脑膜的黑素细胞不受累。有时日晒后白斑区可有色素再生;而冬季时白斑中心或边缘又有色素减退。约 20% 患者的白斑对紫外线高度敏感,日晒后白斑快速发展。机械性刺激,如针刺、搔抓、对皮肤的压力(紧身衣、疝托等)及其他局部刺激,如烧伤、感染、晒伤、冻伤、放射线等可使患者的正常皮肤发生白斑,或使原有的白斑扩大,甚或泛发全身的同形反应。白斑数目不定,可很少变化或自行消退,但多数病例表现为白斑逐渐增多、扩大,相邻白斑融合为不规则的大片状,甚至泛发全身。

本病多无自觉症状,少数患者在发病前或同时有患处局部的瘙痒感。白癜风常伴其他自身免疫性疾病,如糖尿病、甲状腺疾病、肾上腺功能不全、恶性贫血、风湿性关节炎、硬皮病、异位性皮炎、斑秃等。

根据白斑的形态、部位、范围及治疗反应,临床上将白癜风分为四型:①局限型,白斑单发或群集于某一部位;②散发型,白斑散在、大小不一、多对称性分布;③泛发型,常由上述两型发展而来,病损面积大于体表的 1/2;④节段型,白斑按神经节段或皮节分布。根据病损处色素脱失情况又可将白癜风分为完全型与不完全型两种。前者对二羟苯丙胺酸(DOPA)反应阴性,黑素细胞消失,治疗反应差。后者对 DOPA 反应阳性,黑素细胞数目减少,治愈机率大。

【诊断与鉴别诊断】

根据病损特征易于诊断,但需与下述疾病鉴别:

(1)白色糠疹　面部的小片状白癜风应与白色糠疹鉴别。白色糠疹的白斑边界不清,无周边皮肤色素增加,表面有灰白色糠状鳞屑。

(2)花斑癣　损害发生于后发际、前脑、后背、上肢,为淡白色圆或椭圆形斑,边界不清,表面有细鳞屑,真菌检查阳性。

（3）贫血痣　出生时即已存在，因局部毛细血管缺乏，摩擦患部时周围皮肤发红，白斑处无改变。

（4）白化病　为先天性非进行性疾病，常有家族史，周身皮肤、毛发缺乏色素，两眼虹膜透明，脉络膜色素消失而易区别。

【治疗原则】

本病治疗较困难，药物和方法虽多，但疗效不佳，疗程也长，愈后可能复发。

1. 补骨脂素（psoralen）及其衍生物

早在 13 世纪埃及就有人用一种叫大阿美的植物治疗白癜风。1947 年后从该植物中提取出三种结晶物质：①δ-甲氧基补骨脂素（δ-methoxypsoralen，δ-MOP，ammoidin）；②δ-异戊烯氧基补骨脂素（δ-isoamylenoxypsoralen，ammidin）；③5-甲氧基补骨脂素（5-methoxypsoralen，majudin）。其中以 δ-MOP 对产生色素疗效最好。上述均为光敏性化合物，需辅以日光或紫外线照射。其治疗白癜风机制可能是作用于表皮中与受损细胞邻近尚未完全破坏或正常黑素细胞，刺激其功能，使酪氨酸酶催化黑素细胞合成，促进黑素细胞分裂及移动，使皮色恢复正常。

（1）δ-MOP 口服法　适于白斑多、范围广的患者。每日 10～20mg，分 2 次饭后服，服药 2 小时后照射阳光和长波紫外线（UVA），称之光化学疗法（PUVA）。一般阳光照射不超过 5 分钟为宜。一般治疗 16～24 次才有色素出现，治疗 10 次以上可达到最佳效果，如连续治疗 6～12 个月仍无效，可认为无效。药物副作用为食欲减退、贫血、白细胞减少及中毒性肝炎。故糖尿病、SLE、卟啉病及肝功能不良者忌用。户外活动时间较长时，于活动前 3 日停止内服。治疗时间忌食酸橙、芹菜、芥菜、胡萝卜等。

（2）δ-MOP 外用法　0.2%～0.5% 的 δ-MOP 溶液涂患处，1～2 小时后进行光疗。也可用 0.1%δ-MOP 洗剂或酊剂涂患处，1～2 小时后日光或紫外线照射。

（3）三甲基补骨脂素（δ-trimethylpsoralen，trisoralen，TMP）为人工合成，毒性反应较 δ-MOP 低，其口服剂量每日 10～50mg，每日 1 次，服后 2～4 小时照射阳光或长波紫外线，儿童酌情减量。无明显副作用，但疗效不可靠，再生色素不持久而需长期治疗。用光敏性药物时应保护眼睛，免受紫外线损伤，为此于服药后 24 小时内带防紫外线的太阳镜，并于傍晚服药。

（4）补骨脂　为治疗白癜风常用的中药。含补骨脂素，研细后按每 100mL 含生药 30g 浸于 95% 酒精中，5～6 天后取其滤液涂患部，之后照射日光或长波紫外线。

2. 皮质激素

皮质激素可能有抑制黑素细胞抗体的作用,使黑素细胞免遭破坏。

(1)系统用药 以强的松为例,每次 5mg 每日 3 次口服,连续服用 1.5～2 月,显效后 2～4 周递减 1 片,至隔日 1 片,维持 3～6 个月。用药 3 个月如无效,终止治疗。该法对暴露部位及泛发性损害,尤其对应激状态下皮损发展迅速及伴发自身免疫性疾病者疗效较好。有时用补骨脂素无效者加用激素后可望收效。

(2)局部外用 ①可用含皮质激素的霜剂或溶液涂于白斑处,常用药物如去炎松霜、氯氟舒松霜、恩肤霜等。此类药物可引起毛细血管扩张,皮肤萎缩,因此,面部白斑应慎用;②面部注射,应用去炎松混悬液(10mg/mL)白斑内注射,一般每周 1 次,每次不超过 10mg,为防皮肤萎缩,用药不超过 6 次。

3. 铜和锌制剂

经测定部分患者体内缺乏某些微量元素,如铜、锌,经补充所缺乏之元素后,病情好转乃至痊愈。常用 0.5% 硫酸铜溶液 10mL,以水或牛奶冲淡后服用,每日 3 次,儿童酌减。也可用硫酸铜溶液在患部作电离子诱入,每日 1 次。体内缺锌者可服甘草锌 0.25g,每日 2～3 次;或葡萄糖酸锌 0.14g,每日 2～3 次。

4. 免疫调节剂

应用药物有左旋咪唑、转移因子、胸腺素等。左旋咪唑 50mg,每日 3 次,每两周连服 3 天。转移因子每次皮下注射 1～2U,每周 2 次。胸腺素,每次 5～10mg,每周 2 次。最近有人报道用环孢素 A 治疗六例患者,收到较好效果。也有用异丙肌苷的报道。

5. 脱色疗法

当皮损面积大于 50% 并对药物治疗无反应时,或泛发性皮损,尤其裸露部位仅有小片正常皮肤,患者不愿接受色素再生治疗,可行美容脱色疗法。常用药物为氢醌单苯醚(MBEH),可使黑素细胞发生不可逆转的破坏。为防止其刺激性,初期浓度为 10%,每日外用 2 次,如无刺激反应可在 2～3 个月内将浓度提到 20%。全部脱色需 6～24 个月。其副作用是皮炎、瘙痒,重者可皮肤干燥、斑秃、头发早白等。用药后至少 2～3 小时内避免与他人的皮肤密切接触。

6. 遮盖疗法

白斑影响美容时可用人工色素制成的遮盖剂,涂于患处,使其接近正常皮肤。如市售的天姿遮盖霜。

7. 外科疗法

对药物疗法无效者可考虑外科治疗。其禁忌证为增生性瘢痕及瘢痕疙瘩体质。①自体吸疱表皮移植,用 26.66～39.99kPa(200～300mmHg)负压吸引形成水疱,剪下含黑素细胞的疱顶表皮,移植于用液氮或局部用 PUVA 诱发水疱,而去除表皮的皮损部。该疗法的成功取决于白癜风类型、部位及形成水疱的方法。自体吸疱表皮移植不留瘢痕,但操作复杂,需特殊设备。②自体微移植,也称钻孔植皮法,由大腿外侧或上臂内侧的正常皮肤钻孔取皮片,在患部用同法钻孔去皮,将正常皮肤的皮片移植于患部的去皮处,钻孔直径 1.5～2mm,移植皮片间距 4～5mm,外用少许抗菌素,再用微孔胶带固定,7 天后除去敷料。色素再生需手术后3～4 周。③自体黑素细胞移植,由患者正常表皮分离出黑素细胞培养,皮肤白斑处负压吸疱后用 25 号针头吸出疱液,再将培养的黑素细胞悬液注入疱腔,4 周后可有色素再生。

8.其他手术方法

①5-FU/皮肤磨削术,Tsuji 等在磨削过的白癜风皮损处外用 5-FU 霜剂治疗28 例,每日 2 次,共 7～10 天,64％取得完全的色素再生,作用机制不清楚。感染及同形反应为其副作用。②微着色法(纹身法),Halder 等利用显微外科技术将氧化铁色素植入真皮,近期疗效好,不久即出现色素明显脱失。副作用同上。③活性颜料(vitadye)可用于染色,且可遮盖明显损害。涂饰剂(covermark)是一种能产生多种色调的化妆品,还具良好的遮盖效果。

第四节　白塞病

白塞病(Behcet's disease,BD)是一种全身性、慢性、血管炎症性疾病,主要临床表现为复发性口腔溃疡、生殖器溃疡、眼炎及皮肤损害,也可累及血管、神经系统、消化道、关节、肺、肾、附睾等器官,大部分患者预后良好,眼、中枢神经及大血管受累者预后不佳。

本病在东亚、中东和地中海地区发病率较高,被称为"丝绸之路病"。我国发病率无确切资料,任何年龄均可患病,好发年龄为 16～40 岁。我国以女性居多,男性患者血管、神经系统及眼受累较女性多且病情重。

【病因及发病机制】

白塞病的发病原因尚不清楚,据研究,与以下几种因素有关。

(1)感染　据报道,本病与病毒感染、细菌感染(如链球菌、结核杆菌感染)引起的自体免疫异常有关。比如,据国内有关报道,本病患者中有三分之一过去患过结核病或者正在患结核病,部分病人经过治疗结核后,不仅结核治愈,而且白塞病症状也有好转。也有人发现单纯疱疹病毒和溶血性链球菌与本病有关。说明细菌、病毒感染与本病有关。

（2）遗传因素　本病有地区性发病倾向，如多见于地中海沿岸国家。对表明人类遗传特征的物质 HLA 的研究发现，白塞病患者中 HLA-B5 阳性检出率可达60%以上，HLA-B51 的阳性检出率也很高。因此，有人提出，这两种 HLA 类型所代表的遗传特征可能是部分白塞病发病的内因或内环境，因为并非所有白塞病患者均有 HLA-B5 或 HLA-B51 阳性。

（3）微量元素　患者病变组织多种微量元素含量增高，如有机氯、有机磷和铜离子。也有人发现某些微量元素锌、硒缺乏，可能与本病有关。

（4）免疫异常　患者血清中存在抗口腔黏膜抗体、抗动脉壁抗体等自身抗体，血清中免疫复合物阳性率达 60%，并与病情活动有关，患者免疫球蛋白增高，淋巴细胞比例失调，血管周围、脑脊液、血管壁等病损处可见到淋巴细胞、免疫球蛋白、补体等与免疫反应有关的物质，说明本病与免疫失调有密切关系。

【临床表现】

本病全身各系统均可受累，但较少同时出现多种临床表现。有时患者需经历数年甚至更长时间才相继出现各种临床症状和体征。

（1）口腔溃疡　几乎所有患者均有复发性、疼痛性口腔溃疡（Aphthous ulceration，阿弗他溃疡），多数患者以此症为首发症状。溃疡可以发生在口腔的任何部位，多位于舌缘、颊、唇、软腭、咽、扁桃体等处。可为单发，也可成批出现，呈米粒或黄豆大小，圆形或椭圆形，边缘清楚，深浅不一，底部有黄色覆盖物，周围为一边缘清晰的红晕，约 1～2 周后自行消退而不留疤痕。重症者溃疡深大愈合慢，偶可遗有疤痕。复发性口腔溃疡是诊断本病的最基本必备症状。

（2）生殖器溃疡　约 75% 患者出现生殖器溃疡，病变与口腔溃疡基本相似。但出现次数少，溃疡深大，疼痛剧烈、愈合慢。受累部位为外阴、阴道、肛周、宫颈、阴囊和阴茎等处。阴道溃疡可无疼痛仅有分泌物增多。有患者可因溃疡深而致大出血或阴囊静脉壁坏死破裂出血。

（3）眼炎　约 50% 左右的患者受累，双眼均可累及。眼部病变可以在起病后数月甚至几年后出现，其表现为视物模糊、视力减退、眼球充血、眼球痛、畏光流泪、异物感、飞蚊症和头痛等。通常表现为慢性、复发性、进行性病程。眼受累致盲率可达 25%，是本病致残的主要原因。最常见和最严重的眼部病变为色素膜炎（uveitis）。前葡萄膜炎即虹膜睫状体炎，可伴有或不伴有前房积脓，而后葡萄膜炎和视网膜炎则是影响视力的主要原因。眼球其余各组织均可受累，出现角膜炎、疱疹性结膜炎、巩膜炎、脉络膜炎、视网膜炎、视神经乳头炎、坏死性视网膜血管炎、眼底出血等。此外可有晶状体出血或萎缩、青光眼、视网膜脱落。单独视盘水肿提示脑静脉血栓，由白塞病所致的颅内血管病变可导致视野缺损。

（4）皮肤病变　皮损发生率高，可达 80%～98%，表现多种多样，有结节性红斑、疱疹、丘疹、痤疮样皮疹、多形红斑、环形红斑、坏死性结核疹样损害、大疱性坏死性血管炎、Sweet 病样皮损、脓皮病等。一个患者可有一种或一种以上的皮损。而特别有诊断价值的皮肤体征是结节红斑样皮损和对微小创伤（针刺）后的炎症反应。

（5）关节损害　25%～60%的患者有关节症状。表现为相对轻微的局限性、非对称性关节炎。主要累及膝关节和其他大关节。HLA-B27 阳性患者可有骶髂关节受累，出现与强直性脊柱炎相似表现。

（6）神经系统损害　神经系统损害又称神经白塞病，发病率约为 5%～50%。常于病后数月至数年出现，少数（5%）可为首发症状。临床表现依受累部位不同而各异。中枢神经系统受累较多见，可有头痛、头晕、Horner 综合征、假性球麻痹、呼吸障碍、癫痫、共济失调、无菌性脑膜炎、视乳头水肿、偏瘫、失语、不同程度截瘫、尿失禁、双下肢无力、感觉障碍、意识障碍、精神异常等。周围神经受累较少见，表现为四肢麻木无力、周围型感觉障碍等。神经系统损害亦有发作与缓解交替的倾向，可同时有多部位受累，多数患者预后不佳，尤其脑干和脊髓病损是本病致残及死亡的主要原因之一。

（7）消化道损害　消化道损害又称肠白塞病。发病率为 10%～50%。从口腔到肛门的全消化道均可受累，溃疡可为单发或多发，深浅不一，可见于食道下端、胃部、回肠远端、回盲部、升结肠，但以回盲部多见。临床可表现为上腹饱胀、嗳气、吞咽困难、中下腹胀满、隐痛、阵发性绞痛、腹泻、黑便、便秘等。严重者可有溃疡穿孔，甚至可因大出血等并发症而死亡。肠白塞病应注意与炎性肠病及非甾类抗炎药所致黏膜病变相鉴别，右下腹疼痛应注意与阑尾炎相鉴别，临床上常有术后伤口不愈合的病例。

（8）血管损害　本病的基本病变为血管炎，全身大小血管均可累及，约 10%～20%患者合并大中血管炎，是致死致残的主要原因。动脉系统被累及时，动脉壁的弹力纤维破坏及动脉管壁内膜纤维增生，造成动脉狭窄、扩张或产生动脉瘤，临床出现相应表现，可有头晕、头痛、晕厥、无脉。主动脉弓及其分支上的动脉瘤有破裂的危险性。静脉系统受累较动脉系统多见。25%左右患者发生表浅或深部的迁移性血栓性静脉炎及静脉血栓形成，造成狭窄与栓塞。下腔静脉及下肢静脉受累较多，可出现 Budd-Chiari 综合征、腹水、下肢浮肿。上腔静脉梗阻可有颜面、颈部肿胀、上肢静脉压升高。

(9)肺部损害 肺部损害发生率较低,约 5%~10%,但大多病情严重。肺血管受累时可有肺动脉瘤形成,瘤体破裂时可形成肺血管-支气管瘘,致肺内出血;肺静脉血栓形成可致肺梗塞;肺泡毛细血管周围炎可使内皮增生纤维化影响换气功能。肺受累时患者有咳嗽、咯血、胸痛、呼吸困难等。大量咯血可致死亡。

(10)其他 肾脏损害较少见,可有间歇性或持续性蛋白尿或血尿,肾性高血压,肾病理检查可有 IgA 肾小球系膜增生性病变或淀粉样变。心脏受累较少,可有心肌梗死、瓣膜病变、传导系统受累、心包炎等。妊娠期可使多数患者病情加重,可有胎儿宫内发育迟缓,产后病情大多加重。

【诊断与鉴别诊断】

1. 临床表现

病程中有医生观察和记录到的复发性口腔溃疡、眼炎、生殖器溃疡以及特征性皮肤损害,另外出现大血管或神经系统损害高度提示白塞病的诊断。

2. 实验室检查

本病无特异性实验室检查。活动期可有血沉增快、C 反应蛋白升高;部分患者冷球蛋白阳性,血小板凝集功能增强。HLA-B51 阳性率 57%~88%,与眼、消化道病变相关。

3. 针刺反应试验 (Pathergy test)

用 20 号无菌针头在前臂屈面中部斜行刺入约 0.5cm 沿纵向稍作捻转后退出,24~48 小时后局部出现直径>2mm 的毛囊炎样小红点或脓疱疹样改变为阳性。此试验特异性较高且与疾病活动性相关,阳性率约 60%~78%。静脉穿刺或皮肤创伤后出现的类似皮损具有同等价值。

4. 特殊检查

神经白塞病常有脑脊液压力增高,白细胞数轻度升高。脑 CT 及磁共振(MRI)检查对脑、脑干及脊髓病变有一定帮助,急性期 MRI 的检查敏感性高达96.5%,可以发现在脑干、脑室旁白质和基底节处的增高信号。慢性期行 MRI 检查应注意与多发性硬化症相鉴别。MRI 可用于神经白塞病诊断及治疗效果随访观察。

5. 诊断标准

本病无特异性血清学及病理学特点,诊断主要根据临床症状,故应注意详尽的病史采集及典型的临床表现。目前较多采用国际白塞病研究组于 1989 年制定的诊断标准。

白塞病国际诊断标准

(1) 反复口腔溃疡：1 年内反复发作 3 次。由医生观察到或患者诉说有阿弗他溃疡。

(2) 反复外阴溃疡：由医生观察到或患者诉说外阴部有阿弗他溃疡或瘢痕。

(3) 眼病变：前和(或)后色素膜炎，裂隙灯检查时玻璃体内有细胞出现或由眼科医生观察到视网膜血管炎。

(4) 皮肤病变：由医生观察到或患者诉说的结节性红斑、假性毛囊炎或丘疹性脓疱；或未服用糖皮质激素的非青春期患者出现痤疮样结节。

(5) 针刺试验阳性：试验后 24～48 小时由医生看结果。

(6) 有反复口腔溃疡并有其他 4 项中 2 项以上者，可诊断为本病，但需除外其他疾病。

　　　　其他与本病密切相关并有利于诊断的症状有：关节痛或关节炎、皮下栓塞性静脉炎、深部静脉栓塞、动脉栓塞和(或)动脉瘤、中枢神经病变、消化道溃疡、附睾炎和家族史。

应用标准时注意：并非所有白塞病患者均能满足国际研究组的标准；对血管及神经系统病变的关注应成为进行疾病评价的一部分；患者的多种表现可以在几年内陆续出现，医生的记录应作为诊断依据。

6. 鉴别诊断

本病以某一系统症状为突出表现者易误诊为其他系统疾病。以关节症状为主要表现者，应注意与类风湿关节炎、赖特(Reiter)综合征、强直性脊柱炎相鉴别；皮肤黏膜损害应与多形红斑、结节红斑、梅毒、Sweet 病、Stevens-Johnson 综合征、寻常性痤疮、单纯疱疹感染、热带口疮(Sprue)、系统性红斑狼疮、周期性粒细胞减少、艾滋病(AIDS)相鉴别；胃肠道受累应与克罗恩病(Crohn 病)和溃疡性结肠炎相鉴别。神经系统损害应与感染性、变态反应性脑脊髓膜炎、脑脊髓肿瘤、多发性硬化症、精神病相鉴别；附睾炎应与附睾结核相鉴别。

【治疗原则】

本病目前尚无公认的有效根治办法。多种药物均有效，但停药后大多易复发。治疗的目的在于控制现有症状，防治重要脏器损害，减缓疾病进展。

1. 一般治疗

急性活动期，应卧床休息。发作间歇期应注意预防复发。如控制口、咽部感染,避免进食刺激性食物。伴感染者可行相应的治疗。

2. 局部治疗

口腔溃疡可局部用糖皮质激素膏、冰硼散等,生殖器溃疡用 1∶5000 高锰酸钾清洗后加用抗生素软膏;眼结膜炎、角膜炎可应用糖皮质激素眼膏或滴眼液,眼色素膜炎须应用散瞳剂以防止炎症后粘连,重症眼炎者可在球结膜下注射肾上腺皮质激素。

3. 全身治疗

(1)非甾体类抗炎药:具消炎镇痛作用。对缓解发热、皮肤结节红斑、生殖器溃疡疼痛及关节炎症状有一定疗效,常用药物有布洛芬 0.4~0.6g 每日 3 次;萘普生,0.2~0.4g 每日 2 次;双氯酚酸钠,25mg 每日 3 次等,或其他非甾体药和 COX-2 选择性抑制剂(见类风湿关节炎治疗)。

(2)秋水仙碱:可抑制中性粒细胞趋化,对关节病变、结节红斑、口腔和生殖器溃疡、眼色素膜炎均有一定的治疗作用,常用剂量为 0.5mg,每日 2~3 次。应注意肝肾损害、粒细胞减少等不良反应。

(3)沙利度胺(thalidomide):用于治疗严重的口腔、生殖器溃疡。宜从小剂量开始,逐渐增加至 50mg 每日 3 次。妊娠妇女禁用,以免引起胎儿畸形,另外有引起神经轴索变性的副作用。

(4)糖皮质激素:对控制急性症状有效,常用量为泼尼松 40~60mg/d。重症患者如严重眼炎、中枢神经系统病变、严重血管炎患者可考虑采用静脉应用大剂量甲基泼尼松龙冲击,1000mg/d,3~5 天为一疗程,与免疫抑制剂联合效果更好。长期应用糖皮质激素有不良反应。

(5)免疫抑制剂:重要脏器损害时应选用此类药。常与肾上腺皮质激素联用。此类药物副作用较大,用药期间应注意严密监测。

(6)其他:α 干扰素、TNF-α 单克隆抗体(infliximab)、雷公藤制剂等

本病一般呈慢性,易治疗。缓解与复发可持续数周或数年,甚至长达数十年。在病程中可发生失明、腔静脉阻塞及瘫痪等。本病由于中枢神经系统、心血管系统、胃肠道受累偶有致死。

第五节　系统性硬化症

系统性硬化症(systemic sclerosis)是一种原因不明的临床上以局限性或弥漫性皮肤增厚和纤维化为特征的结缔组织病。除皮肤受累外,它也可影响内脏(心、肺和消化道等器官)。本病女性多见,发病率大约为男性的 4 倍,儿童相对少见。

本病的严重程度和发展情况变化较大,从伴有迅速发展且往往为致命的内脏损害的弥漫性皮肤增厚(弥漫性硬皮病),到仅有少部分皮肤受累(通常只限于手指和面部)等均可见到。后者进展慢,在内脏典型病变充分显露之前可长达数十年之久,被称为局限性硬皮病或 CREST 综合征(钙质沉着、雷诺现象、食道功能障碍、指端硬化和毛细血管扩张)。此外还有重叠综合征(如硬皮病和皮肌炎重叠)以及未分化结缔组织病等。

系统性硬化有多种亚型,它们的临床表现和预后各不相同。一般以皮肤受累范围为主要指标将系统性硬化分为多种亚型。本文主要讨论弥漫性硬皮病。系统性硬化症的分类如下:

(1)弥漫性硬皮病(diffuse scleroderma) 除面部、肢体远端和近端外,皮肤增厚还累及躯干;

(2)局限性硬皮病(limited scleroderma) 皮肤增厚限于肘(膝)的远端,但可累及面部、颈部;

(3)无皮肤硬化的硬皮病(sine scleroderma) 临床无皮肤增厚的表现,但有特征性的内脏表现和血管、血清学异常;

(4)重叠综合征(in overlap syndrome) 上述三种情况中任一种与诊断明确的类风湿关节炎、系统性红斑狼疮、多发性肌炎/皮肌炎同时出现;

(5)未分化结缔组织病(undifferentiated connective tissue disease) 雷诺现象伴系统性硬化的临床和/或血清学特点,但无系统性硬化的皮肤增厚和内脏异常。

【病因及发病机制】

系统性硬化症是一种原因不明的弥漫性结缔组织病,研究显示其发病与以下因素有关。

(1)遗传因素 ①家族史:调查显示在系统性硬化症患者的亲属中患有该病(或者另外一种结缔组织病如系统性红斑狼疮、干燥综合征、多发性肌炎)的比例要高于普通人群,故认为家族遗传倾向与本病发生有关。②HLA 相关性:有研究提示 HLA Ⅱ类基因与本病具有相关性,包括 HLA-DR1、HLA-DR2、HLA-DR3、HLA-DR5、HLA-DR8、HLA-DR52,其中以 HLA-DR1 的相关性尤为明显。

(2)性别 本病女性患者多于男性,尤其是育龄妇女发病率高,故雌激素对本病发病可能具有一定的作用。

(3)环境因素 已经明确一些化学物质可以引起硬皮病样的改变,如硅、聚氯乙烯、有机溶剂、博莱霉素、环氧树脂、L-色氨酸、喷他佐辛等,在长期接触这些物质的人群中本病患病率较高。

(4)免疫功能异常 本病患者存在较为广泛的免疫功能异常。本病常与系统性红斑狼疮、干燥综合征、多发性肌炎等自身免疫性疾病并存或者先后发生;病程中有时可出现其他自身免疫性疾病,如自身免疫性溶血性贫血、桥本氏甲状腺炎等;实验室检查,如淋巴细胞功能、病变组织病理活检、血清抗体、细胞因子等,均可提示存在免疫功能异常。

(5)感染因素　近年来有研究表明,某些病毒的自身组分与系统性硬化症的特征性自身抗体所针对的靶抗原具有同源性,提示病毒抗原与患者自身抗原交叉引起的免疫反应可能促使疾病发生。

【临床表现】

1.症状体征

(1)早期症状　系统性硬化症最多见的初期表现是雷诺现象和隐袭性肢端和面部肿胀,并有手指皮肤逐渐增厚。约70%的病例首发症状为雷诺现象,雷诺现象可先于硬皮病的其他症状(手指肿胀、关节炎、内脏受累)1～2年或与其他症状同时发生。多关节病同样也是突出的早期症状。胃肠道功能紊乱(胃烧灼感和吞咽困难)或呼吸系统症状等,偶尔也是本病的首发表现。患者起病前可有不规则发热、胃纳减退、体重下降等。

(2)皮肤　几乎所有病例皮肤硬化都从手开始,手指、手背发亮、紧绷,手指褶皱消失,汗毛稀疏,继而面部、颈部受累。病人胸上部和肩部有紧绷的感觉,颈前可出现横向厚条纹,仰头时,病人会感到颈部皮肤紧绷,其他疾病很少有这种现象。面部皮肤受累可表现为面具样面容。口周出现放射性沟纹,口唇变薄,鼻端变尖。受累皮肤可有色素沉着或色素脱失。皮肤病变可局限在手指(趾)和面部,或向心性扩展,累及上臂、肩、前胸、背、腹和腿。有的可在几个月内累及全身皮肤,有的在数年内逐渐进展,有些呈间歇性进展,通常皮肤受累范围和严重程度在三年内达高峰。

临床上皮肤病变可分为水肿期、硬化期和萎缩期。水肿期皮肤呈非可凹性肿胀,触之有坚韧的感觉;硬化期皮肤呈蜡样光泽,紧贴于皮下组织,不易捏起;萎缩期浅表真皮变薄变脆,表皮松弛。

(3)骨和关节　多关节痛和肌肉疼痛常为早期症状,也可出现明显的关节炎。约29%可有侵蚀性关节病。由于皮肤增厚且与其下关节紧贴,致使关节挛缩和功能受限。由于腱鞘纤维化,当受累关节主动或被动运动时,特别在腕、踝、膝处,可觉察到皮革样摩擦感。长期慢性指(趾)缺血,可发生指端骨溶解。X线表现关节间隙狭窄和关节面骨硬化。由于肠道吸收不良、废用及血流灌注减少,常有骨质疏松。

(4)消化系统　消化道受累为硬皮病的常见表现,仅次于皮肤受累和雷诺现象。消化道的任何部位均可受累,其中食道受累最为常见(90%),肛门、直肠次之(50%~70%),小肠和结肠较少(40%和10%~50%)。

(5)肺部　在硬皮病中肺脏受累普遍存在。病初最常见的症状为运动时气短,活动耐受量减低;后期出现干咳。随病程增长,肺部受累机会增多,且一旦累及,呈进行性发展,对治疗反应不佳。

(6)心脏　病理检查80%病人有片状心肌纤维化。临床表现为气短、胸闷、心悸、水肿。临床检查可有室性奔马律、窦性心动过速、充血性心力衰竭、偶可闻及心包摩擦音。超声心动图显示约半数病例有心包肥厚或积液,但临床心肌炎和心包填塞不多见。

(7)肾脏　硬皮病肾病变临床表现不一,部分病人有多年皮肤及其他内脏受累而无肾损害的临床现象;有些在病程中出现肾危象,即突然发生严重高血压、急进性肾功能衰竭,如不及时处理,常于数周内死于心力衰竭及尿毒症。虽然肾危象初期可无症状,但大部分病人感疲乏加重,出现气促、严重头痛、视力模糊、抽搐、神志不清等症状。实验室检查发现肌酐正常或增高、蛋白尿和/或镜下血尿,可有微血管溶血性贫血和血小板减少。

2. 实验室检查

(1)一般化验无特殊异常　血沉可正常或轻度增快。贫血可由消化道溃疡、吸收不良、肾脏受累所致,一般情况下少见。可有轻度血清白蛋白降低,球蛋白增高。

(2)免疫学检测　血清 ANA 阳性率达90%以上,核型为斑点型和核仁型。以HEP-2 细胞作底片,在 CREST 综合征患者中,约50%~90%抗着丝点抗体阳性,在弥漫性硬皮病中仅10%病例阳性。抗着丝点抗体阳性患者往往倾向于有皮肤毛细血管扩张和皮下钙质沉积,比该抗体阴性者的限制性肺部疾患少,且它的滴度不随时间和病程而变化,有助于硬皮病的诊断和分类。约20%~40%系统性硬化症患者,血清抗 Scl-70 抗体阳性。约30%病例 RF 阳性,约50%病例有低滴度的冷球蛋白血症。

(3)病理及甲褶检查　硬变皮肤活检见网状真皮致密胶原纤维增多,表皮变薄,表皮突消失,皮肤附属器萎缩。真皮和皮下组织内(也可在广泛纤维化部位)可见 T 淋巴细胞大量聚集。甲褶毛细血管显微镜检查显示,毛细血管祥扩张,正常血管消失。

【诊断与鉴别诊断】

1. 诊断标准

1980 年美国风湿病学会(ARA)提出的系统性硬化症(硬皮病)分类标准,在保证临床研究病例的一致性方面起到了很重要的作用,目前以此分类标准作为诊断标准。但应注意到,不是所有系统性硬化症都满足这个标准,另一方面,其他疾病也可有近端皮肤硬化,该标准不包括嗜酸性筋膜炎及各种类型的假性硬皮病。ARA 系统性硬化症(硬皮病)分类标准如下。

(1)主要条件　近端皮肤硬化,手指及掌指(跖趾)关节近端皮肤增厚、紧绷、肿胀。这种改变可累及整个肢体、面部、颈部和躯干(胸、腹部)。

(2)次要条件　①指硬化:上述皮肤改变仅限手指。②指尖凹陷性疤痕:由于缺血导致指尖凹陷性疤痕,或指垫消失。③双肺基底部纤维化:在立位胸片上,可见条状或结节状致密影,以双肺底为著,也可呈弥漫斑点或蜂窝状肺。要除外原发性肺病所引起的这种改变。

判定:具有主要条件或两个以上次要条件者,可诊断为系统性硬化症。此外雷诺现象,多发性关节炎或关节痛,食道蠕动异常,皮肤活检示胶原纤维肿胀和纤维化,血清有 ANA、抗 Scl-70 抗体和抗着丝点抗体均有助于诊断。

2. 鉴别诊断

本病应与硬肿病(scleredema)、嗜酸性筋膜炎(eosinophilic fasciitis)及硬黏液水肿病(scleromyedema)相鉴别。

【治疗原则】

本病尚无特效药物。皮肤受累范围和病变程度为诊断和评估预后的重要依据,而重要脏器受累及的广泛性和严重程度决定它的预后。早期治疗的目的在于阻止新的皮肤和脏器受累,而晚期治疗的目的在于改善已有的症状。

1. 一般治疗

(1)糖皮质激素和免疫抑制剂:总的说来糖皮质激素对本症效果不显著,通常对炎性肌病、间质性肺部疾患的炎症期有一定疗效;在早期水肿期,对关节痛、肌痛亦有疗效。

(2)青霉胺(D-penicillamine):在原胶原转变成胶原的过程中,需要单胺氧化酶(MAO)参与聚合和交叉联结。青霉胺能将 MAO 中的铜离子络合,从而抑制新胶原成熟,并能激活胶原酶,使已形成的胶原纤维降解。

2. 对症治疗

(1)雷诺现象:劝患者勿吸烟,手足应避冷保暖。可用硝苯吡啶控释片 20mg,每日二次。络活喜是一个新的钙通道拮抗剂,作用与硝苯吡啶相同,但半衰期更长,每日 5～10mg,顿服。如症状较重,有坏死倾向,可加用血管扩张剂哌唑嗪,开始剂量 0.5mg,每日 3～4 次,可酌情逐渐增至 1～2mg,每日 3～4 次。

（2）反流性食管炎：告知患者要少食多餐，餐后取立位或半卧位。可服用组织胺受体阻断剂（西咪替丁或雷尼替丁等）或质子泵抑制剂（洛赛克等）降低胃酸。

（3）硬皮病患者应经常监测血压，发现血压升高应及时处理。

3. 其他

近年来国外采用口服内皮素受体拮抗剂和抗转移生长因子-β1（TGF-β1）治疗硬皮病所致的肺动脉高压已取得一定疗效。经 CD34$^+$ 细胞分选的外周造血干细胞移植治疗在国内外均已用于临床。

第十一章

抗肿瘤免疫

肿瘤是机体自身细胞在各种内外致癌因素作用下发生恶性转化而产生的。在正常机体的大多数组织和器官中,细胞的更新和死亡通常是保持平衡的,人体内各种类型的干细胞通过增殖和分化而产生新的细胞。在正常情况下新细胞的产生受到严密的调节,因此任何类型的细胞数量保持恒定。但当因致癌因素作用使细胞生长不受正常调控机制的限制时,所产生的细胞克隆无限制地生长形成肿块,即为肿瘤。肿瘤是严重危害人类健康的重大疾病,全世界每年约有 1000 万人患肿瘤,600 万人以上死于肿瘤。我国每年约有 160 万人患肿瘤,约 130 万人死于肿瘤,目前肿瘤是我国男性死亡的第二大原因,女性死亡的第三大原因。根据 2002 年国际抗癌联盟大会预计,2020 年全世界的癌症发病人数将从 2001 年的 1000 万人增加到 1500 万人,癌症死亡人数将由 2001 年的 600 万人上升到 1000 万人。因此对肿瘤发生、发展的机制及肿瘤防治的研究一直以来都是医学领域的研究重点。而肿瘤免疫学(tumor immunology)就是研究肿瘤的抗原性、机体对肿瘤的免疫应答、机体的免疫功能与肿瘤发生发展的相互关系以及肿瘤的免疫诊断和免疫防治等的科学。

肿瘤免疫研究开始于 20 世纪初,首先是 P. Ehrlish 提出了"异常胚系"(aberrant germs)的概念,认为"异常胚系"即肿瘤细胞,在机体内是经常发生和存在的,因为有了免疫系统的"不断检查"(keep in check),机体才幸免于难。因此,从这个意义上讲,可将肿瘤与移植物等同视之,免疫系统可以识别肿瘤并可对其发生应答。从而引发了人们通过激活免疫系统达到抗肿瘤目的的尝试。20 世纪 50 年代,R. T. Prehn 和 M. Klein 等采用近交系小鼠研究化学致癌剂甲基胆蒽(metnyl-cholanthrene,MCA)诱发的肿瘤时发现,肿瘤表面确实存在特异性移植抗原,机体的免疫系统能识别并对它们产生免疫应答。1959 年 M. Burnet 提出"免疫监视"(imunne surveilance)学说,认为免疫系统的生理功能之一是监视机体有无产生异常细胞,在形成肿瘤之前识别和摧毁转化的癌细胞克隆,在肿瘤形成后杀死它们。1975 年 G. Kohler 和 C. Milstein 建立了杂交瘤技术,生产出单克隆抗体,有力地推动了肿瘤免疫诊断和免疫治疗的发展。20世纪80年代,随着分子生物学和分子免疫学的迅速发展和交叉渗透,人们对肿瘤抗原的性质、MHC分子在肿瘤抗原识别和提呈中的作用、T细胞活化和杀伤机制等机体抗肿瘤免疫内容有了更深入的了解,制备了可供大量应用的基因工程细胞因子和抗体,为肿瘤免疫诊治增添了新的手段。特别是20世纪90年代以来,多种人类肿瘤抗原基因的成功克隆,大大推动了肿瘤免疫学理论的发展,也促进了肿瘤免疫诊断和免疫治疗的应用。

现在的研究已经表明,免疫系统对肿瘤存在特异性和非特异性应答,其机制十分复杂,涉及多种免疫细胞及其分泌的产物,包括T淋巴细胞、NK细胞和巨噬细胞等免疫细胞介导的特异或非特异的细胞免疫,抗体介导的体液免疫以及补体、细胞因子的抗肿瘤作用。它们相互影响、相互调节、相辅相成,共同完成免疫监视功能。然而,尽管机体有如此多样的抗肿瘤免疫效应,但肿瘤仍可在体内发生、发展,且随着其进展,反过来可抑制机体的免疫功能。其机制包括:诱导抑制性细胞的产生;诱导体液抑制因子的分泌;肿瘤细胞自身分泌一些具有免疫抑制作用的产物,甚至侵犯其引流的淋巴结导致机体局部(早期)乃至全身(晚期)的免疫功能低下等。这说明肿瘤具有一系列的机制对抗机体的免疫系统。因此深入研究肿瘤与免疫系统相互作用的机制,有助于对肿瘤生物学特性的全面了解,同时可为肿瘤的诊治提供理论依据。

第一节 肿瘤抗原

肿瘤抗原(tumor antigen)是指在肿瘤发生、发展过程中新出现或过度表达的抗原物质。关于该类物质产生的分子机制,目前认为有以下几个方面:细胞癌变过程中合成了新的蛋白质分子;抗原合成过程的某些环节发生异常(如糖基化异常导致蛋白质特殊降解产物的产生);由于基因突变等使正常的蛋白质分子的结构发生改变;正常情况下处于隐蔽状态的抗原表位暴露出来;细胞癌变过程中使原本不表达的基因被激活;胚胎抗原或分化抗原的异常、异位表达;某些基因产物尤其是信号转导分子的过度表达;外源性基因(如病毒基因)的表达。

长期以来,学术界对肿瘤是否存在抗原曾有争议。L. Gross于1943年首次证明由化学致癌剂甲基胆蒽(metnylcholanthrene, MCA)诱导的肉瘤可使小鼠免疫,但L. Gross使用的小鼠不是纯种小鼠。直到20世纪50年代,随着真正纯种小鼠的培育成功,才有更为完善的实验证据表明被移植的肿瘤是被肿瘤特异性免疫排斥的。特别是1957年R. T. Prehn和M. Klein等所做的如下实验:先用MCA诱发纯种小鼠皮肤发生肉瘤,当肉瘤生长到一定大小时予以手术切除,将此肿瘤移植给正常同系小鼠后可生长出肿瘤,但将此肿瘤回植原来经过手术切除肿瘤后的小鼠,或植入预先用放射线灭活的此肿瘤细胞免疫过的同系小鼠,则不发生肿瘤。由于实验采用了纯种小鼠,因此排除了由肿瘤组织中同种异型组织相容性抗原引起肿瘤排斥的可能性,证明肿瘤具有特异性抗原,可诱导机体产生免疫排斥。但这一实验无法用于人体,以证明人体有相似的肿瘤抗原。英国学者 I. P. Witz 在1976年为寻找肿瘤特异性抗原做了大量的实验,通过大量的实验得出了肿瘤无特异性抗原的结论,影响了学术界很长一段时间。直到1993年瑞士免疫研究所的 T·Boon 通过实验从分子水平上证实了肿瘤特异性抗原的存在,肿瘤抗原的存在才得到普遍的公认。T. Boon 的实验过程如下:把肿瘤细胞的全部 DNA(含2～3万个基因,30亿个碱基对)用限制性内切酶切成1～2个基因的片段,再连上一个抗药基因与30000个质粒结合,每个这样的质粒约含1～2个基因(2000bp),然后通过质粒把基因转化入细菌中增殖表达。转化后先用药物处理,保留下带抗药基因又可能携带抗原的受体细菌。再与 T 细胞共同孵育,结果发现其中有几个细菌能诱导带相应受体的 T 细胞增殖,说明受体菌携带了抗原基因。此后,T. Boon 利用上述方法对一位患黑色素细胞瘤患者的肿瘤细胞进行了处理,用获得的抗原和该患者的 T 淋巴细胞(CTL)共同培养,并用这些被激活的 CTL 回输到患者体内,治愈了该患者的黑色素瘤的转移灶,从而确证了肿瘤抗原的存在。

目前,人们已在自发性和实验性的动物和人类肿瘤细胞表面发现了多种肿瘤抗原。对肿瘤抗原有多种分类方法,下面介绍两种常用的分类方法。

一、根据肿瘤抗原特异性的分类

根据肿瘤抗原的特异性,可将肿瘤抗原分为肿瘤特异性抗原(tumor specific antigen, TSA)和肿瘤相关抗原(tumor associated antigen, TAA)。

1. 肿瘤特异性抗原

肿瘤特异性抗原是肿瘤细胞特有的或只存在于某种肿瘤细胞而不存在于正常细胞的新抗原。此类抗原是通过肿瘤在同种系动物间的移植而被证实,故称为肿瘤特异性移植抗原(tumor specific transplantation antigen, TSTA)或肿瘤排斥抗原(tumor rejection antigen, TRA)。以后的研究又发现了一些不能导致肿瘤排斥,却能在一定程度上诱导机体特异性抗肿瘤免疫应答的抗原。因此通过移植排斥实验所发现的仅仅是肿瘤细胞表面存在的部分肿瘤特异性抗原。化学或物理因素诱生的肿瘤抗原、自发肿瘤抗原和病毒诱导的肿瘤抗原等多属肿瘤特异性抗原。

2. 肿瘤相关抗原

肿瘤相关抗原指存在于肿瘤组织或细胞,同时正常组织或细胞也可表达的抗原物质,只是其含量在细胞癌变时明显增高。此类抗原只表现出量的变化,而无严格的肿瘤特异性。胚胎源性抗原、分化抗原和过度表达的癌基因产物等多属此类抗原。

二、根据肿瘤抗原产生机制的分类

根据肿瘤抗原的产生机制,可将肿瘤抗原分为以下几种。

1. 突变基因产生的抗原

机体受到化学致癌剂或物理辐射等作用,某些基因发生突变(点突变、碱基缺损、染色体移位)而表达新抗原,这些突变的癌基因在细胞质中可能合成蛋白,并能与 MHC I 类分子结合,也可以通过抗原递呈与 MHC Ⅱ 类分子结合,表达于细胞表面。这些基因改变只见于肿瘤细胞,其基因多肽可刺激宿主 T 细胞反应。化学致癌剂或物理因素诱发的肿瘤抗原的特点是特异性强而抗原性弱,常表现出明显的个体特异性,即用同一化学致癌剂或同一物理方法诱发的肿瘤,在不同的宿主体内,甚至在同一宿主不同部位发生的肿瘤,各具有互不相同的抗原性,每个肿瘤的抗原间很少出现交叉反应。这种特点为该类肿瘤的免疫学诊断和治疗带来了很大的困难。但由于人类很少暴露于强烈的化学、物理诱发环境中,因此大多数人类肿瘤抗原不是这种抗原。

2. 病毒诱发的肿瘤抗原

研究发现,某些肿瘤与病毒(包括 DNA 病毒和 RNA 病毒)感染有关(见表 11-1)。

表 11-1　一些与肿瘤相关的病毒

肿 瘤	病 毒
人类原发性肝癌	乙型肝炎病毒(HBV)、丙型肝炎病毒(HCV)
人类宫颈癌	人乳头状瘤病毒(HPV)、单纯疱疹病毒(HSV)
人鼻咽癌	EB 病毒(EBV)
人 Burkitt 淋巴瘤	EB 病毒(EBV)
人 T 细胞白血病	Ⅰ 型和 Ⅱ 型人类嗜 T 细胞白血病病毒
小鼠乳腺癌	动物 B 型逆转录病毒
禽类和哺乳类动物白血病、肉瘤	动物 C 型逆转录病毒

在体外实验中,DNA 病毒可导致多种癌症,如乳头状病毒、多瘤病毒、猿病毒40(SV40)和腺病毒都能导致初生的或免疫缺陷的啮齿类动物致癌。在人类,EB病毒与 B 淋巴细胞瘤、鼻咽癌有关,人乳头状瘤病毒(HPV)与宫颈癌有关,乙型肝

炎病毒与肝癌有关。大部分 DNA 病毒都与肿瘤形成有关,DNA 病毒编码的蛋白抗原能在肿瘤细胞的核中、细胞浆中和细胞膜上被发现,内源性病毒蛋白经 MHC 分子处理、递呈并与 MHC 分子结合成复合物表达于肿瘤细胞膜上,这些病毒多肽作为抗原可引起机体免疫反应。RNA 病毒也能导致动物实验性肿瘤,同时也已证实人嗜 T 淋巴细胞病毒-1(HTLV-1)可导致成人 T 细胞白血病(ATL)的发生,人嗜 T 淋巴细胞病毒-2(HTLV-2)与毛细胞白血病有关。与化学、物理因素诱发突变的肿瘤抗原不同,同一病毒诱发的不同类型肿瘤,无论其组织来源或动物种类如何不同,均可表达相同的抗原,且具有较强的免疫原性。此类肿瘤抗原虽由病毒基因所编码,但又不同于病毒本身的抗原,因此被称为病毒肿瘤相关抗原。通过动物实验已发现了几种病毒基因编码的抗原,如 SV40 病毒转化细胞表达的 T 抗原和人腺病毒诱发肿瘤细胞表达的 E1A 抗原。

3. 自发性肿瘤的抗原

自发性肿瘤是指迄今尚未阐明其发生机制的肿瘤,大多数人类肿瘤属于此类。自发性肿瘤表面具有肿瘤特异性抗原,其抗原大部分可能仍为突变抗原,但其基因突变的诱因不详。其中某些自发性肿瘤类似于化学致癌物诱发的肿瘤,具有各自独特的抗原性,很少或几乎完全没有交叉反应。而另一些自发肿瘤则类似于病毒诱发的肿瘤,具有共同的抗原性。另外某些自发肿瘤抗原是由"沉默基因(silent gene)"在细胞恶变时被表达而产生的。属于自发肿瘤抗原的有黑色素瘤抗原 MAGE-1~MAGE-12 等。

4. 分化抗原

分化抗原是机体器官和细胞在发育过程中表达的一类抗原,主要包括一些糖蛋白和糖脂。由于恶性肿瘤细胞通常停留在细胞发育的某个幼稚阶段,其形态和功能均类似于未分化的胚胎细胞,称为肿瘤细胞的去分化(dedifferentiation)或逆分化(retro-differentiation),故肿瘤细胞可表达其他正常组织的分化抗原(如胃癌细胞可表达 ABO 血型抗原),或表达该组织自身的胚胎期分化抗原。由于这些分化抗原在肿瘤细胞中的表达量比在正常细胞中的高,且有些是组织特异的,因此对肿瘤组织起源的诊断及制定治疗方案均有一定意义。如 B 细胞白血病细胞常表达 SmIg,T 细胞白血病可根据其表达 CD4 或 CD8 而分为辅助性 T 细胞或抑制性 T 细胞白血病等。但在应用分化抗原判断肿瘤组织学起源及对肿瘤进行分类时应注意两种情况:一是这些分化抗原在肿瘤细胞表达量要明显高于正常细胞 10~100 倍;一是要注意肿瘤在进行性过程中常会丢失某些组织特异的分化抗原。目前应用 CTL 选择法 SEREX 分析发现了不少分化抗原,如在正常黑色素细胞中表达的 tyrosinase、Melan-A/MART-1、gp100、TRP-1 和 TPR-2 等,在黑色素瘤细胞中有高表达。

5.胚胎抗原

胚胎抗原是在胚胎发育阶段由胚胎组织产生的正常成分,在胚胎发育期常处于高水平,在胚胎后期减少,出生后则逐渐消失或仅存留极微量。但当细胞癌变时,胚胎抗原可被重新大量表达。胚胎抗原可分为两种:一种是分泌性抗原,由肿瘤细胞产生和释放,如肝细胞癌变时产生的甲胎蛋白(alpha-fetoprotein,AFP);另一种是膜结合性胚胎抗原,它们疏松地结合在细胞膜表面,容易脱落,如结肠癌细胞产生的癌胚抗原(carcinoembryonic antigen,CEA)。癌胚抗原在抗肿瘤免疫中几乎不起作用,其重要性在于作为肿瘤标记物应用于肿瘤的诊断中。

6.过度表达的抗原

有些蛋白在正常细胞中也可产生,但在肿瘤发生时过度表达,包括分化抗原、信号转导分子等的过度表达,如黑色素合成有关的酪氨酸激酶(tyrosinase)在黑色素瘤中过度表达。编码此类抗原的基因和癌基因的最大区别是它们并非细胞癌变所必需的基因,即和癌症的发生关系不大,这类基因在癌症发生时也未发生突变。

第二节　机体抗肿瘤的免疫效应机制

机体的免疫功能与肿瘤的发生发展有密切的关系,当机体免疫功能低下或受抑制时,肿瘤发病率增高,而在肿瘤进行性生长时,肿瘤患者的免疫功能受到抑制,双方各因素的消长对肿瘤的发生发展起着重要的作用。

当肿瘤发生后,机体可通过免疫效应机制发挥抗肿瘤作用。机体的抗肿瘤免疫效应机制包括细胞免疫和体液免疫两方面,两者不是孤立存在和单独发挥作用的。在体内,机体对肿瘤的免疫应答效应是细胞免疫和体液免疫作用的综合结果。一般认为,细胞免疫在抗肿瘤免疫中起主要作用,体液免疫通常仅在某些情况下起协同作用。对于大多数免疫原性强的肿瘤,特异性免疫应答是主要的;而对于免疫原性弱的肿瘤,非特异性免疫应答可能具有更重要的意义。由于肿瘤细胞的组织来源和产生方式等不同,其免疫原性的强弱有较大差别,因此不同类型的肿瘤诱导的机体抗肿瘤免疫应答有所差异。由于肿瘤为非单一病因的疾病,故机体对肿瘤免疫应答的产生及其强弱不单单取决于肿瘤的免疫原性,还受宿主免疫功能状况和其他一些因素的影响。

一、细胞免疫机制

细胞免疫在机体抗肿瘤效应中发挥主要作用。除了下述的几种在细胞免疫中起主要作用的效应细胞外,目前认为中性粒细胞、嗜酸性粒细胞也参与了抗肿瘤作用。

(一)T 细胞

对肿瘤细胞应答的 T 细胞主要有以下几类。

1. CD8$^+$ 细胞毒 T 淋巴细胞（CTL）

CD8$^+$ T 细胞是肿瘤免疫的主要效应细胞。肿瘤抗原在瘤细胞内降解成肽段,并与 MHC I 类分子结合表达于癌细胞表面后,可被 CD8$^+$ T 细胞识别,在协同刺激信号及 CD4$^+$ T 细胞分泌的细胞因子作用下,CD8$^+$ T 细胞活化,直接或间接杀伤肿瘤细胞。目前公认的 CTL 直接杀伤肿瘤细胞的途径有两条:穿孔素/颗粒酶介导的细胞毒途径和 Fas/FasL 介导的细胞凋亡途径。

穿孔素/颗粒酶存在于活化的 CTL 和 NK 细胞的胞质颗粒中,当活化的 CTL 识别并与肿瘤细胞连接时,CTL 胞质中的颗粒移位于两细胞接触部位,通过胞吐作用将颗粒中的穿孔素和颗粒酶释放到细胞间隙。穿孔素以单体形式插入肿瘤细胞膜,在 Ca^{2+} 存在下,聚集成多聚穿孔素,形成管状孔道,一方面使 Na$^+$ 和 H$_2$O 进入胞内,引起肿瘤细胞肿胀破裂;另一方面促使颗粒酶进入肿瘤细胞,引起 DNA 断裂,导致肿瘤细胞死亡。颗粒酶是一种丝氨酸蛋白酶,可引起 DNA 断裂。已发现人的颗粒酶有三种,即颗粒酶 A、颗粒酶 B 和颗粒酶 C,其中颗粒酶 B 是主要效应分子,能迅速引起靶 DNA 断裂。

Fas 属于 TNF 受体家族,又称 APO-1,现名 CD95 分子,为 45kD 的跨膜蛋白,其胞质区段内有一段 80 个氨基酸的序列与细胞凋亡信号的传递有关,被称为死亡域。Fas 主要以膜受体形式存在,广泛分布于多种细胞表面。FasL 属于 TNF 家族,为 40kDa 的跨膜蛋白,因 FasL 能与 Fas 结合,诱导 Fas$^+$ 细胞凋亡,故 FasL 被称为死亡分子。FasL 主要表达于活化的 T 细胞。当活化 CTL 所表达的 FasL 与肿瘤细胞表面的 Fas 结合后,就可诱导肿瘤细胞凋亡。

另外,活化的 CTL 也可分泌 IFN-γ 等细胞因子,间接杀伤肿瘤细胞。

2. CD4$^+$ T 淋巴细胞

大多数肿瘤细胞缺乏 MHC II 类分子,不能被 CD4$^+$ T 细胞直接识别。从肿瘤细胞脱落下的肿瘤抗原经 APC 摄取、处理成肽段后,可与 MHC II 类分子结合,提呈给 CD4$^+$ T 细胞。在协同刺激作用下,CD4$^+$ T 细胞被活化,可通过多种途径发挥抗瘤作用:①通过释放 IL-2、IL-4、IL-5、IL-6、IFN-γ、TNF 等多种细胞因子发挥抗瘤作用。其中 IL-2 为 CTL 活化所必需;IL-2 和 IFN-γ 能够激活和增强 CTL、NK 细胞和 Mφ 的杀瘤效应;IFN-γ 还可以促进肿瘤细胞表达 MHC I 类分子,有助于肿瘤抗原的提呈和激活 CTL;TNF 能增强 MHC 的表达和肿瘤细胞对溶解素的敏感性;IL-2、IL-4、IL-5 和 IL-6 等则可促进 B 细胞活化、增殖、分化和分泌抗体。②Th 细胞表面的 CD154(CD40L)分子可与 APC 表面的 CD40 分子结合,上调 APC 表达细胞间黏附分子-1(intercelular adhesion molecular-1,ICAM-1)、CD80 和 CD86 等共刺激分子,并促使 APC 释放 IL-12(可上调 MHC 分子表达),从而促进 CTL 活化。③可诱导非特异性杀瘤。Th 细胞可分泌 GM-CSF 等细胞因子,吸引 Mφ 和嗜酸性粒细胞移向肿瘤部位,并激活这些细胞,产生大量的氧自由基发挥杀瘤作用。④活化的 $CD4^+$ CTL 可直接溶解肿瘤细胞。

3. γδ T 细胞

γδT 细胞与 CTL 相似,可直接杀伤肿瘤细胞,但不受 MHC 限制,其作用类似 NK 细胞的杀瘤作用。此类细胞还可分泌 IL-2、IL-4、IL-5、GM-CSF 和 TNF-α 等细胞因子,发挥抗肿瘤作用。此外,在 IL-2 作用下,γδT 细胞能以 TIL 或 LAK 形式杀伤肿瘤细胞。

(二)NK 细胞

NK 细胞能非特异性地杀伤多种肿瘤细胞,而对正常细胞则无杀伤作用,是一类在早期抗肿瘤免疫机制中起重要作用的抗瘤效应细胞。NK 细胞杀伤肿瘤不受 MHC 限制,且能选择性地杀伤 MHC I 类分子表达低下或缺失的肿瘤细胞。NK 细胞表面存在着识别 MHC 分子的杀伤细胞抑制受体(killer inhibitory receptor,KIR)和杀伤细胞活化受体(killer activatory receptor,KAR)。每个 NK 细胞的表面至少有一种 KIR,能识别细胞表面 MHC I 类分子而传递阴性信号,抑制 NK 细胞活化。KAR 则能识别细胞表面的糖类受体而传递活化信号。当肿瘤细胞表面 MHC I 类分子发生变异或表达降低时,KIR 不能识别肿瘤细胞表面的 MHC I 类分子,而使其对 NK 细胞活化的抑制作用丧失,当 KAR 识别肿瘤细胞表面相应配体后,即可激活 NK 细胞,杀伤肿瘤细胞。NK 细胞主要是通过穿孔素/颗粒酶介导的细胞毒途径来杀伤肿瘤细胞的。

(三)巨噬细胞

巨噬细胞在抗肿瘤中的作用不仅是作为递呈抗原的 APC,而且是溶解肿瘤细胞的效应细胞。因为,体内注射选择性的巨噬细胞抑制剂或抗巨噬细胞血清,能加速肿瘤在体内的生长;而使用巨噬细胞激活剂则可使肿瘤生长受到抑制,扩散转移亦减少。病理活检的资料也表明,肿瘤患者的肿瘤组织周围如有明显的巨噬细胞浸润,则肿瘤扩散转移的发生率较低,预后也较好。反之则肿瘤转移率高,预后差。

巨噬细胞杀伤肿瘤的机制主要包括以下几方面:

(1)活化的巨噬细胞与肿瘤细胞结合后,通过溶酶体酶等直接杀伤肿瘤细胞,且该杀伤作用的强弱与溶酶体进入肿瘤细胞的数量有关。

（2）处理和提呈肿瘤抗原，并通过分泌 IL-1、IL-12 等激活 T 细胞，以产生特异性抗肿瘤免疫应答。

（3）巨噬细胞可借助其表面的 Fc 受体，通过 ADCC 效应杀伤肿瘤细胞。

（4）活化的巨噬细胞分泌 TNF、一氧化氮（NO）等细胞毒性因子间接杀伤肿瘤细胞。

如上所述，巨噬细胞在机体非特异性和特异性抗肿瘤免疫应答中起着重要作用。但应注意的是，巨噬细胞是一群异质性很强的细胞，静息的或处于非活化状态的巨噬细胞对肿瘤细胞无杀伤作用。研究发现，在肿瘤局部浸润的一类单核巨噬细胞，其不表达 MHC II 类分子，这类巨噬细胞不仅不能杀伤肿瘤细胞，反而通过产生表皮生长因子（EGF）、转化生长因子 β（TGF-β）等能促使肿瘤生长和转移的因子和酶类，促进肿瘤的生长和转移，表明巨噬细胞在抗肿瘤作用上具有双重性。

二、体液免疫机制

理论上抗体可以通过以下几种方式发挥抗肿瘤作用。

1. 激活补体系统溶解肿瘤细胞

即补体依赖的细胞毒效应（complement dependent cytotoxicity，CDC），IgM 和某些 IgG 亚类（IgG1 和 IgG3）与肿瘤表面抗原结合后，激活补体经典途径，最终形成膜攻击复合物（membrane attack complex，MAC），溶解肿瘤细胞。

2. 抗体依赖的细胞介导的细胞毒作用

抗肿瘤抗体（IgG）可与 NK 细胞、Mφ 和嗜中性粒细胞通过其表面 FcγR 结合，通过 ADCC 效应而杀伤肿瘤细胞。

3. 抗体的免疫调理作用

抗肿瘤抗体与吞噬细胞表面 FcγR 结合，增强吞噬细胞的吞噬功能。此外，抗肿瘤抗体与肿瘤抗原结合能活化补体，借助所产生的 C3b 与吞噬细胞表面 CR1 结合，促进其吞噬作用。

4. 抗体封闭肿瘤细胞表面某些受体

抗体可通过封闭肿瘤细胞表面某些受体影响肿瘤细胞的生物学行为。例如：某些抗肿瘤抗原 P185 的抗体能与肿瘤细胞表面 P185 分子结合，抑制肿瘤细胞增殖；抗转铁蛋白抗体可通过封闭肿瘤细胞表面的转铁蛋白受体，阻碍其功能，从而抑制肿瘤细胞生长。

5. 抗体使肿瘤细胞的黏附特性发生改变或丧失

抗体与肿瘤细胞膜表面抗原结合后，可使肿瘤细胞黏附特性发生改变甚至丧失,从而有助于抑制肿瘤细胞的生长和转移。

6.其他机制

抗肿瘤抗体可与相应肿瘤抗原结合而形成免疫复合物,其中 IgG Fc 段可与 APC 表面 FcγR 结合,从而富集抗原,有利于 APC 向 T 细胞提呈肿瘤抗原。此外,抗肿瘤抗体的独特型抗体(第二抗体)可发挥"内影像组"作用,模拟肿瘤抗原而激发和维持机体的抗肿瘤免疫。

虽然理论上抗体可以通过多种途径发挥抗肿瘤作用,并且应用单克隆抗体治疗某些肿瘤也取得了一定的疗效,但有许多实验表明在荷瘤宿主的自然状态下,抗肿瘤的体液免疫应答似乎与宿主对肿瘤的抵抗性无关。而且在某些情况下,肿瘤特异性抗体非但不能杀伤肿瘤细胞,反而会因覆盖了肿瘤细胞膜表面的肿瘤抗原而干扰细胞免疫应答对肿瘤细胞的杀伤作用。这种具有促进肿瘤生长作用的抗体被称为增强抗体(enhancing antibody)。

第三节　肿瘤的免疫逃逸机制

正常机体每天都有许多细胞可能发生突变,但并未发生肿瘤。对此,M. Burnet 于 1967 年在总结了大量实验和临床资料的基础上,提出了免疫监视学说,认为机体免疫系统通过细胞免疫机制能识别并特异性地杀伤突变细胞,使突变细胞在未形成肿瘤之前即被清除。但当机体免疫监视功能不能清除突变细胞,或突变细胞的生长超越了免疫监视功能的限度时,机体形成肿瘤。免疫监视作用对某些肿瘤如病毒诱导的肿瘤有一定的作用,但其作用有一定的限度。

现已证实机体免疫系统能产生抗肿瘤免疫应答,但许多肿瘤仍能在机体内进行性生长、转移,说明肿瘤细胞具有逃避免疫攻击的能力。对于肿瘤细胞逃避机体免疫攻击的原因,存在许多假设和推测,近年来随着分子免疫学研究的不断深入,对肿瘤细胞免疫逃逸的机制有了初步的认识,主要包括以下几点。

1.肿瘤抗原缺失和抗原调变

肿瘤抗原分为肿瘤特异性抗原(TSA)和肿瘤相关抗原(TAA)。肿瘤特异性抗原由细胞在癌变过程中基因突变产生,与正常细胞表面蛋白的差异很小,甚至仅个别氨基酸不同,且表达量较低,故其免疫原性非常弱,难以诱发机体产生有效的抗肿瘤免疫应答。肿瘤细胞虽能表达大量 TAA,但多系胚胎期的正常成分,机体对其存在先天性免疫耐受,同样也不能有效激发机体免疫应答。此外,免疫细胞或分子可能使某些肿瘤抗原表位减少或丢失,从而逃逸免疫系统识别和杀伤,此现象称为抗原调变(antigen modulation)。

2. 肿瘤免疫应答过程中 MHC I 类途径的异常

肿瘤免疫应答刺激信号的产生主要涉及到 MHC-抗原肽-TCR 三元体结构的形成,其中 MHC I 类分子,以及 LMP、TAP 等抗原加工提呈相关分子的改变和缺失,对肿瘤免疫应答第一信号的产生有直接影响。导致 MHC I 类分子表达下调的因素主要有:①宿主蛋白抗原的合成下调;②阻止蛋白酶体水解抗原;③阻止 TAP 转运抗原片段进入内质网,如腺病毒可通过抑制 TAP 进入内质网而抑制 MHC 分子表达;④减弱抗原肽的运送;⑤影响 MHC 分子-多肽复合物形成;⑥阻止 MHC 分子在内质网的装配和定位;⑦影响 MHC 分子-多肽复合物在细胞表面的形成;⑧下调蛋白酶体(LMP)及抗原处理相关转运蛋白(TAP)的表达。

已知人类肿瘤细胞中 HLA I 类分子表型改变有以下 4 种:表型 I 为总 HLA 丢失,包括 HLA-A、HLA-B、HLA-C 诸位点均丢失;表型 II 为 HLA 单倍体丢失,HLA-A、HLA-B、HLA-C 三位点的等位基因均丢失一半,形成单倍体型;表型 III 为 HLA 位点丢失,如丢失 HLA-A 或 HLA-B;表型 IV 为 HLA 等位基因丢失。利用免疫组化技术得到的结果认为 25%~75% 的肿瘤细胞有不同形式的 HLA 表型改变,如此大幅度的 HLA 丢失对以 CTL 为基础的肿瘤免疫十分不利,可能是肿瘤免疫逃逸的主要原因之一。HLA 的丢失,意味着以"丢失自我"为主要识别方式的 NK 细胞发挥主要免疫监视功能。但是如果发生表型 IV 的变异方式,如 HLA-A1 丢失,而其他 HLA 基因位点仍然保留,其结果是 CTL 细胞因为得不到 HLA-A1 递呈的抗原而不能发挥免疫监视作用,而 NK 细胞则仍然能识别保留下来的 HLA 分子,导致杀伤抑制,也不能发挥免疫监视作用。这类肿瘤细胞能逃脱 CTL 和 NK 的双监视作用,后果最为严重。

3. 肿瘤抗原的"封闭"或"覆盖"

对许多上皮性肿瘤如乳腺癌、膀胱癌、直肠癌和卵巢癌的研究发现肿瘤细胞可以改变其表面黏蛋白分子如 MCU-1 的表达。这些黏蛋白分子表达的改变有助于肿瘤细胞逃避机体的免疫监视。黏蛋白分子可以覆盖在肿瘤细胞的表面,阻碍免疫细胞和抗体与肿瘤抗原的接触,使 ADCC 作用和免疫效应细胞不能激活。近来研究还发现,黏蛋白分子还可以保护肿瘤细胞不受 CTL 细胞和 NK 细胞的细胞毒作用。另外,肿瘤细胞表面的抗原还可以被一些封闭因子(blocking factor)所封闭。封闭因子可以是封闭抗体(blocking antibody),也可以是可溶性肿瘤抗原。此外,抗原-抗体复合物同样可与肿瘤细胞表面的肿瘤抗原结合,通过其抗原成分封闭免疫细胞表面的抗原识别受体。除了这些,肿瘤细胞表面蛋白糖基化的异常也可以使蛋白抗原决定簇被封闭或者改变肿瘤细胞的一些生物学活性。上述这些机制都可以使肿瘤细胞抗原性进一步下降,使淋巴细胞的识别和激活更加困难。

4. 肿瘤细胞共刺激分子表达异常

在肿瘤抗原的提呈过程中,不仅要有肿瘤抗原-MHCⅠ分子复合物与T细胞上的TCR结合,同时还必须有共刺激分子与免疫细胞表面的相应配体结合,才能转导抗原信号。已有研究表明,肿瘤细胞表面共刺激分子表达减弱,如用重组腺病毒载体把共刺激分子B7-1转染给小鼠乳腺癌模型,可明显抑制肿瘤生长,证实了共刺激分子缺乏在肿瘤免疫逃逸中的作用。

5. Th1/Th2 负向漂移

Th1和Th2细胞分别主导机体的细胞免疫应答和体液免疫应答,正常机体的抗肿瘤免疫作用应以Th1介导的细胞免疫应答为主,但大多肿瘤病人体内发生Th1/Th2漂移,表现为Th2型细胞因子占优势的状态,导致机体抗肿瘤的能力减弱。Th1/Th2漂移方向取决于细胞因子。IL-2、IL-12、IL-18和IFN使Th1/Th2发生正向漂移;IL-4、IL-5、IL-10和IL-13等因子使Th1/Th2发生负向漂移。

6. 肿瘤细胞分泌免疫抑制性细胞因子

肿瘤细胞能分泌免疫抑制性细胞因子,如转化生长因子(transforming growth factor-β,TGF-β)、IL-10、血管内皮生长因子(VEGF)和PGE2等,可抑制DC前体细胞发育,阻止其向成熟DC分化,抑制T细胞的分化,促进Th1/Th2平衡向Th2漂移,并下调T细胞黏附或(和)共刺激分子的表达,诱导对肿瘤特异性CTL的耐受。此外免疫抑制性细胞因子还能通过下调编码穿孔素和颗粒酶B的基因而抑制杀瘤作用。

7. 自分泌和旁分泌肿瘤生长因子

已经确认人类肿瘤细胞系和新鲜的肿瘤细胞能够自分泌某些肿瘤生长因子。造血系统肿瘤(如骨髓瘤、毛细胞白血病)、上皮来源的肿瘤(如Kaposi肉瘤、肾细胞癌)可自分泌IL-6,大多淋巴瘤还可分泌IL-10。另外,肿瘤细胞还可刺激局部免疫细胞或基质细胞产生细胞因子,这类旁分泌的细胞因子进而作为生长因子促进肿瘤生长。要注意的是肿瘤微环境中产生的细胞因子,对肿瘤细胞有不同的生物学效应,无论是在不同的肿瘤模型中,还是在同一组织来源肿瘤的不同分化阶段,均可能有不同的生物学效应。如IL-6能通过旁分泌途径抑制局限性转移的骨髓瘤细胞生长,但却促进侵袭性转移的黑色素瘤细胞的增殖。因此肿瘤细胞产生或诱导具有生长因子活性的细胞因子,与其本身的生长需要有关。

8. 肿瘤细胞的"漏逸"和"免疫刺激"

在体内仅出现少量肿瘤细胞的情况下,其非但不能激发机体产生免疫应答,反可刺激肿瘤细胞不断生长,此即"免疫刺激(immunostimulation)"。而一旦肿瘤迅速生长,机体免疫系统又没有足够能力清除大量肿瘤细胞,此即肿瘤"漏逸(sneaking through)"。

9. 丢失 Fas 抗原,表达 FasL

Fas 和 FasL 相互作用是细胞凋亡的重要途径之一,FasL 表达是 CTL 和 NK 细胞的特点,FasL 与靶细胞表面的 Fas 结合,可诱导靶细胞凋亡,此为 CTL、NK 细胞杀伤肿瘤细胞的重要机制之一。已证实在多种肿瘤细胞中 Fas 表达明显下调或缺失,而 FasL 则高表达。表达 FasL 的肿瘤细胞能诱导表达 Fas 的淋巴细胞发生凋亡。

10. 诱导抑制性细胞

肿瘤微环境可诱导抑制性细胞的产生。如实验证明肿瘤细胞产生的 TGF-β、IL-10 能诱导 T 细胞表达 KIR,黑色素瘤细胞合成的 IL-15 能诱导和促进 NK 细胞和 T 细胞 KIR 的表达。KIR 能抑制 TCR 介导的细胞毒作用。

11. TIL 的结构异常或信号转导异常

在诱导活化肿瘤浸润的淋巴细胞治疗肿瘤时,许多研究均已发现部分肿瘤浸润的淋巴细胞(tumor infiltrating lymphocyte, TIL)不能被活化,原因是其表面 CD3 分子 ζ 链缺失,且 CD3 分子 ζ 链缺失与否与肿瘤的淋巴结转移及转移浸润程度密切相关。同时,除了结构上的改变外,TIL 细胞还伴有功能上的改变,如某些信号转导分子(如 Src、Syk 家族的 PTK)、IL-2 和 IL-2R 等表达降低,合成细胞因子能力的下降等。

12. 表达 mCRP 分子

在单克隆抗体治疗肿瘤的临床试验中发现,许多肿瘤细胞表面表达膜结合补体调节蛋白——mCRP,保护肿瘤细胞免受补体依赖的细胞毒作用(CDCC),这类蛋白包括 CD35、CD46、CD55、CD59 等。CD35、CD46 能参与 C3b 和 C4b 的降解;CD55 与 C3b 和 C4b 结合,加速 C3 和 C5 的降解;CD59 则与 C8、C9 结合,阻止攻膜复合物(MAC)的作用。

此外,宿主免疫功能状态与肿瘤发生、发展也有密切关系。当宿主处于免疫功能低下状态或免疫耐受状态时,或者当宿主的抗原提呈细胞功能低下或缺陷时,或者当宿主体内存在一定量的"增强抗体"时,肿瘤细胞均易于逃避宿主免疫系统的攻击。

第四节　肿瘤的免疫诊断和治疗

一、肿瘤的免疫诊断

肿瘤的免疫诊断指测定肿瘤标记物、宿主对肿瘤抗原的免疫应答和肿瘤患者免疫功能状态。肿瘤标记物通常指肿瘤的 TSTA、TAA、TSA、激素、酶（同工酶）等，已在临床实践得到应用的有：检测 AFP 用于诊断原发性肝癌；检测 CEA 用于诊断某些消化道肿瘤；检测 CA199 用于诊断胰腺癌。肿瘤标记物检测的临床意义为：①早期诊断和发现肿瘤；②提示肿瘤发生的部位和组织来源；③鉴别肿瘤恶性程度；④监测临床治疗效果；⑤监测肿瘤复发。ELISA 是最常被用于检测血液或其他体液中肿瘤标记物的技术。近年来，免疫组化、流式细胞技术等被用于检测肿瘤细胞表面标记物；原位杂交法、PCR 等技术，已用于测定癌基因、抑癌基因、端粒酶及细胞因子基因，以从基因水平诊断肿瘤。此外，应用抗肿瘤单克隆抗体与同位素结合物的体内示踪技术，则有助于对肿瘤的早期诊断和定位。

二、肿瘤的免疫治疗

肿瘤免疫治疗的基本原理为：借助免疫学理论和技术，提高肿瘤抗原的免疫原性，激发和增强机体抗肿瘤免疫应答，提高肿瘤对机体免疫效应的敏感性，在体内、体外诱导肿瘤特异性效应细胞和分子，以最终清除肿瘤。由于目前免疫疗法只能清除少量的、播散的肿瘤细胞，对于晚期的实体瘤疗效有限，因此免疫治疗仅作为一种辅助疗法，与传统的手术、化疗、放疗等常规疗法联合应用。

（一）肿瘤的主动免疫治疗

肿瘤的主动免疫治疗是指改变或增强肿瘤的免疫原性而诱导机体自身抗肿瘤免疫的治疗方法。

1.非特异性主动免疫治疗

这一疗法系利用非特异性增强免疫系统活性的物质，影响机体的免疫功能，或抑制某些抑制性免疫细胞间接地提高机体免疫功能。如生物免疫刺激物卡介苗、鼠伤寒杆菌、短小棒状杆菌等；细胞激动剂如转移因子、干扰素等；化学致敏剂如顺铂、环磷酰胺、左旋咪唑等。它们可以非特异性刺激机体免疫系统，强化抗肿瘤免疫效应。此外，也可局部或全身给予细胞因子（如 IL-2、IL-12 和 IL-15），促进免疫细胞活化，增强其抗肿瘤免疫效应。

2. 特异性主动免疫治疗

特异性主动免疫治疗即应用肿瘤抗原或模拟肿瘤抗原刺激机体免疫系统，促使其产生抗肿瘤特异性免疫应答。常采用体内注入肿瘤疫苗来加以实现，目前治疗用的瘤苗主要有以下种类。

(1) 活瘤苗　由自体或同种活的肿瘤细胞不经灭活制成。使用时有一定的危险性，应慎用。

(2) 减毒或灭活的瘤苗　由自体或同种活的肿瘤细胞经放射线照射、化学药物、高温、低温等处理制成。抑制肿瘤细胞的生长能力，但保留其免疫原性。

(3) 异构的瘤苗　由自体或同种肿瘤细胞经过碘乙酸盐、神经氨酸酶等修饰或病毒感染等处理，增强其免疫原性而制成。

(4) 肿瘤多肽疫苗　人工合成的多肽能模拟 T 细胞识别的肿瘤抗原决定簇，与 MHC 分子结合后可激活 T 细胞，诱导特异性 CTL。如黑色素瘤的 MAGE-1 所编码的 9 肽(EADDTGHSY)与 HLA-A1 APC 结合可诱导较强的特异性 CTL 应答，因此只要确定黑色素瘤表达 MAGE-1，且患者的 HLA 表型含 HLA-A1，即可用合成的 9 肽进行治疗。由于多肽疫苗能诱导特异性 CTL 应答，因而成为肿瘤疫苗研究热点，具有广阔的应用前景。

(5) 基因工程瘤苗　即通过 DNA 重组技术，将多种外源基因(MHC 基因、B7 基因、CK 基因、CAM 基因等)导入肿瘤细胞制成，是当前发展最快、研究最多的瘤苗，已进入 Ⅰ、Ⅱ 期临床试验。

(6) 抗独特型抗体瘤苗　抗独特型抗体是抗原的内影像，和肿瘤抗原具有类似的三维结构，能诱导机体产生近似于肿瘤抗原的免疫应答作用。目前已用于治疗 B 细胞淋巴瘤。

(7) 树突状细胞瘤苗(DC 瘤苗)　树突状细胞(dendritic cell, DC)是功能最强的 APC，能摄取加工抗原，表达高水平的 MHC −抗原肽复合物、共刺激分子，并能分泌 IL-12，能有效激发 T 细胞应答。DC 是目前发现的唯一能激活未致敏 T 细胞的 APC。大量动物实验和初步临床试用证明，经抗原修饰的 DC 具有确切的抗瘤效果。主要的方法有：①用肿瘤特异性抗原、肿瘤相关抗原、肿瘤细胞裂解产物、多肽、DNA 或 RNA 等体外冲击 DC；②以 IL-12、IL-2、GM-CSF 等细胞因子冲击 DC，或将这些细胞因子导入 DC；③特异性抗体冲击 DC 等法。由于治疗中修饰的是自体 DC，因此对机体是安全的，且瘤苗主要是启动自身特异性杀瘤免疫反应，对正常细胞几乎无伤害，所以临床应用有很大的潜力。

(二) 肿瘤的被动免疫治疗

肿瘤的被动免疫治疗是指给机体输入外源性免疫效应物质，由这些外源性效应物质在机体内发挥治疗肿瘤的作用。

1. 过继免疫治疗

过继免疫疗法(adoptive immunotherapy)是取对肿瘤有免疫力的供者淋巴细胞转输给肿瘤患者,或取肿瘤患者自身的免疫细胞在体外活化、增殖后,再输入患者体内,使其在患者体内发挥抗肿瘤作用。最为常见的过继免疫治疗细胞为淋巴因子激活的杀伤细胞(lymphokine-activated killer cell,LAK)和肿瘤浸润性淋巴细胞(tumor-infiltrating lymphocyte,TIL)。

LAK细胞是外周血淋巴细胞在体外经过IL-2培养后诱导产生的一类杀伤细胞,其杀伤肿瘤不需要抗原致敏,且无MHC限制性,一般认为其前体细胞为NK细胞。TIL则是从实体肿瘤组织中分离得到,经体外IL-2培养后可获得较LAK高100倍的特异性杀瘤活性,其以T细胞为主。

从临床疗效来看,采用LAK和TIL过继免疫治疗对癌性腹水治疗效果最好,对黑色素瘤、肾癌、淋巴瘤有效率一般为20%~30%,对于其他肿瘤的疗效相对较低。这种生物治疗的优点是:体外诱导效应细胞避开了肿瘤宿主存在的免疫抑制,易于活化和扩增。活化的杀伤细胞在体内可以产生抗肿瘤效应,并且与现在的常规治疗方法有互补性。其缺点是:不能产业化生产,制备繁琐,质量控制较难,成本高,治疗有效的瘤谱不够广泛。

2. 免疫导向治疗

将化疗药物、毒素、放射性核素等细胞毒性物质与抗肿瘤的单克隆抗体(McAb)耦联,通过McAb这一载体将细胞毒性物质带到肿瘤灶,发挥杀瘤作用,此即免疫导向疗法。化疗药物、毒素、放射性核素等细胞毒性物质虽然对肿瘤细胞均有很强的杀伤作用,但因为缺乏特异性,易损伤正常细胞,可导致不良反应或严重的毒副作用,因此采用免疫导向疗法可以显著提高杀瘤特异性,降低毒副作用。

根据所导向的细胞毒性物质的不同,将免疫导向疗法分为:①免疫化学药物导向治疗(甲氨蝶呤、长春新碱、柔毛霉素、阿霉素等);②免疫毒素导向治疗(蓖麻毒素、相思子毒素、苦瓜毒素、白喉毒素、铜绿假单胞菌毒素等);③免疫放射治疗(^{131}I、^{125}In等);④免疫酶前体药物导向治疗(催化前体药物的酶);⑤免疫超抗原疗法。

免疫导向治疗在临床上虽取得了一定的疗效,但目前存在的一些问题限制了其临床应用。这些问题包括:①对肿瘤抗原特异性认识尚不完全。因为目前制备的单克隆抗体多针对肿瘤相关抗原(TAA),而不同个体及同一个体不同组织来源的某些类型TAA存在着质和量的差异。②目前所用的单抗多为鼠源单抗,应用到人体后,人体可产生抗鼠源单抗的抗体,影响其疗效的发挥,并可能发生超敏反应。③体内输入的单抗可被血液循环中的游离抗原等所封闭,到达治疗部位的量较小,对实体瘤的穿透能力较差。然而随着基因工程抗体、基因工程免疫毒素等的研制成功,特异性高、免疫原性低、穿透力强的抗体(嵌合抗体、人源化抗体、单链抗体、双价抗体、双特异性抗体等)的不断问世,为免疫导向治疗的进一步发展奠定了基础。

3. 骨髓移植

骨髓移植指取患者或健康人的骨髓回输给患者,让骨髓中的干细胞进入患者体内定居、分化、增殖,帮助患者恢复造血能力或产生免疫力。此法可治疗白血病或某些实体瘤。

(三)细胞因子为基础的免疫治疗

细胞因子具有广泛的生物学活性,不仅在天然免疫和获得性免疫应答过程中表现出重要的功能,应用重组细胞因子治疗肿瘤、促进造血功能恢复等也取得了很大的进展。通过各种途径将细胞因子作为药物给予机体,发挥细胞因子的生物学作用,可用来治疗肿瘤。目前常用的细胞因子有 IFN-α、IFN-γ、IL-2、GM-CSF、G-CSF、IL-11 等。

由于细胞因子类药物在体内的半衰期短,需给患者高剂量反复多次注射才能取得疗效,因而往往导致严重的毒副作用。因此人们建立了细胞因子基因疗法,即将细胞因子或其受体基因导入体内,使其在体内持续表达,发挥治疗作用,目前已经有多项细胞因子基因疗法试用于临床治疗肿瘤、感染、自身免疫病等。

(四)肿瘤的基因治疗

应用适当载体将相关基因导入肿瘤细胞或效应细胞内,借助外源基因及其产物的效应,抑制肿瘤细胞生长或直接杀伤肿瘤,此为肿瘤的基因治疗。自 1990 年世界上第一例用基因疗法治疗重症免疫缺陷患儿获得成功后,多种人体基因治疗方案陆续实施,且多为对肿瘤的基因治疗,其途径有以下几种。

1. 药敏基因途径

药敏基因途径又称"自杀"基因疗法,其原理为先将肿瘤化疗药物前体酶基因定向转入肿瘤,其表达产物能在肿瘤局部将无毒性的化疗药物前体转化为有毒性的抗肿瘤药物,从而杀伤肿瘤细胞。此类基因主要为 TK 基因和 CD 基因,前者能将无毒的 GCV 磷酸化成为有毒的抗肿瘤药物;后者能将无毒性的 5-氟胞嘧啶转化为有毒的 5-氟尿嘧啶。

2. 反义途径

反义途径是通过导入与肿瘤发生、发展密切相关的基因序列的反义序列,使之与靶基因序列互补结合,从而阻止其转录或翻译,达到治疗肿瘤的目的。

3. 免疫相关基因治疗途径

免疫相关基因治疗途径包括：①将免疫相关因子基因导入肿瘤细胞以提高免疫原性，如导入 IL-2、IK-4、IFN-γ、GM-CSF 等细胞因子基因，导入 MHC、B7 分子基因等；②将免疫相关因子基因导入免疫效应细胞，以提高免疫效应细胞的杀瘤能力，如将 TNF-α 及 IL-2 基因导入 TIL，经扩增后回输体内，属基因导入的过继免疫治疗。

4. 肿瘤抑制基因途径

如将野生型的 P53 基因导入肿瘤细胞可抑制肿瘤细胞的生长。

5. 多重耐药基因途径

将多重耐药基因导入骨髓细胞，其目的是增强造血细胞对化疗药物的耐受，避免因化疗使造血干细胞受损而抑制造血功能，以降低药物对机体的毒性，多用于血液系统肿瘤的治疗。

第十二章

生殖免疫学

生殖免疫学是生殖医学与免疫学的交叉学科,它从免疫学的角度研究生殖过程的各个环节,旨在阐明某些生殖生理与生殖病理现象的本质,并为生殖医学开拓新的诊断和预防途径。

第一节　女性生殖道免疫

女性生殖道的免疫防护机制异常复杂。一方面,女性生殖道是开放的通道,受到各种细菌、病毒的侵犯,性交也会带来更多的感染机会。因此,针对病原体产生有效的免疫应答是维护生殖道健康所必需的。另一方面,因为生殖道的免疫系统要对"异己"的精子和胚胎耐受,才能保证妊娠顺利进行;同时,生殖道免疫受到激素的精密调节,生殖道各段执行功能不同,免疫细胞的构成及功能状态也都有所不同。

一、阴道局部免疫

阴道黏膜免疫系统在女性生殖道防御机制中是最关键的一个环节。组织学的研究表明,阴道黏膜上皮的横切面上可见细胞间的网状管道系统,提供从黏膜基底层至阴道内的双向转运通路,阴道黏膜基底层的巨噬细胞、淋巴细胞、浆细胞、朗格汉斯细胞、嗜酸性粒细胞等可经这一通路转运至阴道。这一组织学发现提示阴道黏膜本身可发动局部的免疫反应。

宫颈与阴道的抗原提呈细胞——巨噬细胞,呈树突状,其表面有 3 种表型:人类白细胞 DR 抗原(HLA-DR)$^+$OK6$^+$、HLA-DR$^+$/OK6$^-$、HLA-DR$^+$/Leu10$^+$ 和 HLA-DR$^-$/Leu10$^+$。主要分布在上皮层,细胞突起相连成网(上达表皮层,下达基底膜),大量分布在毛细血管或淋巴细胞聚集体(lymphocyteaG-grate)周围。在宫颈上皮及阴道上皮均可见到 T 细胞,以 CD8$^+$ T 细胞为主。

阴道分泌物中含有丰富的 IgG 和 IgA,主要是分泌型 IgA (SIgA)。在阴道、宫颈阴道部和宫颈组织,均可见合成 SIgA 的 B 细胞。SIgA 可通过上皮层并与上皮细胞合成糖蛋白相连结,可由细胞吞噬进入细胞内形成小囊,并可释放至上皮细胞表面,具有中和病毒、抑制微生物黏附黏膜、活化补体作用;在溶酶体和补体存在时具有杀菌作用。还可通过与大分子抗原结合成为不可吸收的复合物,调理吞噬和防止抗原进入体内。IgA 的合成受到激素的影响,雌激素可使合成 IgA 的免疫细胞减少,而孕激素则可使其明显增加。

阴道黏膜内的淋巴细胞浓度也受血中性激素水平的影响,在生育年龄妇女呈周期性改变,上皮间的淋巴细胞和浆细胞浓度在黄体期最高。健康妇女的阴道内一般无淋巴细胞,但在月经期,阴道内可出现巨噬细胞、粒细胞和淋巴细胞。

二、子宫局部免疫

子宫内膜含有一定数量的免疫职能细胞,如巨噬细胞、NK 细胞、T 细胞、肥大细胞等。还有免疫潜能细胞,如内膜上皮细胞和间质细胞。在黄体期和孕期类固醇激素的影响下,免疫职能细胞在数量上和(或)功能上发生一系列生理变化,通过分泌各种细胞因子,并表达和分泌一系列黏附分子及其配基,形成激素-免疫-细胞因子、黏附分子网络调节系统。

(一) 子宫局部免疫细胞

人子宫内膜在增生期,T 细胞极少,且主要散布在基质中,至分泌期,T 细胞数量增加,仍主要散布在基质中,但也有少数 T 细胞进入子宫内膜上皮细胞之间和子宫腺腔内。T 细胞在子宫不同生理状态下的分布变化可能与妊娠的准备有关。

大颗粒淋巴细胞(LGL)数量较多,它们在子宫内的分布有赖于卵巢分泌的类固醇激素。在人类,LGL 的数量约在排卵后 6 天达到高峰,并聚集在子宫腺和血管周围,在月经期前 1～2 天迅速消失。但如果怀孕,LGL 可在前 3 个月持续存在。NK 细胞是子宫内另外一个重要的亚类,人类子宫内 NK 细胞的分布与数量在不同生理状态下均发生变化,其中以分泌期数量最多。而引起这种变化的原因和意义目前尚不清楚。

巨噬细胞遍布于人和其他哺乳动物的子宫内膜基质和肌间结缔组织,并可表现出活跃的游走性。在人类增生期的子宫内膜 CD14$^+$ 巨噬细胞占基质白细胞总数的 33%,分泌期末(第 26 天)巨噬细胞数量显著增加。大量研究表明,雌激素可促使子宫内膜上皮细胞分泌多肽生长因子,其中包括 M-CSF、TGF-β1、GM-CSF 和 TNF-α。巨噬细胞对这些因子均表现为趋化性,特别是 GM-CSF 对巨噬细胞有很强的吸引力。子宫内巨噬细胞具有免疫学和非免疫学两方面的功能。前者包括抗原呈递、抵御感染和免疫抑制等,后者包括抵御滋养层细胞侵入、分泌细胞因子和调节子宫肌层的功能等。

有文献报道,人类子宫内膜增生期肥大细胞数量增加,分泌前期减少,在分泌期的中后期肥大细胞数量增加,绝经后子宫内的肥大细胞数量显著减少。具有特征性颗粒的肥大细胞分布在功能性子宫内膜,而不具有特征性颗粒的则分布在子宫内膜与子宫肌层交界处以及肌间组织中。目前对肥大细胞的功能还知之甚少,推测肥大细胞在数量与分布上的这种变化可能与子宫局部的免疫调节功能有关。

（二）子宫内膜中的细胞因子

(1)IL-1 和 IL-6　子宫内膜能合成和分泌 IL-1,同时在子宫内膜上皮和基底细胞中存在着 IL-1 受体,IL-1 可能通过自分泌或旁分泌形式作用于子宫内膜。IL-1 可刺激子宫内膜上皮细胞合成 PGE2,体外能促进子宫内膜基底细胞合成胶原酶,后者能分解细胞外基质,导致子宫内膜脱落和出血,参与月经的发生。另外,IL-1 还能诱导子宫内膜上皮细胞合成和分泌 IL-6,在人类子宫内膜基底层及腺上皮均有 IL-6 的表达,并呈周期性改变,但具体作用并不清楚。

(2)CSF　子宫内膜腺上皮和基底细胞均能合成和分泌 CSF,其含量和血中的水平呈正相关,分泌期较增生期明显升高,妊娠后子宫内膜分泌 CSF 的量增加数倍。在子宫内膜的腺上皮也发现有 CSF 受体的表达,推测 CSF 可能通过自分泌的形式作用于子宫内膜,参与子宫内膜的增生和变化。

(3)TNF-α　子宫内膜腺上皮和基底膜中均有 TNF-α 的 mRNA 及其蛋白的表达,并与月经周期有关,它可能参与子宫内膜的发育及功能。

三、卵巢生理与免疫

卵巢的生理功能及卵细胞的发育成熟涉及体内一系列十分复杂的调节机制,其中免疫系统对卵巢发挥重要的作用。

（一）卵巢内的免疫细胞

卵巢内的免疫细胞有巨噬细胞、淋巴细胞、肥大细胞及多形核细胞,其数量随卵巢周期发生变化。巨噬细胞是卵巢间质的主要细胞成分,其持续存在于卵巢间质卵泡周围的微血管内。有关巨噬细胞持续存在于卵巢间质的原因尚不清楚。

在卵泡早期,除巨噬细胞外,很少出现其他的白细胞;至排卵前期,卵巢内可出现大量的其他白细胞浸润;卵泡后期肥大细胞逐渐增加,到 LH 峰前,细胞内聚集大量脱颗粒物质,卵泡内充血并出现趋化因子,不仅对黄体功能起关键性作用,同时也是急性炎症反应的结果。此后,黄体内出现嗜酸性粒细胞与淋巴细胞浸润,这可能是趋化因子作用的结果。在黄体退化前,嗜酸性粒细胞发生脱颗粒,所释放的细胞毒素可损伤黄体细胞,使黄体退化。浸润黄体的淋巴细胞被激活后,产生淋巴激酶,可刺激与吸引单核细胞或巨噬细胞。黄体内存在有丰富的巨噬细胞,在即将退化的黄体中巨噬细胞的活性明显增强,它们除吞噬退化的黄体细胞外,还参与调节原位卵巢的功能。

(二) 卵巢功能与细胞因子

卵巢可产生多种细胞因子,并表达各种细胞因子受体。这些细胞因子参与卵泡的发育、卵子成熟、受精及卵裂等一系列生殖过程,并对卵巢甾体激素的分泌有重要的调节作用。

(1)胰岛素样生长因子(IGF) 卵巢黄素化颗粒、小卵泡及闭锁卵泡的颗粒细胞、卵泡膜细胞及卵泡间质细胞等均可产生 IGF。IGF 可通过不同途径广泛调节卵巢的功能,如促进卵巢颗粒细胞和黄素细胞增生及分化;促进排卵前颗粒细胞与黄素化颗粒细胞合成、分泌 E2;刺激 LH 受体等。

(2)转化生长因子-β(TGF-β) TGF-β 可分为 TGF-β1 和 TGF-β2 两型,其中TGF-β1 与卵巢功能的关系更为密切。TGF-β1 的调节作用表现为:①降低卵泡膜细胞的 17-羟化酶活性和线粒体胆固醇含量;②抑制 LH 诱导的雌激素分泌;③抑制 TNF-α 所刺激的卵泡膜细胞增生;④提高鼠颗粒细胞对 FSH 的敏感性,促进性激素分泌;⑤拮抗表皮生长因子(EGF)的作用;⑥抑制黄体细胞 20α-羟甾体脱氢酶活性,介导催乳素的促黄体作用;⑦参与卵子的成熟过程。

(3)EGF 人黄体细胞含有 EGF 并表达其受体。体外实验发现,EGF 可刺激卵巢颗粒细胞的 DNA 合成、分裂、增生和分化,并干扰 TGF-β2 对颗粒细胞的作用。已发现卵泡液内 EGF 水平显著高于血清水平,提示高浓度的 EGF 是卵泡发育的必要条件。此外,EGF 还可启动卵细胞的成熟和发育。

(4)IL 卵巢巨噬细胞可产生多种 IL,它们均对卵巢的功能具有调节作用。

第二节　配子免疫

配子包括精子和卵子,分别在睾丸和卵巢中产生。已发现,约有 15%～20%的不孕症与免疫因素有关,其中尤以配子的免疫学问题受到人们的关注。

一、精子抗原

精子具有较强的免疫原性,机体针对精子的免疫应答在男性为抗精子自身免疫,在女性为抗精子同种免疫。在正常情况下,女性生殖道免疫系统不会对精子发生排斥,这种对精液的免疫耐受,是成功妊娠的首要条件。其可能的机制为:精浆中存在免疫抑制因子,可包裹于精子表面,使女性免疫系统不能识别精子抗原。精浆中的某些酶类可干扰精子表面抗原的表达。女性生殖道中的某些蛋白成分可包裹进入阴道的精子,对精子产生保护作用。虽然每次射精可排出大量的精子,但能进入宫腔的仅为少数，其致敏作用较弱。但也有少部分女性产生抗精子抗体（AsAb），导致免疫性不孕，其主要机制为影响精子获能和顶体反应；影响精子的运行、精卵结合及受精卵着床。

精子的膜表面蛋白在受精过程中起着重要的作用，对其深入研究有助于揭示精子发生成熟及受精过程的生理机制和不孕、不育的病理改变。寻找与不孕、不育相关的精子抗原及其抗体是免疫性不孕研究的关键。下面介绍几种重要的与生育相关的精子膜表面抗原。

（1）FA-1　是一种精子膜糖蛋白，其存在的形式有两种：单体和二聚体。单体分子质量为 23～24kDa，二聚体为 47～53kDa，主要存在于精子的顶体后区。精子在穿过卵子透明带（ZP）时，FA-1 可与 ZP3 受体结合，同时发生磷酸化，促进精子的顶体反应。抗 FA-1 抗体在体外可抑制精子与透明带的相互作用，阻止精子与 ZP3 受体的结合，并抑制精子的顶体反应能力。

（2）PH20　定位于精子的整个头部，顶体反应后可出现于顶体内膜上，PH20 分子质量为 64kDa，有透明质酸酶活性。PH20 在精卵结合过程中所起的作用有两个方面：首先 PH20 利用其透明质酸酶活性帮助精子穿过卵丘细胞层，然后与透明带上的受体特异结合，激发精子顶体反应，使精子穿过透明带。抗 PH20 抗体可以抑制精子与透明带的结合，同时降低精子的顶体反应能力，因此 PH20 是一种理想的免疫避孕疫苗。

（3）LDH-C4　为乳酸脱氢酶的同工酶，由 4 个 C 亚单位组成。此抗原主要覆盖在精子尾部的质膜上，也位于胞浆中。能参与生物氧化供能，精液中顶体反应能力正常，精子所占比例与精浆中 LDH-C4 的含量成正比。抗 LDH-C4 抗体能引起精子凝集并产生细胞毒作用，导致不育。LDH-C4 在体外能明显抑制女性 T 淋巴细胞和 B 淋巴细胞的增殖，因此该抗原可能在保护精子免受女方免疫系统攻击方面也起一定的作用。

（4）SP10　位于精子顶体内，分布在顶体外膜内侧和顶体内膜外侧。分子质量为 18～34kDa，等电点为 4.9。抗 SP10 抗体在体外能抑制精子的顶体反应。

（5）Fertilin　Fertilin 过去称 PH30，是一种精子膜固有蛋白，是由两个亚单位（α、β）构成的异二聚体。Fertilin 可能是一种黏附分子，能促进精卵结合和融合，有类似于金属蛋白、胰岛素样生长因子及去整合素样作用。抗 Fertilin 抗体在体外能抑制精卵之间的融合。

（6）P95　是一种分子质量为 95kDa 的精子膜糖蛋白，位于精子的顶体前区。P95 含有磷酸化的酪氨酸残基，具有酪氨酸激酶活性，能与 ZP3 受体特异结合并诱发顶体反应。酪氨酸激酶的抑制剂可以完全阻断精子的顶体反应及精卵的相互作用，由此可推测 P95 的酪氨酸激酶活性在精卵结合和精子的顶体反应中起关键作用。在部分免疫性不育患者血清中发现有抗 P95 抗体,抗 P95 抗体在体外能阻断精子和透明带的结合并抑制精子的顶体反应。

二、卵细胞抗原

卵巢及其分泌的甾体激素均具有免疫原性,其中透明带(ZP)抗原与免疫避孕和不孕症的关系最为密切,也是卵细胞抗原中被深入研究的一种。

ZP 抗原是由哺乳动物卵母细胞分泌并被覆于卵细胞外的一层基质,由 3～4 种不同的糖蛋白组成,分别称为 ZP1、ZP2、ZP3、ZP4。其中 ZP3 具有精子受体活性,或为 ZP 上与精子结合的特异性受体,故最为重要。精子与卵子接触前必需与 ZP 的特异性结合位点结合,并穿透之。ZP 参与受精过程中的多个重要环节,如诱导精子的顶体反应;与精子黏附,促使精子进入卵细胞内;阻止多精子受精等。精子首先通过其表面特异性分子与 ZP 结合而识别卵子;随之精子顶体破裂,释放出多种蛋白溶解酶以消化 ZP,使精子得以穿过卵周间隙与卵细胞膜融合;最后精卵原核结合,形成受精卵。

机体产生抗 ZP 抗体可造成免疫性不孕、卵巢功能早衰。但迄今,有关抗 ZP 抗体产生的机制尚不明确。对 ZP 抗原的研究有望对治疗免疫性不孕症及寻找和发现有效的免疫避孕疫苗提供新的线索。

第三节　　胎盘免疫

胎盘是母体与胎儿组织的复合体,其组织成分来源于胎儿和母体两方面,即由胎儿的滋养层和母体的底蜕膜构成。滋养层又可分为内层的细胞滋养层和外层的合体滋养层,合体滋养层直接与母体血液接触。胎盘是母血与胎血之间的天然屏障,它使母血与胎血十分接近但又不相混合。

一、滋养层的免疫学特征

(一)免疫屏障作用

绒毛表面的合体滋养层细胞是一巨大的合胞体,在母胎之间形成一连续的物理屏障,具有选择性通透作用,避免了母-胎间免疫活性细胞广泛、直接的接触。然而这种屏障作用是相对的,感染、创伤均可破坏胎盘屏障的完整性,使胎儿细胞得以进入母血循环。即使在没有任何病理情况下,孕 7 周后,胎儿细胞也能通过胎盘屏障,且进入母血的胎儿细胞随孕龄的增长而增多。

(二)特定的 MHC 抗原表达

滋养层细胞不表达经典的主要组织相容性抗原(MHC)Ⅰ类和Ⅱ类抗原。而表达非经典的 MHC I 类 HLA-G 抗原。HLA-G 抗原不介导母体对胎儿的免疫排斥，反而发挥免疫抑制作用，保护胎儿免遭排斥。近年学者们发现，HLA-G 的作用机制为能与 NK 细胞的抑制性受体（KIRs）结合，然后传入抑制信号，阻止 NK 细胞对胚胎的杀伤，从而使胚胎免受排斥。

（三）免疫吸附作用

滋养层细胞表达免疫球蛋白 Fc 受体（FcR），FcR 可选择性地结合和转运母体 IgG 至胎儿，为胎儿提供一定的免疫保护作用。同时滋养层细胞通过 FcR 吸附一些特异性和非特异性的抗体，进而内吞后降解，介导对免疫复合物的吞噬或清除，避免对妊娠有害的免疫应答。

（四）由滋养层合成、分泌并参与免疫调节的分子

（1）补体调节蛋白 妊娠早期（孕 6 周）至分娩，胎盘滋养层细胞膜表面都有高水平的补体调节蛋白表达。主要有三种成分：膜辅因子蛋白（MCP/CD46）、衰变加速因子（DAF/CD55）、膜攻击复合物抑制物（CD59）。MCP 与 DAF 参与干扰和阻断 C3 转化酶和 C5 转化酶的形成，灭活酶活性，抑制补体活化。CD59 与 C7、C8、C9 结合，抑制膜攻击复合物（MAC）的形成和发挥功能。研究表明，CD59 还能阻止抗体介导的滋养层细胞损伤。这些补体调节蛋白，对妊娠时由于胎儿滋养层细胞深入母体子宫内膜所引起的局部组织重新构建和母体对胎儿抗原产生免疫应答所伴随的母胎界面持续低水平的补体活化过程，起调节和抑制作用。因而可保护胎儿组织免遭因母体补体活化而导致的损伤或在母体对微生物的免疫反应中"无辜"受害。

（2）细胞因子 滋养层细胞可合成、分泌多种细胞因子，并表达相应的受体，对胚胎植入子宫内膜、胎盘生长和胎儿发育起免疫调节和"营养"作用。滋养层产生的细胞因子主要有：①转化生长因子 β（TGF-β）。可抑制免疫效应细胞的分化、增殖及活性，并有封闭 IL-1、IL-2 刺激淋巴细胞增殖的能力，在母体免疫调节中发挥重要作用。②IL-2。孕早期滋养层细胞表达 IL-2 mRNA 及 IL-2 样分子。IL-2 能激活蜕膜中的 T 细胞，活化的 T 细胞产生 GM-CSF，可促进滋养层细胞分化和胎盘生长。③IL-10。体外实验发现，整个妊娠期的滋养层均产生高水平具有免疫抑制作用的 IL-10。④IFN-γ。在早孕期，胎盘中 IFN-γ 表达较强，但分娩时不易测出。IFN-γ 可能通过自分泌和/或旁分泌形式正调节 HLA-G 的表达，从而对滋养层起保护作用。⑤G-CSF、M-CSF。在孕早期滋养层细胞合成 G-CSF 高于孕晚期，M-CSF 在足月妊娠时较高。二者均可促进滋养层细胞的生长和增强其活力。

二、蜕膜的免疫学特征

蜕膜是妊娠期间子宫内膜在雌激素和孕激素作用下发生蜕膜化形成的。胎盘

绒毛滋养层的内层细胞滋养层可穿过外层浸入子宫蜕膜和肌层,与母体组织密切接触,构成母-胎界面,是母体与胎儿进行免疫识别的场所。蜕膜组织有大量的免疫细胞浸润,蜕膜免疫细胞具有活跃的细胞因子分泌能力,各种细胞因子通过相互诱生、相互调控、受体表达以及生物学效应的相互影响(增强或拮抗),组成了蜕膜免疫微环境中的特殊的细胞因子网络。在维持正常妊娠的过程中,发挥关键性作用。

(一)蜕膜中的免疫细胞

(1)NK 细胞　蜕膜中的 NK 细胞不同于外周血 NK 细胞,其表型主要为 $CD3^-CD56^{+bright}CD16^-$ 的大颗粒淋巴细胞(LGL),占子宫蜕膜白细胞的 70%～80%,可能是一种未成熟的 NK 细胞。有人认为它源于绒毛,或是由血循环中的 $CD25^+CD56^+$ NK 细胞迁入子宫,并在子宫中转化而成。另一种观点认为 $CD56^{+bright}CD16^-$ NK 细胞是由蜕膜白细胞与 IL-2 共同孵育产生,很可能是在局部增殖分化而来。

在正常妊娠状态下,$CD56^{+bright}CD16^-$ NK 细胞不表达 IL-2 受体,细胞表面以杀伤细胞抑制受体(KIR)为主,其细胞毒性作用受到抑制,对滋养层细胞和 NK 细胞的靶细胞(K562 细胞)无杀伤效应。

(2)T 细胞　人体早孕期蜕膜 T 细胞的总数较少,仅占其白细胞总数的 20%。与外周血 T 细胞的组成不同,蜕膜 T 细胞有以下特点:$CD8^+$ T 细胞明显多于 $CD4^+$ T 细胞,且大部分 T 细胞表达 $TCR\gamma\delta$;在妊娠早期,蜕膜及外周血中 $\gamma\delta$T 细胞显著增多;正常情况下,蜕膜 T 细胞不表达活性功能,为非活化的 T 淋巴细胞。

(3)巨噬细胞　主要分布于蜕膜内浸润的细胞滋养层细胞周围,其数量在整个孕期均无明显变化。巨噬细胞表型为 $CD14^+$,且在整个孕期均表达有 MHC II 型抗原 HLA-DR,并有相当数量表达有 HLA-DP、HLA-DQ 分子。蜕膜中的巨噬细胞能分泌合成多种细胞因子,是蜕膜细胞因子网络的关键调节细胞。正常妊娠时巨噬细胞的免疫活性受到抑制,缺乏抗原提呈作用,从而防止胎儿被母体免疫系统排斥。而蜕膜巨噬细胞的活化往往导致流产、早产等。

(二)蜕膜的细胞因子网络

(1)Th1/Th2 型细胞因子　辅助性 T 细胞(Th)可根据其分泌细胞因子的不同分为 Th1 和 Th2 细胞。Th1 细胞分泌的细胞因子有 IL-2、IFN-γ、TNF-α、IL-3、GM-CSF、TNF-β、淋巴毒素等,参与细胞免疫反应过程;Th2 分泌产生的细胞因子有 IL-3、IL-4、IL-5、IL-6、IL-10、IL-13、CM-CSF 等,辅佐 B 细胞产生抗体,促进抗体介导的体液免疫反应过程。正常妊娠状态下,母体免疫系统中体液免疫反应增强而细胞免疫反应减弱。蜕膜免疫微环境中细胞因子的分泌也同样体现了这一点,表现为 Th2 细胞因子作用增强而 Th1 细胞因子作用降低,Th2 细胞因子的分泌与作用超过并阻断了 Th1 细胞因子的分泌与作用。研究表明,正常妊娠时蜕膜分泌的细胞因子主要为 IL-10、IL-4 等,它们能促进胎盘的生长及功能,有利于胎儿的发育和存活,对妊娠是有益的;而当母体蜕膜 Th1 型细胞因子 IL-2、IFN-γ、TNF-α 表达过量,则对早期胚胎的发育及滋养层的生长和功能有害,导致流产。

(2)白血病抑制因子(LIF) 它能通过促进胎儿滋养层细胞纤维连结蛋白的分泌使滋养层细胞向固定型转化,并能促进滋养细胞分泌绒毛膜促性腺激素,维持胎盘的功能及胚胎的生长,对胚胎的着床、女性月经周期、妊娠均有重要作用。

(3)PGE2 具有促进宫颈成熟、子宫收缩,诱导足月分娩的作用,并可促进蜕膜化反应,参与囊胚的着床过程等。适量的前列腺素具有免疫抑制作用,是蜕膜组织中诱导 Th2 型反应环境的免疫调节剂。PGE_2 不仅能诱导巨噬细胞产生 IL-10,而且它是 IL-12 潜在的抑制剂,促进 T 细胞向 Th2 型细胞分化。PGE_2 在母-胎界面能诱导 T 细胞耐受,且抑制 NK 细胞活性及 IL-2 的产生和 IL-2 受体的表达。

(4)激素对细胞因子分泌的影响 孕酮不仅具有免疫抑制作用,而且还影响着蜕膜细胞因子的产生。它能抑制胎盘和蜕膜产生 IL-8,以剂量依赖性方式促进离体培养的子宫内膜基质细胞产生 M-CSF;雌激素和孕酮协同作用可促进离体培养的子宫内膜合成 LIF;另外,雌激素和孕酮均抑制子宫内膜基质细胞分泌 IL-6。

第四节 母-胎免疫

胎儿作为一个同种移植物能在母体内存活,而不被母体排斥,其中涉及复杂的免疫学问题。

一、胎儿的免疫学特征

胎儿的免疫学特征主要与胚胎组织表达的抗原特性、胎儿的细胞免疫与体液免疫特性以及胎儿的补体系统组成等方面有关。

(一)胚胎组织表达的抗原

(1)胚胎血型抗原 胎儿的血型由父母双方的血型基因所决定。胚胎血型抗原主要有 A、B、O 和 Rh 抗原,它们在妊娠第 6 周可出现在大部分胚胎组织中。随妊娠的发展,此类抗原在胚胎组织中逐渐减少,至第 12 周仅表达于胚胎的红细胞膜表面。

(2)人白细胞抗原(HLA) 胎儿的 HLA 基因分别来自父母双方。自妊娠第 10~26 周,各种胎儿组织陆续表达 HLA 抗原。HLA 在维持妊娠中具有一定的作用。一般认为,带有 HLA 抗原的脱落滋养层细胞可能进入母体血循环,并可刺激母体产生相应的抗 HLA 抗体(封闭抗体)。后者与滋养层细胞表面的 HLA 抗原结合,可覆盖来自父方的 HLA 抗原,从而使胎儿免受母体的免疫排斥。

(3)甲胎蛋白(AFP)　AFP 主要由胚胎的卵黄囊和肝脏合成,此外胎盘及其他胎儿组织也可合成。正常胎儿血清中 AFP 浓度为 1 mg/mL;羊水中的浓度为 10 μg/mL。在妊娠第 10 周时胎儿血清和羊水中的 AFP 浓度最高,其后随妊娠的发展而逐渐降低。AFP 可通过胎盘进入母体血液循环,但无论母-胎间 AFP 的浓度多大,每日进入母体的 AFP 均少于 450 ng/mL。妊娠第 6 周,母体血清中开始出现 AFP,至第 22 周,浓度达到最高峰 200～300 ng/mL,分娩后,AFP 水平迅速下降,血浆浓度一般为 2～10 ng/mL。

AFP 还是一种母体免疫抑制剂。已发现,当体内 AFP 浓度超过 30 ng/mL时,人体将处于明显的免疫抑制状态。在生殖过程中,AFP 可抑制胎儿血浆中成熟淋巴细胞对 PHA 的应答,并参与维持母体对胎儿的免疫耐受。

(二)胎儿的细胞免疫

在胚胎发育的第 6 周胸腺开始形成。胸腺的淋巴细胞最初来源于胎肝,至妊娠第 9 周时随血循环到达胸腺。至妊娠第 15 周,胸腺细胞开始表现出 T 淋巴细胞的特征。在妊娠第 7 周时,胎儿外周血中开始出现一些小淋巴细胞,至第 10 周淋巴细胞已占外周血白细胞总数的 50%。

(三)胎儿的体液免疫

妊娠第 9 周已在胎肝出现表达膜表面 Ig 的 B 细胞。在妊娠的 10～31 周,胎儿组织可产生免疫球蛋白,各类 Ig 产生的先后顺序为 IgM—IgG—IgA。妊娠第 10 周胎儿体内已有 IgM,主要由胎肝中的 B 细胞合成;至妊娠 4 个月时,胎儿血清中 IgM 的含量约为母体的 5%～10%;胎儿脐带血中 IgM 的含量极微。妊娠第 38 天可在胚胎循环血中检出微量 IgG,一般认为来自母体;第 12 周胎儿开始合成 IgG,且随胎儿发育而不断增多;妊娠 4 个月时,胎儿血清中 IgG 含量约为母体的 5%～8%;至妊娠 6 个月,胎儿血清中 IgG 浓度与母体接近。妊娠第 18～22 周,胎儿多数组织可合成分泌型 IgA。在妊娠最后 3 个月时,胎儿 B 细胞可合成 IgE 和 IgD,但含量仅为成人的 10%。

(四)胎儿的补体系统

胎儿体内补体水平仅约为母体血清的 50%～80%。出生后补体水平明显升高;至产后 3 个月,婴儿体内的补体水平已接近成人。胎儿体内自第 8 周开始合成补体成分,比免疫球蛋白的合成要早,反映补体是机体最原始的免疫防御系统。

综上所述,胚胎发育过程中其免疫系统逐渐形成并成熟,并具备一定的应答能力。但由于在妊娠过程中胎儿始终位于子宫内,并存在由子宫、胎膜和胎盘所构成的隔绝屏障,接触抗原刺激的机会较少,且胎儿还可以从母体获得 IgG 类抗体,故胎儿的免疫功能被抑制,一般不对外来抗原产生应答。只有在某些特殊情况下,如母体患自身免疫病或妊娠期病毒感染时,胎儿才可产生针对这些病因的免疫应答。

二、妊娠期母体的免疫学特征

妊娠期,携带父系 HLA 抗原的胚胎与其母体的免疫关系是同种异基因移植物与其受者的关系。由于机体免疫系统强大的排除异己成分的能力,母体本应对胎儿产生免疫排斥反应。但正常情况下,孕妇的免疫系统发生一系列调整,以适应胚胎发育的需要,使胎儿得以在母体内生长、发育、直至足月分娩。自上世纪 50 年代以来,妊娠免疫耐受机制的研究一直是生殖免疫学者研究的热点,但因其复杂性,至今尚未完全阐明。以下为学者们研究较多,并取得初步共识的几个方面。

(一)HLA-G 抗原与妊娠

HLA-G 抗原是一种非经典 MHC I 类分子,仅高表达于母-胎界面的绒毛膜外细胞滋养层细胞,而该部位不表达经典 MHC I 及 MHC II 类分子。这种局部限制性的表达提示 HLA-G 在母体对半异体胎儿的免疫耐受中可能起重要的作用。HLA-G 基因位于人第 6 号染色体 MHC I 类基因区域内,具有有限多态性,已发现 7 个 HLA-G 等位基因。HLA-G 蛋白产物以两种形式存在,即表达于细胞表面的膜结合型(mHLA-G)以及存在细胞内胞浆的可溶型(sHLA-G)。除 mHLA-G 外,sHLA-G 也存在于整个妊娠期母-胎接触面及母体血循环中。据认为可能是妊娠期一种特异性免疫抑制分子。

HLA-G 通过以下途径发挥免疫抑制作用:① 胎儿细胞表面 HLA-G 分子可通过与母体 NK 细胞表面杀伤细胞抑制受体(KIR)结合,抑制 NK 细胞杀伤活性,从而诱导母体对胎儿产生免疫耐受;② sHLA-G 可通过诱导母体活化的异体反应性 T 细胞的凋亡和无能来参与和维持妊娠免疫耐受;③ HLA-G 可调节细胞因子的分泌,同时其表达也受细胞因子的调节。外周血单个核细胞与表达 HLA-G 的靶细胞共同培育时可增加 IL-3 及 IL-1β 的量,而减少 TNF-α 的释放量,IL-10 能选择性地诱导人滋养层细胞及单核细胞表达 HLA-G 蛋白。另外,HLA-G 的表达还能避免由 IL-2 介导的对滋养层细胞的损伤。

(二)Th1 / Th2 平衡与妊娠

根据 CD4$^+$ Th 细胞分泌的细胞因子的不同及参与免疫反应格局的不同,将人 CD4$^+$ Th 细胞分为 Th1 和 Th2 两个亚群。Th1 细胞主要合成分泌 IL-2、IFN-γ、TNF-α、TNF-β 等细胞因子,可以增强杀伤细胞的细胞毒性作用,介导细胞免疫反应;Th2 细胞主要合成 IL-4、IL-5、IL-6、IL-10 等细胞因子,促进抗体的产生,介导体液免疫应答。并将由 Th1/Th2 型细胞因子介导的免疫反应分别称为 Th1/Th2 型免疫反应。正常状态下机体 Th1 和 Th2 反应处于动态平衡,当这一平衡失调或发生漂移时则导致疾病。

越来越多的证据表明,正常妊娠时母体细胞免疫功能受到抑制,免疫反应以体液免疫为主,发生由 Th1 向 Th2 型反应漂移现象。母-胎界面免疫微环境中以 Th2 型细胞因子 IL-10、IL-4 为主。IL-10 能有效地抑制 Th1 型细胞因子 IL-2、IFN-γ、TNF-α 的产生,从而选择性地抑制 Th1 型细胞免疫反应。并且 IL-10 通过抑制 IFN-γ 的产生,间接地促进 Th2 型细胞的增殖。另外 IL-10 还具有神经内分泌活性,可通过诱导产生促肾上腺皮质激素(ACTH)而间接地抑制免疫应答。母-胎界面的 IL-4 能够促进未接触抗原的 Th 细胞向 Th2 细胞分化,促进 Th2 型细胞因子分泌的同时,明显抑制 Th1 型细胞的增殖,下调 Th1 介导的细胞免疫反应,拮抗多种 Th1 型细胞因子的作用。IL-4 能够调节胎盘的生长,抑制 IL-2 诱导的 NK 细胞激活及其对滋养层的损伤。因此,Th2 型细胞因子在维持正常妊娠免疫耐受中起着重要的作用。

妊娠期间,当母体免疫平衡被打破,由偏向 Th2 型反应漂移向 Th1 型反应,则导致流产。Th1 型细胞因子 IL-2、IFN-γ、TNF-α 在母-胎界面对介导流产起着不可推卸的责任。这些有害的细胞因子或通过直接的胚胎毒性作用或通过损伤胎盘滋养层来达到对孕体的不利影响。

(三)Fas/FasL 相互作用与妊娠

近年来许多学者通过实验证实,Fas 和 FasL 相互作用诱导的细胞凋亡在妊娠免疫耐受中发挥一定的作用。Fas(又称 APO-1,CD95)属于 TNFR/NGFR 超家族的 I 型跨膜蛋白。FasL 是属于 TNF 家族的 II 型膜蛋白,是 Fas 的天然配体,有膜结合和可溶性两种形式。FasL 与 Fas 在结构上互补结合可诱导表达 Fas 的靶细胞发生程序性死亡。妊娠期,在母-胎界面胎盘绒毛内层的细胞滋养层和外层的合体滋养层均表达 FasL,而 Fas 则表达于母体蜕膜组织的部分 CD45+ 的白细胞。体外实验表明 ED27 细胞(早期妊娠滋养层细胞系)与表达 Fas 的经 PHA 和 IL-2 激活的淋巴细胞共同培养后,可诱导淋巴细胞的部分凋亡。且这种凋亡可被 FasL 抗体抑制。可见 Fas/FasL 系统在维持妊娠免疫耐受中发挥一定的作用,但并不是唯一机制,需与其他机制共同发挥作用。

(四)激素与妊娠

妊娠期间,母体循环中多种激素水平发生改变,发挥免疫调节作用。

(1)HCG(绒毛膜促性腺激素) HCG 由胎盘产生,主要存在于孕妇血清和尿液中,属于糖蛋白。由于 HCG 中含有大量糖分子,可吸附于细胞表面,故可阻止胎儿滋养层细胞与母体血清中的抗体结合或被母体淋巴细胞识别,对胎儿有保护作用。此外,HCG 可刺激甾体激素的产生,从而间接抑制母体的免疫功能,使胎儿免遭排斥。HCG 还可抑制淋巴细胞转化。

(2)孕激素 孕早期孕激素由妊娠黄体和胎盘产生;孕 3 个月后逐渐成熟的胎盘合体滋养层细胞成为孕激素的主要来源。整个妊娠期孕激素始终维持较高水平,而胎盘局部的孕激素水平明显高于母血。孕酮主要在局部发挥免疫调节作用,是母体-胎盘界面的重要免疫抑制因子,可抑制淋巴细胞的细胞毒活性,防止母体对胎儿的免疫排斥反应。

(3)雌激素 妊娠期的雌激素主要来自滋养层细胞,且胎盘局部的浓度远高于母体血清浓度。雌激素具有一定的免疫抑制作用,但其机制尚未完全清楚。

(4)人胎盘泌乳素(HPL) HPL 是一种不含糖的蛋白质,主要由胎盘的合体滋养层细胞产生。一般在妊娠第 5 周即可在孕妇血清中检出 HPL,至第 34 周其浓度达最高峰,并维持到分娩,产后 HPL 水平迅速下降。HPL 具有类似于 HCG 的免疫抑制作用。

第十三章

移植免疫

　　用异种或异体的组织器官取代病人已经丧失功能的组织器官已是目前临床重要的治疗手段,如角膜移植、心脏移植、肝脏移植、肾脏移植、小肠移植等,已在世界各地蓬勃开展。近十年来,我国的器官移植也有迅速的发展。然而,移植排斥反应仍是难以逾越的障碍,尽管配型技术不断的完善,新的免疫抑制剂也不断发展,使超急性和急性排斥反应的发生率已经大为降低,但是,慢性排斥反应却依然严重威胁移植物的长期存活。本章将就与排斥反应相关的免疫学知识及研究进展进行讨论。

　　根据移植物的来源及其遗传背景不同可将移植分为4类。

　　①自体移植,移植物取自接受者自身,如无感染均能成功。②同系移植,指遗传基因型完全相同或基本相似的个体间的移植,如同卵孪生之间的移植及近交系动物间的移植。这种移植一般不会发生排斥反应,都能成功。③同种(异体)移植,指同种间遗传基因不同的个体间的移植。这种移植常出现排斥反应,其反应强弱取决于供、受者之间遗传背景的差异程度,差异越大,排斥反应越强。④异种移植,指不同种属间的移植,此类移植目前尚无长期存活的报道。

　　根据移植物的种类又可将移植分为下述3类:①支架组织移植,包括角膜、骨骼、软骨、筋膜及血管等组织的移植,移植后其中具有生命活力的细胞逐渐死去,留下不活泼的组织起支架作用。由于这类组织免疫原性较弱,故移植后大多可长期存活。②生命组织移植,包括皮肤、内分泌腺、各种内脏器官及骨髓等组织器官的移植,因移植物含有与受者不相容的抗原成分,故可引起免疫排斥反应。③细胞移植,包括干细胞移植,干细胞是具有分化潜能的细胞,可来源于外周血、骨髓、脐血、胎儿。干细胞移植可用于多种疾病的治疗;胰岛细胞移植,使用经体外培养能分泌胰岛素的前胰岛细胞。

第一节 与移植免疫有关的抗原

一、主要组织相容性抗原

人类的主要组织相容性抗原又称人类白细胞抗原（human leucocyte antigen，HLA），编码 HLA 的基因称 HLA 复合体，定位于 6 号染色体短臂。与移植排斥有关的主要是经典的 HLA Ⅰ类分子和 HLA Ⅱ类分子。经典的 HLA Ⅰ类分子包括 HLA-A、HLA-B、HLA-C，它们广泛分布于各组织和有核细胞表面，包括血小板和网织红细胞。HLA Ⅱ类抗原包括 HLA-DP、HLA-DQ、HLA-DR 等亚群，它们主要表达于抗原提呈细胞（树突状细胞、巨噬细胞及 B 淋巴细胞）及活化的 T 淋巴细胞。在某些病理情况下，如 Graves 病和 Hashimoto 甲状腺炎时的甲状上皮细胞以及胰岛素依赖型糖尿病时胰岛的 β 细胞都可发现 HLA Ⅱ类抗原的存在。

HLA 抗原是人类体内最具多态性的蛋白。从理论上计算，HLA-A、HLA-B、HLA-C 及 HLA-DR 的基因表型共有 20×10^9 个，而这个理论值远比实际数字要小。正是由于如此庞大的 HLA 多态性，在世界上，除了同卵孪生外，几乎找不到两个组织相容性基因完全相同的个体。也就是说，HLA 抗原成为个体独特的标志，免疫系统区分"自己"与"异己"最简单的方式就是：是否与自身的 HLA 分子结构一致。

MHC 不配的移植排斥反应的发生不可避免，即使供者和受者在 MHC 分子上仅有一个氨基酸的差别，也会引起强烈的排斥反应。在一个体内，全部 T 细胞中的 1%～10%的细胞都能对同种异体细胞的刺激发生反应。这种针对同种异体细胞发生反应的特性称为"同种反应性（allorea tivity）"，它代表 T 细胞对同种 MHC 分子上多态氨基酸残基的识别。

二、非 MHC 移植抗原

1. 次要组织相容性抗原

通过基因学的方法证明，在人体内除 MHC 之外还存在多个与移植排斥有关的抗原，称之为次要组织相容性抗原（minor histocompatibility antigen，mHag），它们分布在各条染色体上，也具有多态性，如在人类，由 Y 染色体所编码的整套蛋白即属于 mHag。表达于常染色体的 mHag 主要是 HA-1～8。不同的 mHag 在组织中的分布不同，如 H-Y、HA-3、HA-4、HA-6、HA-7 广泛分布在各种组织细胞表面，它们与 HLA 相合的 GVHD 的发生关系密切。HA-1、HA-2、HA-5 只局限地表达于造血细胞起源的细胞表面，包括白血病的组织细胞表面。

mHag 被细胞处理成肽段后,与 MHCⅠ类分子结合,表达于细胞表面。所以,mHag 引起的排斥反应是以 $CD8^+$ T 细胞反应为主。体内针对 mHag 的 T 细胞频率远低于针对 MHC 分子的 T 细胞频率,这可能是 mHag 引起的排斥反应缓慢而且较弱的原因。

mHag 所引起的排斥反应程度较轻,而且 mHag 在外周血的免疫细胞表面分布有限,常规的淋巴细胞混合反应不能检测出供、受双方 mHag 是否相合,因此,人们对 mHag 的了解也很少。近年发现,HLA 相合的器官移植中,相当一部分因慢性排斥反应而失活。目前认为,这与 mHag 不相合关系密切。

在用干细胞移植治疗白血病的过程中发现,那些发生 GVHD 的病例,白血病复发机率降低,肿瘤细胞被清除的比较干净,称为移植物抗白血病效应(GVL),而同卵双胞胎间进行的干细胞移植,白血病复发的机率不降低。表明抗白血病的效果是由于同种异体的差异导致的,引起这样差异的就是 mHag。有假说认为那些分布广泛的 mHag 与 GVHD 有关,而那些主要分布在造血细胞来源的细胞表面的 mHag 则与 GVL 有关,但还需要更多的证据支持。

2. 组织特异性抗原

在引起移植排斥反应的抗原中,有一些是仅分布在某组织中的特异性抗原,如皮肤特异性抗原(称 SK 抗原),新发现的 B 细胞系特异性抗原 HB-1。由于组织特异性抗原只特异地表达在某种组织,故供、受者双方的淋巴细胞进行的混合淋巴细胞反应可能并不能反映真实的情况。例如,混合淋巴细胞阴性反应时,皮肤移植排斥可能仍然发生。而且,用某些细胞诱导出抗体的耐受状态可能不一定会对其他细胞型也产生耐受。

3. 血型抗原

血型抗原存在于血细胞表面及血管内皮上。在任何个体内都有针对血型抗原的天然抗体,如 A 型血人血清中有抗 B 抗体,O 型血有抗 A 抗体、抗 B 抗体,这些预存抗体,就能引起针对血细胞的超急性排斥反应。因此,器官移植时首先要遵循输血原则。

4. 种特异性糖蛋白

血管内皮细胞还表达一些与血型抗原类同的具有种特异性的糖蛋白。与血型抗原相似,几乎所有动物个体内均存在抗其他种的血管内皮糖蛋白的天然抗体。这些抗原及针对这些抗原的天然抗体的存在,使异种移植存在很大的困难。除了种属很近的异种移植供、受者的组合,其余的几乎所有形式的异种移植供、受者组合的初次血管性器官移植的超急性排斥,均由针对这些种特异性血管内皮糖蛋白的抗原-抗体反应引起。

第二节　排斥反应的分类及免疫学发病机制

一、排斥反应的分类

由于供、受双方存在组织相容性差异,器官移植时会发生移植排斥反应。依据发生排斥方,分为宿主抗移植物反应(HVGR)和移植物抗宿主反应(GVHR),前者见于实体器官移植,后者则发生在造血干细胞移植或其他免疫细胞移植。根据排斥反应发生距移植时间的不同,分为超急性排斥反应、急性排斥反应和慢性排斥反应。

二、宿主抗移植物反应(HVGR)

HVGR 指宿主体内致敏的免疫效应细胞及抗体对移植物进行攻击,导致移植物被排斥。各类器官移植排斥反应发生的免疫效应机制基本相同,根据排斥反应发生的时间和强度,以及发生机制和病理表现,大致可分为三种类型,即超急性排斥反应、急性排斥反应、慢性排斥反应。

(1)超急性排斥反应　超急性排斥反应指移植器官血管接通后几分钟至1～2天内发生的排斥反应。移植器官迅速衰竭、坏死,并引发高热等全身症状,甚至危及病人生命。超急性排斥反应在肾移植、心脏移植最常见,肝脏移植很少见,其他如皮肤移植、胰岛移植等也不多见。

(2)急性排斥反应　急性排斥反应是多种器官移植都会遇到的移植并发症,也是移植失败的主要原因。一般发生在术后数天至两周左右,80%～90%发生于术后一个月内。急性排斥反应起病急,病人可有发热、全身关节、肌肉酸痛症状,并很快出现移植物功能减退,甚至丧失。

(3)慢性排斥反应　慢性排斥反应发生在器官移植后数月到数年,或发生于急性排斥反应后,移植物逐渐缓慢地失去功能。由于免疫抑制剂的使用不能预防慢性排斥反应,因而成为目前临床非常棘手的问题。慢性排斥反应的发病机制复杂,免疫因素和非免疫因素都参与其中。

三、移植物抗宿主反应(GVHR)

GVHR 是由移植物中的抗原特异性淋巴细胞(过客淋巴细胞)识别宿主组织抗原而发生的一种排斥反应。GVHR 可损伤宿主组织和器官,引起移植物抗宿主病(GVHD),不仅导致移植失败,而且还能给受者造成严重后果。GVHR 的发生依赖于下列条件；

- 宿主与移植物间组织相容性抗原不符；
- 移植物中含有足够数量的免疫细胞，尤其是 T 细胞；
- 移植物受者处于免疫无能或免疫功能严重低下状态。

GVHR 主要见于造血细胞移植后，胸腺、脾脏移植以及新生儿接受大量输血时也有可能发生。由移植物中成熟 T 细胞引起，分以下两种类型：

（1）急性 GVHR　常于移植后三个月内发生，出现多个靶器官上皮细胞损伤，典型症状为食欲不振、消化不良、腹泻、黄疸和皮疹，严重者导致死亡。

（2）慢性 GVHR　典型症状是一个或多个器官的纤维化和萎缩，有时伴有坏死，若受累器官功能完全丧失可导致死亡。

四、排斥反应的免疫学机制

排斥反应的发生，主要是免疫应答的结果。免疫系统识别了外来的移植物，并发生攻击。移植排斥反应也经历免疫识别、免疫细胞反应、免疫效应三个阶段，多种细胞、细胞因子均参与其间。

（一）排斥反应中的抗原提呈

排斥反应实质是受体免疫系统针对外源性组织细胞发生免疫应答的过程。在这个过程中，外来抗原是如何被呈递给受体 T 细胞的呢？研究表明，在这个过程中有两个提呈途径：直接提呈（直接识别）与间接提呈（间接识别）。直接提呈是指由供者组织中的抗原提呈细胞将完整的 MHC 分子提呈给受体的 T 细胞；间接提呈则是指受体自身的抗原提呈细胞吞噬处理供者的抗原，然后把它提呈给 T 细胞。

1. 直接提呈（直接识别）

当移植物进入到宿主体内，移植物组织中的抗原提呈细胞，如树突状细胞（DC）会迁移到宿主的淋巴结或淋巴组织内，在那里与宿主的同种抗原反应性 T 细胞相互作用。树突状细胞表面具有丰富的 MHC 分子，树突状细胞能够将自身的 MHC 分子完整地呈递给同种抗原反应性 T 细胞，激活宿主的同种抗原反应性 T 细胞（图 13 - 1）。直接呈递作用发生比较快，可能在急性排斥反应中发挥重要作用。随着时间的推移，来自供体的 DC 逐渐减少，直接呈递不再是主要的呈递方式。

在这个呈递过程中，来自供体的 DC 与来自受体的 T 细胞间直接发生信息传递，二者的 MHC 是不同的。为什么宿主 T 细胞的 TCR 能够跨越 MHC 限制性？

目前仍然没有令人满意的解释。

2. 间接提呈（间接识别）

间接提呈是指由受体自身的抗原呈递细胞将移植物 MHC 抗原呈递给宿主的 T 细胞。移植物进入受体内后，移植物细胞表面抗原脱落或移植物的细胞凋亡，这样一来，在全身游走的受体的抗原提呈细胞就能摄取到这些抗原，并将它们提呈给宿主的 T 细胞，从而激活相应 T 细胞克隆（图 13-2）。这种呈递方式与正常的免疫应答过程中的抗原呈递途径相似。很多学者认为，这种呈递方式在慢性移植排斥中可能起到关键作用。

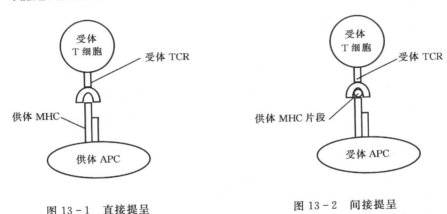

图 13-1 直接提呈   图 13-2 间接提呈

（二）排斥反应的效应机制

1. 体液免疫

抗体、补体参与移植排斥反应。抗体与相应抗原结合，激活补体，发挥溶细胞效应。体液免疫主要参与超急性排斥反应。宿主体液中预存针对移植物抗原的抗体。这些抗体包括 ABO 血型抗体、抗异种血管内皮抗原抗体、抗 MHC 抗体等。可见于反复输血、多胎妊娠、长期血液透析或曾接受过移植的个体。当移植物与宿主的血管接通后，宿主的预存抗体立即与移植物的血管内皮上的抗原结合，激活补体，导致移植物细胞被破坏。同时，补体活化的产物如缓激肽等血管活性物质的产生，又促使小血管平滑肌收缩，进一步加剧组织缺血。血管内皮的活化也将启动凝血机制，产生微小血栓，导致移植物内广泛的血栓形成；内皮细胞的活化后还可以释放多种趋化因子，吸引其他免疫细胞聚集。由此一来，预存抗体与抗原的结合所引发的复杂的级联反应最终导致移植物广泛水肿、出血、血管内凝血及坏死，乃至破坏整个移植物。

2. 细胞免疫

T 细胞介导的细胞毒性反应是引起急慢性排斥反应的主要机制。

急性排斥时,同种移植物内浸润的细胞以 CD4$^+$ T 细胞占绝大多数。CD4$^+$ T 细胞通过直接途径或间接途径被活化后,分泌大量细胞因子,如 IL-1β、IL-2、IL-6、IL-7、IL-8、IL-10、IL-12、TNF-α、IFN -γ 和 TGF-β 等。急性排斥时,无论是组织中,还是病人的血清、尿液中,都可发现这类细胞因子含量的明显升高,这些细胞因子能引起一系列免疫信号的传递及刺激其他细胞因子的合成与分泌,如 IL-1β 和 TNF-α。IL-2 能促进其他免疫细胞的成熟与分化;IFN-γ 促进黏附分子和肾脏固有细胞 MHC Ⅱ 分子表达上调;IL-8 和 MCP-1(单核细胞趋化蛋白-1)属于趋化因子家族,分别对粒细胞和单核细胞有很强的趋化作用;TGF-β 既是急性排斥反应的抑制因子,又是排斥反应慢性纤维化过程的促进因子,

CD8$^+$ T 细胞的靶细胞是所有表达同种异体 MHC Ⅰ 类分子的细胞,在移植物中大量存在的 CD4$^+$ T 细胞的辅助作用下,CD8$^+$ T 细胞迅速活化增殖,发挥效应,它可能通过穿孔素破坏移植物细胞膜并由多种途径诱导移植物细胞凋亡,从而摧毁移植物细胞。由于 CD8$^+$ T 细胞具有强大的杀伤效应。因此,若移植物中 CD8$^+$ T 细胞数量越多,预后越差。

炎性细胞也是造成移植物细胞损伤的重要因素之一。在细胞因子的作用下,炎性细胞(中性粒细胞、单核细胞、血小板等)聚集至移植物,发挥非特异的杀伤作用,造成移植物细胞的损伤。另外,在急性排斥反应的移植物中,还发现少量 NK 细胞、浆细胞和嗜酸性粒细胞浸润,可能与移植物细胞损伤也有关系,这几种细胞如果数量较多,往往预后不良。

第三节 各种移植排斥反应的特点

一、实体器官移植

(一)肾移植

肾移植是目前临床应用最成熟的移植手术,是治疗终末期尿毒症的唯一手段。肾的来源主要是尸体肾和亲属供肾。由于免疫抑制剂的广泛使用,肾移植后的长期生存率显著提高,排斥反应的发生率也降低。

1. 超急性排斥反应

超急性排斥反应可发生在手术台上,其表现为当移植肾血循环恢复后几分钟,

原来鲜红、已搏动,并开始泌尿的移植肾突然色泽变暗、质地变软、搏动消失。输尿管蠕动消失,泌尿停止,继而移植肾明显缩小,并呈现紫褐色而失去功能。或在术后 24～48 小时内发生突然血尿、少尿至无尿,移植区剧痛,血压升高,血肌苷值持续升高并伴有高热、寒战等全身反应。手术探查移植肾肿大,呈紫褐色。显微镜下见到早期的肾小球和肾小管周围的毛细血管及小血管内有大量纤维素和血小板沉积而形成的血栓,以及血管壁的纤维素样坏死,导致肾实质的广泛梗死和出血。免疫荧光检查可见毛细血管中的微血栓。肾小球毛细血管丛和小血管内皮细胞IgM、IgG 和 C3 沉积。电子显微镜见肾小球毛细血管内有纤维、血小板破裂并聚积、内皮细胞剥落、基底膜疏松肿胀、上皮细胞触突广泛融合。

对超急性排斥反应迄今尚无有效的治疗方法.唯一办法是一经确诊即尽早摘除移植肾。

2. 加速性排斥反应

加速性排斥反应也与体内预存抗体的存在有关。一般在术后 3～5 天内发生。病理改变以小血管炎症和纤维素样坏死为特征。临床表现为手术后移植肾有功能,甚至功能很好,但突然出现体温升高、尿少、高血压,移植肾区肿胀、有压痛。病情严重,呈进行性发展,血肌苷值很快升高,随即需要透析治疗。但应注意与急性肾小管坏死(ATN)或环孢素 A 肾毒性副作用相鉴别。

这类排斥反应的治疗首选大剂量激素冲击,但最终治疗效果不理想,且副作用严重。当治疗无效时必须摘除移植肾,以保全患者生命。

3. 急性排斥反应

急性排斥反应最为常见,发生率约占肾移植的 40％～80％。一般常发生在术后 1～8 周。可因感染、更换免疫抑制剂、手术等原因诱发。临床表现为体温突然升高,早期多表现尿量减少、移植肾肿大、质硬、压痛,血压升高,常伴不同程度的乏力、腹胀、头痛、心动过速、食欲减退、情绪不稳定、烦躁不安。

实验室检查血清肌苷值增高,尿液检查为淋巴尿、蛋白尿,尿细胞学检查有集合管细胞。免疫学指标 CD8$^+$/CD4$^+$升高,IL-2R 升高。同位素检查肾灌注减少,肾图示排泄段梗阻。彩色多普勒 B 超可以帮助诊断。

病理诊断仍是高效、特异、快速的诊断方法。用细针抽吸法获取肾内容物,病理改变早期为淋巴细胞浸润,肾小球基底膜破坏,并浸入肾小管,动脉内皮淋巴细胞黏附;晚期为巨噬细胞、单核细胞浸润,预后不佳,融合性坏死表示不可逆性损害。

4. 慢性排斥反应

慢性排斥反应是移植肾逐渐失去功能的主要原因。其发生除免疫学因素外,非免疫因素也是诱发的原因,如供体的年龄、高血压、高血脂、感染等因素。病理表现分为三种类型:闭塞性血管炎型、移植性肾小球肾病型、肾间质硬化型。闭塞性血管炎型可见小动脉和细动脉乃至叶间动脉和弓状动脉内膜增生、中层肥厚、内膜呈同心圆状或葱皮状纤维组织增生,动脉的严重病变可严重影响肾脏的血液供应,使肾实质缺血。移植性肾小球肾病型的肾小球囊上皮明显肥大、融合,重度时表现为肾小球毛细血管皱缩,内皮细胞、基膜基质和系膜细胞增生,胶原纤维增多;肾间质硬化型主要为局灶和弥漫性间质纤维化,伴淋巴细胞浸润。

(二)肝移植

肝脏移植是实体器官移植中比较容易形成免疫耐受的器官,极少见超急性排斥反应,也不发生移植物抗宿主反应,即使发生短暂的急性排斥反应,动物实验移植肝最终可以不需要任何治疗而被接受。而且肝移植后,受体对同一供体来源的皮肤和其他脏器也很容易耐受。肝脏移植最常见的是急性排斥反应和慢性排斥反应。

1.急性排斥反应

肝移植术后急性排斥反应在组织学上的特征表现为:门管区炎性细胞浸润,门静脉和中央静脉内皮炎,早期胆管损害。除此之外,尚可见动脉炎和肝细胞坏死。肝移植急性排斥反应 Benff 病理分级见表 13-1。

表 13-1　肝移植急性排斥反应 Benff 病理分级

分 级	标 准
未定	门管区炎症浸润,但尚未达到急性排异反应的诊断标准
轻度(1 级)	排异反应波及< 50% 门管区,均较轻,并限于门管区内
中度(2 级)	排异反应波及> 50% 门管区,使门管区扩大
重度(3 级)	中度基础上炎症波及门管区周围带,中或重度肝静脉周围炎症伴肝细胞坏死

2.慢性排斥反应

肝移植的慢性排斥反应又称为胆管缺失性反应,有两个典型的病理学特征:闭塞性动脉病变和进行性胆小管丧失。肝脏同种移植物慢性排斥反应的早期和晚期特征见表 13-2。

表 13－2　肝脏同种移植物慢性排斥反应的早期和晚期特征

结　构	早期慢性排斥	晚期慢性排斥
小胆管（＜60μm）	变性累及大多数胆管：细胞质的嗜伊红样改变；核：质比增加；核深染；核分布部位不一致；胆管仅部分由胆管上皮细胞构成，胆管丧失出现，在＜50％的汇管区有胆管丧失	残余胆管变性，＞50％的汇管区有胆管丧失
终末支肝静脉和第3区肝细胞	出现内膜或管腔炎症，第3区的坏死溶解和炎症，轻度静脉周围纤维化	出现灶性闭锁，不同程度的炎症，重度（桥状）纤维化
汇管区肝小动脉	累及＜25％的汇管区肝小动脉	累及＞25％的汇管区
其他	呈"过渡性"肝炎，伴肝细胞斑点状坏死	肝窦泡沫细胞聚集；显著胆汁淤积
肝门周围大的肝动脉分支	有内膜炎症，泡沫细胞灶性沉积，未累及管腔	内膜下的泡沫细胞使管腔变窄，纤维内膜增生
肝门周围大的胆管	有炎症损害和泡沫细胞灶性沉积	腔壁纤维化

(三)心脏移植

由于心脏来源困难，心脏移植不如肾脏和肝脏移植普遍，我国开展心脏移植的历史也只有十余年。目前研究的方向是用人工心脏或异种(主要是猪)的心脏代替人的心脏。

急性心脏移植排斥反应的基本病理学特征仍是间质炎细胞浸润和心肌细胞损伤。炎症细胞仍以 T 细胞为主，其中，$CD8^+$ T 细胞浸润数量的增加常提示严重的、不可逆转的急性排斥反应。

慢性心脏移植排斥反应的病理仍是慢性炎症反应，即血管壁增厚，由此引起组织缺血，并导致实质细胞变性，间质纤维增生。

二、造血干细胞移植

造血干细胞移植可以重建受者的造血系统和免疫系统，是治疗急性白血病、慢性白血病、多发性骨髓瘤、恶性淋巴瘤、免疫功能缺陷等疾病的有效手段。近年来，干细胞移植联合放疗、化疗用于乳腺癌、小细胞肺癌、神经母细胞癌和卵巢癌等，重建患者的造血系统，提高了肿瘤的疗效。干细胞的来源主要是骨髓和外周血及脐带血。经细胞因子 C-CSF 动员后采集外周血干细胞的方法正逐步取代以往的从骨髓抽取造血干细胞,使干细胞移植的推广范围进一步扩大。自体干细胞移植组织相容性好,回输后造血和免疫重建的时间短,主要用于急性白血病、慢性白血病、恶性淋巴瘤、多发性骨髓瘤、实体瘤等。缺点是可能动员不到足够的干细胞,也存在较大的肿瘤细胞污染的问题。前面提到的除实体瘤外,其他肿瘤都可以应用异体干细胞移植的方法,移植物抗宿主病(GVHD)和移植物抗白血病效应(GVL)是最常见的伴随症状。

(一)移植物抗宿主病

急性 GVHD 一般在移植后 100 天之内发生,大多数在移植之后 30~40 天发生,主要表现为皮疹、腹泻、黄疸;在移植后 10 天内发生的急性 GVHD 又称为超急性 GVHD 或暴发性 GVHD。急性 GVHD 的发生主要与供、受双方存在不相同的抗原有关,最近的研究表明与次要组织相容性抗原的关系密切。另外,即使自身的干细胞移植也会发生 GVHD,可能不恰当的自身抗原的识别也与此有关。介导 GVHD 的是供体的 T 细胞和 NK 细胞,主要累及皮肤、肝脏、胃肠道。病理表现方面,皮肤组织学变化是基底细胞空泡形成、表皮细胞单个细胞坏死,周围偶有淋巴细胞存在,更明显的损伤导致皮肤大片坏死及表皮剥脱;肝脏中主要是胆管上皮细胞损伤,特征性改变是节段性坏死形成、小胆管退行性改变及胆管细胞的细胞浆嗜酸性改变。淋巴细胞浸润主要局限在门静脉,也有一些分散在肝细胞周围。一般不发生肝硬化。肠道黏膜基底隐窝单细胞坏死,周围有淋巴细胞浸润,炎性浸润可以弥散至整个黏膜,导致隐窝脓肿、炎性溃疡、上皮脱落。急性 GVHD 分级见表 13-3。

表 13-3　急性 GVHD 分级

级别	皮肤(体表面积%)	肝脏胆红素 (μmol/L)	肠道腹泻量(mL/d)
0	无皮疹	<34	<500
+	斑丘疹<25	34~50	50~1000 或持续恶心,有 GVHD 组织学证据
++	斑丘疹 25~50	51~101	1001~1500
+++	全身性红皮病	102~255	>1 500
++++	全身性红皮病,水疱,表皮剥脱	>255	严重腹痛,伴或不伴肠梗阻

慢性 GVHD 则在移植 100 天后发生,表现为多种器官损伤及器官系统功能减退的自身免疫样综合征。皮肤是最易受累的组织,表现为苔藓样变或硬皮病样变,全身红斑伴斑块状脱皮,皮肤和关节色素沉着或减退。黏膜也累及,溃疡引起疼痛,角膜也可被累及。还可能出现肺细小气管炎。

（二）移植物抗白血病效应

移植物抗白血病效应（GVL）是干细胞移植的另一个免疫现象。临床及实验研究发现，异基因干细胞移植后，白血病的复发率明显下降，而同卵双胞胎间的移植不存在这样的现象。GVL 与供体的 T 细胞识别受体的抗原有关，在 HLA 相合的移植中，供体 T 细胞主要识别受体的次要组织相容性抗原。GVHD 与 GVL 总是相伴发生，都与次要组织相容性抗原有关，如果能够实现二者的分离，将大大降低因 GVHD 导致的损伤而提高 GVL 的杀肿瘤效应。目前研究表明有可能利用次要组织相容性抗原的分布实现这一目标。HA-1、HA-2、HA-5 只分布在造血细胞起源的细胞表面，包括白血病细胞。实验证据表明，用 HA-1/HA-2 联合多肽诱导的 CTLs 能够选择性杀死白血病细胞，而不累及其他细胞。随着更多的次要组织相容性抗原的特性被发现，GVL 有可能成为新的肿瘤治疗方法。

第四节 排斥反应的防治

器官移植的成败很大程度取决于排斥反应的防治。排斥反应主要包括严格选择供者、抑制受者免疫应答、诱导免疫耐受和加强术后免疫监测。

一、供体选择

现在已经明确，排斥反应的发生，与供、受者双方的 HLA 相容性最相关。另外，也取决于供、受二者是否血型相合及受者体内是否有针对供者的预存抗体。因此，在移植前必须进行组织配型等一系列检测，以选择合适的供体组织，最大程度地避免移植排斥反应的发生。

（一）红细胞血型检测

人红细胞血型抗原是一种重要的组织相容性抗原，故供者的 ABO、Rh 血型抗原必须与受者相同，至少应符合输血原则。

（二）HLA 分型

HLA 是人类的主要组织相容性抗原，供、受双方 HLA 差异越大，排斥反应越强烈。由于 HLA 是多态性极为庞大的抗原，在人群中，除了同卵孪生外，几乎找不到 HLA 完全相同的两个个体。因此，在进行 HLA 配型时，只有退而求其次，寻找最为接受的供者。按照这个原则，移植效果由好到差依次为：同孪双生、异卵双生、同胞兄弟姐妹及父母、血缘相关的亲属、无血缘关系的尸体供者。在 HLA 系统中，与移植排斥反应关系最密切的是 HLA-D 区抗原，其次是 HLA-A、HLA-B。所以，在进行组织配型时，一般首先对供、受者的 HLA-A、HLA-B、HLA-DR、

HLA-DQ 等抗原进行分型,再通过混合淋巴细胞反应检测供、受双方的 HLA-D 相容程度。

1. HLA 抗原的分型方法

HLA 抗原的分型方法有血清学分型方法和分子生物学方法。

(1)血清学分型方法　对 HLA-A、HLA-B、HLA-C、HLA-DR、HLA-DQ 都可采用血清学分型方法,即补体依赖的微量淋巴细胞毒性实验。其原理如下:游离出的活性淋巴细胞(含有受检者的特异性 HLA 抗原)与特异性抗 HLA 抗体(抗血清)在体外孵育,则抗体能与细胞表面的特异性抗原结合,加入兔补体后,就会激活补体,使淋巴细胞膜破坏,染料(台盼兰或伊红)得以渗入,使细胞染色。相反,不能被抗血清中特异性的 HLA 抗体识别的细胞不会发生溶细胞作用,在显微镜下为透亮的细胞。50%以上的细胞被着色为反应阳性。用于进行 HLA 分型的抗血清可来源于经产妇,约 10%～20%的经产妇在分娩时能检测到较高浓度的比较单纯的抗 HLA 抗体。随着单克隆抗体技术的不断发展,已经有越来越多的抗 HLA 单克隆抗体用于 HLA 抗原的分型。

世界上使用最普遍的是美国国立卫生研究所(NIH)所确立的方法,其基本过程如下:

① 提取总淋巴细胞:取 5mL 肝素抗凝血(0.1mL 肝素加入 10mL 静脉血)离心后,取其中间部分,经 2 次 RPMI 冲洗,将获得的标本调整为 2000～4000 个细胞/μL。

② 抗原分型板取出解冻,板上每一槽放入 1μL 细胞悬液。

③ 在室温下孵育 30 分钟后,在槽中加满兔补体(6μL)。

④ 继续孵育 60 分钟后,每槽再加入 1μL 伊红,10～15 分钟后用 2μL 福尔马林固定并放入有盖瓶中。

⑤在相关光学显微镜下计数。具体分级方法如下:

世界卫生组织(WHO)及欧洲移植中心(ET)分级方法

致死细胞数(%)	WHO	致死细胞数(%)	ET
0～10	1	0～15	0
11～20	2	16～25	1
21～40	4	26～35	2
41～80	6	36～50	3
81～100	8	51～80	4
无法辨认者	0	81～100	5
		无法辨认者	9

　　（2）分子生物学方法　　近年来,分子生物学技术发展突飞猛进,分子生物学技术在 HLA 抗原的分型方面也有不少应用。如用序列特异的寡核苷酸探针杂交法、限制性片段长度多态性分析法（RFLP）、二相凝胶电泳、DNA 克隆技术等。

　　分子生物学方法更适于对 HLA-DR 抗原分型,较传统的血清学方法灵敏而准确,有可能取代血清学方法。

2. 受者 HLA 抗体的检测

　　受体血清中存在的 HLA 抗体可能会引起超急性排斥反应,所以移植前应常规进行淋巴细胞毒性交叉配型试验。其原理与补体依赖的微量淋巴细胞毒性实验原理相同。实验时,将受体的血清与供体的淋巴细胞混合培养,同时加入补体,一般要求死亡细胞应少于 15%,若高于 15%,移植术后易出现超急性排斥反应。该试验操作简便,反应灵敏,能在 3 小时内迅速得出结果,是移植前的常规检查。

3. 混合淋巴细胞培养（MLC）

　　每个个体的淋巴细胞表面都含有不同的组织相容性抗原。当把两个人的淋巴细胞混合在一起在体外培养时,5～8 天后,两种淋巴细胞互相刺激,都会发生增殖反应,增殖的强度反映二者的相容性。增殖越明显,表明二者的 HLA 差异越大,彼此不相容;增殖程度越小,表明二者 HLA 差异越小,相容度高。混合淋巴细胞培养被看作是移植物在体外的模拟,是血清学方法无法替代的,尤其是那些还没有发现抗体的 HLA-D 区基因控制的 D 抗原及未知的 HLA 抗原,主要用 MLC 法鉴定供、受双方的相容性。MLC 有单向和双向两种方法。单向反应是用 X 线照射或丝裂霉素处理一方的淋巴细胞,使其失去转化和合成 DNA 的能力,但保持细胞的抗原性和刺激对方细胞发生增生的作用;双向法是将两个无血缘关系的个体的淋巴细胞混在一起培养,可相互激发而增生。单向法在理论上更理想,但双向法操作简便,在临床的应用更为广泛。

　　MLC 的结果在 10% 以下是较理想的,但临床上很难达到这个标准,所以这个指标放宽到了 30%。高于 30% 时进行移植,则发生急性排斥的机率明显增高。

4. PRA 检测（配组淋巴细胞毒抗体反应）

　　将受者血清与一组（40～100 个）无关供者淋巴细胞共同培养,有条件的实验室用已知 HLA 型别的标准淋巴细胞作细胞毒抗体测定,根据受者与配组淋巴细胞反应阳性的百分率来判断受者的致敏状态,估计移植的可能性。

二、免疫抑制剂的应用

　　临床上众多克服移植排斥反应的方案中,疗效最肯定的当属应用免疫抑制药物。它能有效抑制排斥反应,尤其是急性排斥反应的发生。近年来,更新的、更有效的免疫抑制剂层出不穷,使器官移植得到突飞猛进的发展。

1. 环孢素 A (Cyclosporine A,CsA)

CsA 在 1978 年首次被用于临床肾移植取得了令人鼓舞的结果,很快便被世界各国相继应用。

CsA 的作用机制主要是通过阻断 IL-2 与其受体的相互作用,从而抑制淋巴细胞的增殖。它抑制淋巴细胞的功能,但不损伤其他细胞,并对骨髓无毒性作用,是一种良好的免疫抑制剂。它广泛应用于肾移植、肝移植、胰腺移植、心脏移植等各个领域,为延长移植物存活时间、提高器官移植成功率作出了不可磨灭的贡献。

但是,CsA 也存在很多毒副作用。首先,它具有肾毒性,不仅发生率高,而且与肾排斥反应难以鉴别。另外,CsA 降低免疫系统功能,易引发感染;它对肝脏、心血管系统、内分泌系统都有影响。为了降低它的毒性作用,临床常采用三联用药,即 CsA 与硫唑嘌呤(Aza)、皮质激素(Prel)联用,不但能减少毒性,且近期和远期效果都优于 CsA 单用。同时对联用 CsA 的血药浓度进行动态监测也是非常必要的。

2. 硫唑嘌呤

硫唑嘌呤(azathioprine,Aza)是 6 -巯基嘌呤的甲硝咪唑取代衍生物,分子质量为 277.3Da。它属于抗代谢药,干扰核酸尤其是 DNA 的生物合成。实验表明,Aza 能抑制植物血凝素(PHA)诱导的淋巴细胞转化,抑制混合淋巴细胞反应,抑制 T 淋巴细胞的细胞毒作用。Aza 还能抑制抗体的产生。硫唑嘌呤虽是临床上应用较广泛的免疫抑制剂,但对病人可能会引起骨髓抑制、白细胞减少。另外,Aza 的感染及致癌作用也是应该注意的。

3. RS-61443

RS-61443(mycophenolate mofetil,MM)是霉酚酸(MPA)的酯类衍生物。MPA 能抑制嘌呤核苷酸合成过程中的限速酶次黄甘酸脱氢酶,从而抑制细胞 DNA 的合成。由于人体的淋巴细胞不能通过嘌呤合成的替代途径合成嘌呤,而必须依赖于从头途径。因此,MPA 对淋巴细胞具有较强的针对性。它的副作用与其他免疫抑制剂类似,都是感染及致癌作用,没有肾毒性及骨髓抑制。

4. Brequinar

Brequinar (BQR)是一种抗肿瘤药物,近年来发现具有明显的免疫抑制作用。与 MM 相似,它的作用也是通过抑制核苷酸的合成实现的。它主要通过抑制嘧啶核苷酸合成时的限速酶 L -二氢乳清酸脱氢酶(DHO-DH),从而抑制淋巴细胞的增殖。它的毒副作用有胃肠道症状、骨髓抑制、淋巴细胞减少等。与 CsA 合用后,毒副作用增强。BQR 的临床应用目前正在研究中。

5. FK506

FK506 是从土壤中筑波链霉菌的肉汤发酵物中提取的大环内酯类物,具有脂溶性。它的作用机制与 CsA 类似,通过抑制 Th 细胞释放 IL-1、IL-3、IFN-α 等活性因子及 IL-2 受体的表达抑制免疫功能。它的作用比 CsA 强至少 100 倍。在移植方面,它具有较强的抑制细胞免疫和体液免疫反应及移植物抗原刺激的 T 淋巴细胞增殖作用。它能逆转人体急性或早期慢性肝排斥。它的毒副作用与 CsA 类似,如免疫抑制作用引起的感染、肾毒性、肝毒性等,但比 CsA 明显轻,且易于恢复,是一种安全有效的免疫抑制剂。在临床上,常常是在 CsA 使用失败后应用。FK506 在肝移植中应用最多,且效果最好,心脏移植后应用效果也不错,肾移植效果与 CsA 相当。

6. 肾上腺皮质激素

肾上腺皮质激素均属类固醇化合物,其正常生理作用是调节盐、糖、蛋白质、脂肪的代谢,作用机制极其复杂。它可以从多个环节抑制免疫反应,主要有:①影响巨噬细胞吞噬及处理抗原的作用;②破坏参与免疫活动的淋巴细胞;③抑制免疫母细胞的分裂增殖;④干扰补体参与免疫应答;⑤抑制炎性反应。

从 20 世纪 60 年代起,糖皮质激素已作为肾移植术受者常规使用的免疫抑制剂,它能迅速改善早期排斥反应,使移植肾恢复排尿。糖皮质激素在临床的用药方案各异,都能取得较好的疗效。用糖皮质激素冲击疗法使急性排斥反应的逆转率达到 80% 以上。糖皮质激素除可单独应用外,常与其他免疫抑制剂联合应用,如 CsA+Aza+Prel 的三联用法,不仅能取得很好的抗排斥效果,而且减少了 CsA 的用量,降低 CsA 的毒副作用。

但是,长期大量应用糖皮质激素也会带来很多不良反应,如水、盐、糖、蛋白质、脂肪代谢紊乱,诱发或加重感染,影响生长发育,肾上腺皮质萎缩或功能不全,反跳现象及停药症状等。因此,在应用糖皮质激素时,必须注意合理用药,缓慢停药。

7. 抗淋巴细胞球蛋白(ALG)

抗淋巴细胞球蛋白是针对淋巴细胞抗原产生的单克隆和多克隆抗体。它们与淋巴细胞表面的相应蛋白结合,阻断或抑制淋巴细胞的功能,甚至清除,如 McAb 与淋巴细胞结合后,激活补体,或通过免疫调节作用使淋巴细胞被清除。ALG 在临床主要用于预防及治疗急性排斥反应。肾移植术后预防性应用 ALG 能显著降低急性排斥反应的发生率。对于再次肾移植患者,ALG 也有较好的疗效。发生急性排斥时,ALG 与激素联用能有效逆转急性排斥反应。ALG 的不良反应主要是寒战和发热,应用单克隆抗体时,还会因诱导机体产生抗体而失去疗效。

第五节 免疫耐受诱导方法的研究进展

免疫抑制剂的发展使器官移植的成功率大大提高,但是免疫抑制剂所带来的并发症无法避免,常常导致病人死亡。而且,慢性排斥反应常常对免疫抑制剂的治疗不敏感。因此,最理想的解决方案,是建立针对供体的特异性免疫耐受。多年来,科学家们在这个领域一直进行积极的探索,在动物模型中已取得令人鼓舞的成就。以下介绍建立免疫耐受的几种策略。

建立免疫耐受的方法多种多样,大体上是从两个方面着手的。一是通过建立中枢耐受,如预先将供者的抗原经胸腺内注射给受者,或者将供者胸腺移植给受者,通过胸腺的选择,使同种反应性 T 细胞克隆被清除或无能,从而诱导对移植物的耐受;二是建立周围耐受途径,通过各种方法中断同种反应性 T 细胞对异种抗原的应答过程,诱导 T 细胞的凋亡和衰竭等。

1. 口服耐受

生物体每天经消化道摄入大量食物,但一般情况下,不会针对食物中的蛋白质产生免疫应答。也就是说,经胃肠道摄入抗原能引起免疫耐受。这一生理现象,促使科学家们开始研究口服耐受,即口服某种抗原后,引起机体对该种抗原产生无免疫反应或低免疫反应。如多发性硬化症是中枢神经系统的自身免疫性疾病,其中,已确定 MBP(myelin basic protein)和 PLP(proteo lipid protein)是自身抗原,用给病人口服 MBP 和 PLP 的方法,能有效地减少发病。口服耐受形成的机制可能与诱导克隆清除或克隆无能有关。研究表明,肠相关淋巴组织中的 APLs 缺乏必要的协同刺激信号 B7-1、B7-2 和 ICAM-1,因此不能活化 T 细胞。另外,口服抗原也可能诱导抑制性 T 细胞活化。目前,口服诱导耐受的方法主要集中于自身免疫病的研究,在移植中的应用正在逐步开展。

2. 胸腺移植

将供体的胸腺移植给受者,以建立受者对供者的特异性耐受已在动物实验中获得成功。20 世纪 90 年代,L. A. Lee 和 A. Khan 的实验小组分别把新生猪的胸腺移植给去除胸腺的小鼠,移植后发现移植的胸腺组织内有大量鼠源性 T 细胞,而且这些 T 细胞对与胸腺同一来源的猪的抗原不反应,而对其他同种抗原正常应答,表明受体小鼠建立了针对猪的免疫耐受。胸腺移植建立移植耐受的方法要在临床应用仍有困难。首先,胸腺来源困难,随着年龄的增长,胸腺逐渐萎缩,不能满足移植需要;其次,胸腺移植后可能会产生针对自身组织某些抗原的反应性 T 细胞,易引起自身免疫性疾病;另外,胸腺移植前需清除受体的 T 细胞和 NK 细胞,易导致严重的骨髓抑制。

3.胸腺内注射

近年来,胸腺内注射也是常用到的方法,有的研究者将供者来源的细胞(常是脾细胞)经胸腺注入受体内,获得了针对供者的特异性免疫耐受,也有研究者报道将供者的 MHC I 抗原经胸腺注入受体,也能诱导出特异性免疫耐受,使供者的胰岛组织在受者体内长期存活。胸腺内注射异体细胞或抗原诱导特异性免疫耐受的机制仍不清楚,可能与胸腺对 T 细胞的选择有关。

4.嵌合体与移植耐受

1992 年 T. E. Starzl 用原位杂交和 PCR 技术对 9 例接受了男性肝移植并已分别存活了 10～19 年的女性患者的嵌合状态进行了检查,结果发现她们体内的多种组织中都可检出供体来源的白细胞,把这种现象称为微嵌合状态(microchimerism)。后来,有多位学者证实了微嵌合现象,在长期存活的心、肝、肾、肺移植的患者体内,都发现微量供者来源的白细胞。T. E. Starzl 认为,临床器官移植时由于持续应用免疫抑制剂,机体一直处于免疫抑制状态,当移植时,一旦血管接通,即会发生细胞迁移,供者器官中的过客白细胞可随血流分布于受者全身,宿主的免疫细胞也会进入移植物。由于免疫抑制剂的作用,供、受双方白细胞同时持续存在,并相互作用,诱发各种调节机制,最终达到相互耐受。在这一理论的指导下,20 世纪90 年代中期,人们纷纷致力于给受者输注供者来源的血细胞或造血干细胞来得到供、受的嵌合状态,以期建立针对供者的特异性免疫耐受。然而,近几年的研究表明,嵌合状态与移植耐受并非相当。某些移植后患者虽然也出现了嵌合现象,但仍发生排斥反应。这表明,嵌合现象可能只是由于免疫抑制导致的伴随现象,是移植物长期存活的结果,而非原因。

5.耐受性树突状细胞

近年来,人们逐渐注意到树突状细胞在免疫耐受中的作用。这首先源于 DC 在自身耐受形成中的作用。研究表明,体内组织中的 DC 在正常情况下处于不成熟状态,这种不成熟的 DC 在体外表现为免疫抑制,即不能活化同源 T 细胞。进一步研究表明,耐受性树突状细胞(iDC)表面低表达 MHC II、B7、CD40 等分子,这可能是其不能有效活化 T 细胞的原因。另外,不成熟 DC 可能作用于调节性 T 细胞。动物实验的结果表明,将供体来源的 DC 细胞体外培养,并使之处于不成熟状态,然后输注到受者体内,就可能建立针对供者的特异性免疫不应答。某些组织来源的 DC,如肝脏、CD8 淋巴细胞来源的 DC 本身是不成熟的,具有诱导外周耐受的能力。还有作者尝试利用分子生物学技术对 DC 进行修饰,使之成为耐受性 DC。如将携带 CTLA4-Ig 的载体转入 DC 内,使其持续表达抑制性刺激分子 CTLA4-Ig,再将这种 DC 回输受体,则 DC 与 T 细胞相互作用时传递耐受性信号。虽然这种方法有报道在动物模型中获得成功,但是由于难以保证 CTLA-Ig 的持续表达,尚需做大量工作。

6. 干扰共刺激通路

在免疫应答过程中,T 细胞活化需要双信号,第一信号为 TCR 与 APC 提供的 MHC -肽复合体相互作用,第二信号为 APC 与 T 细胞表面的协同刺激分子相互作用,其中,最重要的是 CD28-B7 通路和 CD40-CD40L 通路。CTLA4 分子是 CD28 强有力的竞争者,因此常用来阻断 CD28-B7 通路,如前面提到的将 CTLA4 蛋白与 Ig 的融合蛋白转染 DC;还有作者将携带 CTLA4-Ig 的逆转录病毒载体与移植物一起或提前输入受体,也取得了不错的效果。单克隆抗体也常被用来阻断第二信号通路,如抗 CD28、抗 CD40 单抗等的应用都有报道,且效果不错。还有其他单抗,如抗 CD4、CD8、CD3 等的单克隆抗体也常被用于诱导耐受。

7. 基因工程在诱导耐受中的应用

随着基因工程技术的不断发展,基因技术也更广泛地用于免疫耐受的诱导。总的来说,基因工程的方法是将某种蛋白的基因转入供体或受体细胞,以诱导免疫耐受。如将供者 MHC I 分子转入受体来源的细胞,再回输受体,获得针对供者的耐受;CTLA4-Ig 也是常用的分子,它与 B7 分子结合的能力比 CD28 高 20 倍以上,用腺病毒或逆转录病毒介导的 CTLA4-Ig 基因转染供体器官或受体,也能诱导耐受。除此之外,抑制性细胞因子如 IL-10、TGF-β_1 由于能抑制免疫应答,也是基因疗法诱导免疫耐受的靶基因。转 FasL 基因诱导移植耐受也有报道,主要机制是诱导进入供体的 T 细胞发生凋亡。但 FasL 转染不同的细胞可能产生不同的效果,如有报道将含 FasL 的表达质粒体外转染受者来源的成肌细胞,在体外扩增后与供者的胰岛细胞混合,移植至受体小鼠,可延长胰岛存活。而将含 FasL 的腺病毒载体转染供者胰岛细胞,再移植,则导致胰岛移植物排斥加速。

虽然基因治疗诱导耐受已取得了可喜的进步,但由于机体对载体存在应答,以及转染效率低等问题,真正用于临床还需待以时日。

第十四章

造血干细胞与造血干细胞移植

　　所有血细胞均由骨髓中的造血干细胞（hemopoietic stem cell，HSC）分化而来，而体内造血干细胞的分化有赖于骨髓和胸腺微环境。

　　目前，造血干细胞移植（hemopoietic stem cell transplantation，HSCT）已广泛用于治疗恶性肿瘤、血液病、自身免疫病及一些遗传性疾病。

第一节　造血干细胞

一、造血干细胞的特性

　　造血干细胞是存在于组织中的一群原始造血细胞，它们不是固定的组织细胞，可存在于造血组织及血液中，是机体中各种血细胞的共同来源。原始的造血干细胞是多能（pluripotent 或 multipotent）造血干细胞，具有自我更新（self-renewing）和分化（differentiation）两种重要的潜能，赋予机体在生命过程中始终保持造血能力。造血干细胞在人胚胎 2 周时出现于卵黄囊，4 周时开始转移至胚肝，5 个月时骨髓开始造血，出生后骨髓成为造血干细胞的主要来源。成年人造血干细胞主要分布在红骨髓、脾脏及淋巴结，其中以红骨髓最为重要。造血干细胞在造血组织中的比例极低，例如鼠骨髓中造血干细胞占总细胞的比例约为 $10:10^5$；外周血中仅为 $0.2:10^5$。

　　将从人骨髓细胞中分离的 CD34$^+$ 细胞群在体外与造血因子共同培养，可获得含有各类血细胞的混合集落，由此证明骨髓 CD34$^+$ 细胞即骨髓造血干细胞。人造血干细胞的主要表面标志为 CD34 和 CD117（Kit）。

1. CD34

　　CD34 是一种多糖基化跨膜蛋白，是原始造血细胞的一种重要标志。从胎肝或脐血中可分离出 CD34$^+$ 细胞。随着造血干细胞分化成熟，其表面 CD34 表达水平逐渐下降,成熟血细胞不表达 CD34。在外周血单个核细胞(peripheral blood mononuclear cell，PBMC)中,CD34$^+$ 细胞占 0.01％～0.09％。此外,CD34 还表达于骨髓基质细胞、大部分内皮细胞、胚胎成纤维细胞和某些脑细胞表面。小鼠造血干细胞不表达 CD34。

2. CD117

CD117 是干细胞生长因子受体(SCFR),属于含有酪氨酸激酶结构的生长因子受体。胞膜外区结构属 IgSF。CD117$^+$ 细胞约占骨髓细胞的 1％～4％。50％～70％的 CD117$^+$ 骨髓细胞表达 CD34。CD117 也表达于人肥大细胞和急性髓样白血病细胞表面。

在干细胞培养中,应用同系小鼠骨髓细胞输注给经射线照射的小鼠,可在受体小鼠脾内形成由单一骨髓干细胞发育分化而来的细胞集落,包括红细胞、粒细胞、单核细胞等,此称为脾集落形成单位(colony forming unit-spleen,CFU-S)。用体外半固体培养技术,在含有造血生长因子存在的条件下,HSC 可分化为不同谱系的细胞集落,称为体外培养集落形成单位(colony forming unit-culture，CFU-C)。CFU-S 和 CFU-C 主要用于 HSC 中各谱系的研究。

二、造血微环境

HSC 的增殖与分化依赖于骨髓、胸腺造血微环境(hemopoietic microenvironment，HM)的支持。HM 包括造血基质细胞、胞外基质和各种造血调节因子。骨髓、胸腺等 HM 主要通过以下机制支持 HSC 的自我更新和分化。

(1)分泌细胞因子、激素及其他介质　基质细胞可以分泌白介素(IL-1、IL-3、IL-4、IL-6、IL-7、IL-11),集落刺激因子(SCF、G-CSF、M-CSF、GM-CSF),白细胞移动抑制因子(LIF)及转化生长因子-β(TGF-β)等多种细胞因子;胸腺基质细胞还可分泌胸腺激素(胸腺素、促胸腺生成素、胸腺体液因子等)。IL-7、胸腺激素、CSF 等是胸腺中 T 细胞发育成熟的重要条件;IL-7、SCF 等是诱导 pro-B 细胞向 B 细胞分化的关键细胞因子。

(2)分泌细胞外基质和黏附分子　基质细胞和 HSC 及其子代血细胞通过分泌黏附分子与细胞外基质相互作用,提供必要的刺激信号。

(3)表达 MHC I 类和 MHC II 类分子　参与 T 细胞在胸腺中成熟过程。

三、造血干细胞的分化

多能造血干细胞首先分化为定向干细胞(committed stem cell),包括淋巴样干细胞(lymphoid stem cell，LSC)或淋巴祖细胞(lymphoid progenitor)和髓样干细胞(myeloid stem cell)或髓样祖细胞(myeloid progenitor)。前者继续分化为 T

细胞、B 细胞和 NK 细胞。髓样干细胞可分化为具有产生红细胞系、粒细胞系、巨核细胞系和单核-巨噬细胞潜能的集落形成单位(CFU-GEMM)。树突状细胞可能由髓样和淋巴样两种不同干细胞分化而来。

1. CFU-GEMM 干细胞及其分化

(1) 红细胞系　髓样干细胞在红细胞生成素(EPO)和 SCF 存在条件下进行培养,可形成由许多细胞组成的形如爆火花样的集落,称为爆式红系前体形成单位,进一步分化为细胞数较少的红细胞集落形成单位(CFU-E)。

(2)巨核细胞系　髓样干细胞在 TPO 和其他造血生长因子存在条件下,在体外可形成巨核细胞集落形成单位(CFU-Meg)。

(3)髓系　在 GM-CSF、SCF 和 IL-3 等生长因子刺激下,CFU-GEMM 可进一步分化为粒细胞和单核细胞共同前体集落形成单位。

(4)嗜酸性粒细胞　在 GM-CSF、IL-5 和 IL-3 诱导下,CFU-GEMM 可分化为嗜酸性粒细胞集落形成单位,进而分化为成熟的嗜酸性粒细胞。

(5)嗜碱性粒细胞　在 IL-5、TGF-β、IL-3 诱导下,CFU-GEMM 进而分化为成熟的嗜碱性粒细胞。

2. 淋巴样干细胞及其分化

淋巴样干细胞可分化为 pro-B 细胞、pro-T 细胞和 NK 前体细胞。pro-B 细胞在骨髓中继续发育为成熟 B 细胞;pro-T 细胞则迁入胸腺,在胸腺微环境中发育为成熟 T 细胞。所有 T 细胞克隆和 B 细胞克隆分别组成了 T 细胞库和 B 细胞库,使免疫系统具有可识别周围环境中几乎所有抗原的潜能。因此,T 细胞和 B 细胞发育分化过程也是 TCR 和 BCR 形成的过程。

第二节　造血干细胞移植

造血干细胞移植(hemopoietic stem cell transplantation,HSCT)是 20 世纪 50 年代以来最令人兴奋的医学进展之一。HSCT 是指将供者的造血干细胞(HSC)移植到受者体内,以重建受者的造血和免疫功能,从而达到治愈某些疾病的一种方法。1957 年 E. D. Thomas 等最先采用骨髓中干细胞移植治疗白血病,并于 1971 年首次报道 HSCT 使白血病患者长期存活,于 1990 年获得诺贝尔生理学或医学奖。近年来,造血干细胞移植技术不断发展,干细胞来源不断增多,临床疗效逐渐提高,扩展了移植适应证。HSCT 主要用于恶性血液病、一些实体瘤、遗传性疾病和难治性免疫性疾病的治疗。

一、造血干细胞移植的类别

人们认识到 HSC 的 CD 系列单抗检测表型为 CD 34$^+$、CD 33$^-$、CD 38$^-$、HLA-DR$^-$。HSC 无髓系及淋巴细胞的特有抗原。出生后长期造血依赖骨髓中具有多向分化能力的多能造血干细胞,而多能 HSC 在基质细胞、细胞因子及细胞多基质组成的骨髓微环境中的调节因子作用下,定向发展过渡为定向干细胞,即祖细胞,维持各系统造血。因此,临床上应用 HSCT 重建造血和免疫功能。

根据造血干细胞来源不同将干细胞移植分为下述 5 类。

1. 骨髓移植（bone marrow transplantation，BMT）

(1)同基因 BMT　人类同卵孪生同胞间的 BMT;

(2)异基因 BMT　骨髓供者为非同卵者孪生的其他人,目前多为同胞供者,近年也有非血缘关系供者出现;

(3)自体 BMT　是将重建正常造血的自体骨髓冷冻保存,待该患者接受大剂量化疗、放疗治疗后再回输此骨髓以重建自身造血。骨髓中除含有不同阶段的造血干细胞、祖细胞外,尚有支持造血所需的基质细胞,因此,BMT 并不完全等同造血干细胞移植。

2. 外周血干细胞移植（peripheral blood stem cell transplantation，PBSCT）

外周血干细胞是年轻的与骨髓造血干细胞相似的具有自我更新和多向分化能力的细胞群,人类正常情况下 PBSCT 量极少,仅为骨髓的 1%,更新和增殖分化能力也较弱。外周血干细胞移植是采用经大剂量化疗及造血因子联合动员获得的外周血干/祖细胞移植给受者,重建受者正常造血和免疫功能。

(1)自体外周血干细胞移植(APBSCT)　采集自身外周血干细胞,经过体外扩增,获得足够在体内重建造血所需的干细胞后移植于自体。

(2)异基因外周血干细胞移植(allo-PBSCT)　外周血干细胞与骨髓造血干细胞有相似的生物学特性,其收集比较方便,与骨髓相比,肿瘤细胞混入较少,移植后复发率低。外周血干细胞移植的程序与骨髓移植类似,与骨髓移植不同的主要程序是:①应用化疗或细胞因子(G-CSF、GM-CSF)有效动员骨髓干细胞;②用血细胞分离机采集外周血干细胞;③经过体外扩增,获得足够在体内重建造血所需的干细胞。即所谓的外周血干细胞的动员、分离、纯化、采集和扩增。

3. 脐血干细胞移植

脐血含有丰富的造血干细胞和祖细胞,其特点是:

(1)增殖分化能力高于正常骨髓,其 LFU-GM 平均变率比成人外周血高 12～16 倍。

(2)淋巴细胞抗原性弱,功能相对不成熟,移植后发生急性 GVHD 的危险性低。

(3)来源较广,易于采集和冻存,供者无任何危险。

其缺点是:一个胎儿脐血可收集 50～150mL,单个脐血的干细胞数量有限,多数仅可用于儿童,较难满足成人移植的需要。

4. CD 34⁺ 细胞移植

CD 34⁺ 主要表达于各阶段的造血干细胞、祖细胞、小血管内皮细胞和胚胎的纤维母细胞,是造血干细胞分离、纯化的靶细胞。在分化过程中,CD 34⁺ 抗原表达逐渐减弱,并伴随一些新抗原表达的出现。可应用流式细胞分选法和免疫吸附等方法分离、纯化 CD 34⁺ 细胞,将特定的靶细胞群(CD 34⁺ 细胞群)从骨髓、血液、脐带血等组织中分离出来。这样,显著减少或清除移植物中污染或残留的肿瘤细胞(绝大多数恶性肿瘤细胞不表达 CD 34⁺ 抗原),从而降低移植后的肿瘤复发率,另外,CD 34⁺ 细胞选择可以减少移植中 T 细胞数量,在一定程度上减少和/或减轻移植后急性 GVHD 和慢性 GVHD,这样可用于受者年龄较大、HLA 部分匹配的亲属供髓,亦可用于无血缘关系供者及异基因外周血干细胞移植。

5. 混合造血干细胞移植

混合造血干细胞移植博采异基因造血干细胞移植的移植抗瘤(GVT)效应及自体干细胞移植不受供者限制的优点,用同基因混合 H-2 半相合异基因干细胞,两者按一定比例混合后移植,能耐受 GVHD 的发生,且具有明显的 GVT 效应。

二、造血干细胞移植的原理

造血干细胞移植是经过大剂量放疗、化疗或其他免疫抑制剂预处理,清除受体体内的肿瘤细胞、异常克隆细胞,阻断发病机制,然后把自体或异体造血干细胞移植给受体,使受体重建正常造血,重建正常免疫,从而达到治疗的目的的一种治疗手段。

预处理方法有两种:①传统的骨髓清除性预处理:尽可能地提高化疗和放疗剂量,以最大限度地杀伤恶性克隆、异常细胞或免疫细胞,降低移植后的复发或以利于腾出空间,保证移植的顺利植入;②骨髓非清除性预处理:依赖移植抗瘤(GVT)效应清除受体内恶性肿瘤细胞,降低预处理强度,减少放疗和化疗药物的毒性作用,达到免疫抑制后供者干细胞才能稳定植入,这种预处理方法特别适用于不能耐受传统骨髓清除性预处理中大剂量放疗、化疗的年龄过小或超过 55 岁的老年患者。

三、造血干细胞移植的适应证

1. 恶性血液病

适应于各种急性白血病、慢性白血病、恶性组织细胞病、骨髓增生异常综合征、恶性淋巴瘤、多发性骨髓瘤、真性红细胞增多症等。国内报道急性白血病（acute leukemia，AL）与慢性粒细胞白血病（chronic myeloblastic leukemia，CML）的第一次完全缓解（complete remssion，CR_1）期行 Allo-BMT，长期无病存活率（DFS）分别为 62.6％和 82.8％；持续缓解率分别为 89.2％和 100％。国外资料显示 AL 缓解（CR）后，Allo-BMT 可使 35％的未经治疗的第一次复发患者治愈，是诱导缓解失败而获得治愈的唯一方法（达 15％～20％）；使第二次缓解（CR_2）30％治愈。法国 AL 协作组将 422 例 CR_1 患者在 1 个疗程巩固强化后分成 Allo-BMT、ABMT 和化疗三组，其 4 年无病生存率（DFS）分别为 55％、48％和 30％，显示 Allo-BMT 对 AL 的疗效明显优于化疗。

2. 自身免疫病（ADS）

克隆病、溃疡性结肠炎、类风湿性关节炎、牛皮癣、SLE、自身免疫性脑脊髓膜炎等可采用 HSCT 进行治疗。S. Ikehare 等通过两项动物试验证实，自身免疫性疾病是源于造血干细胞缺陷而引发的免疫系统异常：①对正常小鼠（C_3H/HeN）和有关系统性红斑狼疮样自身免疫病小鼠（MRL/Lpr）的研究发现，将 Lpr 小鼠的骨髓植入正常小鼠，则正常小鼠会出现典型的自身免疫表现；②对非肥胖型糖尿病小鼠模型（NOD）与正常小鼠（C_3H/HeN）的研究发现，将 NOD 小鼠的骨髓植入正常小鼠后，正常小鼠于移植后 40 周时出现胰岛细胞周围炎，进而出现典型糖尿病表现。另外，早在 1977 年 J. L. Baldwin 等报道了 4 例 RA 患者，用金制剂导致再生障碍性贫血，行 Allo-BMT 后，2 例血清中类风湿因子转阴，且临床无 RA 症状。P. Jacobs 等报道 1 例 33 岁女性 RA 患者对各种药物治疗无效，且继发 AA，行 Allo-BMT 后 RA 获得长期缓解。

3. 实体肿瘤

几乎所有对化疗敏感的实体肿瘤均可用 HSCT 治疗，报道较多的有乳腺癌、卵巢癌、神经母细胞瘤、小细胞肺癌、睾丸母细胞瘤、恶性黑色素瘤、骨肉瘤、横纹肌肉瘤、胃癌、结肠癌等。

4. 遗传代谢性疾病

HSCT 亦可用于治疗先天性免疫缺陷病、黏多糖病、先天性造血异常症等。

四、HSCT 存在的问题与展望

造血干细胞移植在临床中已展示了某些前景，但是还存在许多问题，有待深入研究。

1. 移植技术复杂，环节繁多

包括移植前准备，移植物动员、采集，干细胞分离、纯化、扩增，HLA 分型，移植物中残留肿瘤细胞的检测和净化、预处理、GVHD 的防治、细胞因子的应用、移植后支持治疗等。

2. 骨髓来源限制

国内目前仅 25％～30％患者可得到 HLA 相合供体,应尽快建立国家志愿者献骨髓登记库,以提供更多的骨髓供体。

3. HSCT 并发症难以控制

(1)移植物抗宿主病　移植物抗宿主病为 Allo-BMT 移植成功后最常见的致命并发症,其发病率视预防方法不同差异很大,从＜10％到高达 80％不等,采用环孢素 A(CsA)和甲氨蝶呤(MTX)预防可使 Ⅱ～Ⅲ度的急性 GVHD 发生率由 65％降到 44％;采用静脉滴注胎盘免疫球蛋白治疗慢性 VGHD,有效率 86.7％。

(2)复发率高　根据国际骨髓移植中心 (International Bone Marrow Transplantation Center, IBMTC)的统计,急性粒细胞性白血病(acuter myeloblast leukemia, AML)和急性淋巴细胞性白血病(acuter lymphocytic leukemia, ALL)在第一次完全缓解接受 Allo-BMT 后 5 年复发率为 28％、27％;CR_2 复发或部分缓解的,行 Allo-BMT 后 5 年复发率 AML 为 40％、50％,ALL 为 49％、59％,复发率较高。美国斯坦福医学中心 K. G. Blume 报道采用分次全身照射(fractionated TBI)和 VP16(60mg/kg)预处理方案使 CR_1 高危白血病的复发率分别降至 10％和 32％,DFS 分别升到 43％和 70％,也有于 BMT 后应用 PCR 技术监测残存白细胞(residual leukocyte, RLC)以便及时采取补救措施,减少复发。

(3)免疫缺陷性感染　移植前、后的免疫抑制处理,使患者长期处于免疫缺乏状态,易于发生感染。近年采取环境保护、有效抗生素及输成分血等支持措施和细胞因子的广泛应用,使移植后的感染并发症相应减少。

间质性肺炎(interstitial pneumonitis, Ipn)为 Allo-BMT 后仅次于 GVHD 的第二位严重致命并发症,发病率约 40％,预防宜选用血清 CMVFVO 阴性的供者;移植后的前几个月,每月用抗 CMV 高效价免疫血清作被动免疫;避免输粒细胞;口服无环鸟苷预防病毒感染;口服 SMZco 预防卡氏肺孢子虫感染;采用分次 TBI 可用干扰素治疗 CMV 感染。

(4)静脉闭塞病　发生率约 22％,预防采用 TBI 分次照射,尽量少用白消安,以减少对肝小静脉内皮细胞的损害。患病毒性肝炎或 ALT 高者,发生率高于正常3.4倍,因此选择白消安时应慎重。

第十五章

单克隆抗体的研究进展和临床应用

　　1975 年，G. kohler 和 C. Milstein 应用小鼠骨髓瘤细胞与绵羊红细胞致敏的小鼠脾细胞融合，得到的一部分融合杂交细胞既能稳定持续生长，又能分泌抗绵羊红细胞抗体，将这种杂交细胞系统称为杂交瘤。利用杂交瘤技术制备针对单一抗原决定簇的单克隆抗体（monoclonal antibody，McAb）。这一技术的创立使以往许多科学家希望能根据自己的意图制备针对特定抗原决定簇、具有高度特异性和均质性的单克隆抗体的梦想成为现实，开创了抗体应用的新时代，是免疫学发展的一个重要里程碑。随即，单克隆抗体在生命科学领域及临床疾病的诊断和治疗方面得到广泛的应用，取得了突破性进展。但由于 B 淋巴细胞杂交瘤技术制备的单克隆抗体多为鼠源性，应用于人体后可诱导机体产生人抗鼠抗体（HAMA），限制了单克隆抗体在疾病治疗方面的应用。为了克服这一障碍，自 20 世纪 80 年代中后期开始，科学家就探索以基因工程方法改造鼠源性单克隆抗体，使其人源化，先后出现了鼠-人嵌合抗体、改型抗体及制备完全人源化抗体的抗体库技术。同时考虑到用完整抗体治疗实体瘤，分子过大，难以穿透细胞外间隙进入肿瘤内部，因而又利用基因工程方法使抗体分子小型化，制备小分子抗体，如 Fab、Fv、单链抗体、单域抗体、抗体最小单位等。为了提高抗体药物特别是治疗肿瘤抗体药物的靶向性和治疗效应，双特异性抗体、抗体融合蛋白（免疫毒素、免疫黏附素）也应运而生。这些基因工程抗体是单克隆抗体的延伸，扩大了单克隆抗体的应用范围，提高了其应用性能。如今，种类繁多的单克隆抗体和基因工程抗体已应用于多种临床疾病（如肿瘤、器官移植、心血管疾病、自身免疫病、感染性疾病等）的治疗，展示出良好的疗效。目前，抗体药物已成为生物技术药物研制中最为活跃的领域。

第一节　单克隆抗体的研究进展

一、鼠源性单克隆抗体

1. 单克隆抗体的原理

体内不同克隆的 B 淋巴细胞可合成不同特异性的免疫球蛋白。当机体受到抗原刺激后，抗原表面的抗原决定簇被携带有相应 BCR 的 B 细胞克隆识别，在 Th 细胞的辅助下，该 B 细胞活化、增殖、分化为浆细胞，分泌针对同一抗原决定簇的抗体。由于这一抗体是由来源于同一 B 细胞克隆产生的，只能识别单一抗原决定簇，因此称为单克隆抗体。

两个或两个以上不同特性的细胞借助物理或化学手段融合在一起，形成杂交细胞，杂交细胞同时具有两种亲本细胞的基因和特性。经抗原免疫的小鼠脾细胞（含有大量 B 细胞）能分泌特定抗体，但在体外不能长期存活；而小鼠骨髓瘤细胞在体外可无限增殖，但不能分泌抗体。用一个骨髓瘤细胞和一个具有分泌抗体能力的 B 淋巴细胞融合形成杂交瘤细胞。这种杂交瘤细胞既具有骨髓瘤细胞无限增殖的特性，又具有免疫 B 细胞合成和分泌抗体的能力。由杂交瘤细胞无性繁殖形成的细胞系分泌的单克隆抗体分子在结构、活性、亲和力等方面均相同，具有高度的均一性。

单克隆抗体的主要特点有：①由于来源于单克隆细胞，所分泌的抗体分子在结构上高度均一，甚至在氨基酸序列及空间构型上均相同；②由于抗体识别抗原分子上单一抗原决定簇，且所有抗体分子均相同，由此单克隆抗体具有高度特异性；③产生该抗体的为一无性繁殖细胞系，且可长期传代并保存，为此可持续稳定地生产同一性质的抗体。单克隆抗体技术提供了用不纯抗原制备高度均一抗体的理想方法，因此一经创立便引起了众多学者的关注和极大兴趣，随即迅速应用于基础研究和临床疾病的诊治中。

2. 杂交瘤技术的原理

细胞融合是杂交瘤技术的基础。诱导细胞融合可借助于病毒、化学试剂及电脉冲等。化学试剂以 PEG 及 PEG 衍生物为主。PEG 是目前用于杂交瘤技术中的细胞融合诱导剂。PEG 的确切作用机制还不完全了解，可能如同 Ca^{2+} 那样，使细胞聚积在一起。已证实当 PEG 的浓度增加到 50% 时，PEG 可与邻近膜的水分子相结合，使细胞之间的空间水分被取代，由此降低细胞表面的极性，导致脂双层不稳定，引起细胞膜的融合。一般相对分子质量为 1000～4000 之间的 PEG 为

30%～50%时,均可获得最佳的融合效果。

小鼠骨髓瘤细胞和B淋巴细胞随机融合后会产生3种融合细胞和2种未融合的亲本细胞。B细胞由于在体外不能长期培养,故易于被清除。但如何清除骨髓瘤细胞及骨髓瘤细胞融合细胞,筛选出骨髓瘤细胞与B细胞融合的杂交瘤细胞,是制备单克隆抗体技术的关键步骤。免疫学者利用生化代谢缺陷型小鼠骨髓瘤细胞和含有次黄嘌呤(H)、甲氨蝶呤(A)及胸腺嘧啶核苷(T)的 HAT 选择培养液解决了这一问题。细胞 DNA 生物合成有两条途径,一条是主要途径,即由氨基酸和小分子化合物合成核苷酸,进而合成 DNA。在这条合成途径中叶酸衍生物是必不可少的中间体,它参与嘌呤环和胸腺嘧啶甲基的生物合成。甲氨蝶呤是叶酸拮抗剂,可以阻断 DNA 生物合成的主要途径。因此在 HAT 培养液中细胞 DNA 合成的主要途径被阻断,需要利用另一条途径即补救途径来合成 DNA。而补救途径中合成 DNA 需依赖次黄嘌呤、胸腺嘧啶脱氧核苷等 DNA 前体的存在。除此,细胞内还要具备次黄嘌呤-鸟嘌呤磷酸核糖转移酶(HGPRT)和胸腺嘧啶核苷激酶(TK),若缺乏其中一种酶,该补救途径便不能发挥作用。杂交瘤技术中应用的骨髓瘤细胞是由 8-杂氮鸟嘌呤或 6-硫代鸟嘌呤诱导的 HGPRT 缺失的突变体。在通常培养条件下,因为细胞可利用叶酸经主要途径合成 DNA,所以这些酶的缺失对细胞生存并无影响。而当主要途径被甲氨蝶呤封闭时,具有酶缺失的代谢缺陷性骨髓瘤细胞便不能存活。而骨髓瘤细胞与B细胞融合的杂交瘤细胞由于B细胞补充了骨髓瘤细胞的酶缺失,提供了 DNA 合成的补救途径,可在筛选培养液中存活。

用 HAT 选择培养液筛选出杂交瘤细胞后,一般多采用 ELISA 方法筛选出分泌特定抗体的杂交瘤细胞克隆阳性孔,再利用有限稀释法多次克隆,并检测抗体的分泌情况,筛选出稳定分泌特异性抗体的杂交瘤细胞。经筛选证实为阳性分泌的杂交瘤细胞应及时冻存,以保证有价值的细胞不会在培养过程中因污染、克隆失败或其他原因而丢失。单克隆抗体的大量制备可在体内和体外进行。体内生产单克隆抗体可将杂交瘤接种于 Balb/c 小鼠腹腔中诱导产生大量的腹水,同时分泌大量抗体于腹水中,其抗体浓度可达到 3～5mg/mL。从腹水中制备抗体是实验室常用的方法之一。体外生产可利用发酵罐、中空纤维等大型装置进行大量生产。

二、基因工程抗体

1. 嵌合抗体

嵌合抗体是指通过基因工程的技术和方法,将鼠源单抗可变区与人抗体恒定区拼接形成的抗体。这种抗体相对于其他人源化抗体的优点在于:技术路线简单,易于操作;抗体完整性好,在体内的潴留时间长;鼠源抗体的亲和力和特异性都得到了保留,在临床上具有良好的应用前景。嵌合抗体需要在真核表达系统中表达,而且宿主细胞一般多用哺乳动物细胞。目前所开发的嵌合抗体真核表达载体主要基于两种策略,一是将轻链和重链分别克隆到两个真核表达载体上,共转染于哺乳动物细胞中,从而表达出完整抗体;二是将重链和轻链分别连接到一个具有双向启动子的真核表达载体的启动子两侧或顺序性连接在同一真核表达载体的一个启动子上,然后再转染到哺乳动物细胞中表达。在真核表达系统中,载体的构建和宿主细胞的选择对于决定表达量的高低是至关重要的。

嵌合抗体的优点:降低了鼠源单抗的免疫原性,保留了与亲代鼠源单抗相同的抗原结合特异性和亲和力;在人体内半衰期明显延长,比相应鼠源单抗延长 6～8 倍。在构建抗体时可有目的地选择抗体的类型和亚型,从而改变抗体 Fc 段的功能。嵌合抗体存在的问题:尽管嵌合抗体 C 区是人源的,但其鼠源的 V 区序列仍存在免疫原性,在人体内仍可观察到抗 V 区抗体的产生,约有 25% 产生 HAMA。

2. 改型抗体

为了使嵌合抗体进一步人源化,提高它在人体内应用的有效性和安全性,在嵌合抗体的基础上进一步实行基因改造,只保留鼠源单抗 V 区中与抗原结合的关键区域——CDR 区,其余维持特定立体构象的骨架区部分均由人的 Ig 代替,所形成的抗体为改型抗体(reshaped antibody)。这种抗体可以看作是将鼠单抗的 CDR 移植到人单抗的骨架区,所以又称 CDR 移植抗体。改型抗体保留了与鼠单抗一样的抗原特异性,并最大限度地降低了鼠源单抗的异源性。但改型抗体存在的问题是:与抗原的亲和力低,仅能达到亲本抗体亲和力的 33%～50%,并不可避免地产生抗独特型抗体和抗 Fc 段同种异型抗体。因此,实际上改型抗体的构建远非"CDR 移植"那么简单,由于骨架区某些氨基酸残基可影响 CDR 的空间构象,导致亲和力和特异性降低,所以还需对骨架区进行改造。

构建一个理想的"改型抗体"往往涉及到一系列的分析、设计、改建工作。迄今为止,已有超过 100 种鼠单抗通过基因工程技术改造为改型抗体,其中超过 40 种已经或正在进行临床试验。CAMPATH-1H 是进入临床的第一个改型抗体,在治疗非霍奇金淋巴瘤和类风湿性关节炎中取得了良好效果。同时改型抗体也存在着一些局限性,如构建方法比较复杂,费时费力;在获得抗体的晶体结构及在计算机模拟抗体的细微结构上还面临很大困难;在保持与抗原结合活性和降低免疫源性之间还存在着不可调和的矛盾等。

有人从另一个角度提出了表面残基人源化的路线:鉴于抗原抗体反应仅涉及分子表面,将鼠单抗可变区表面暴露的骨架区氨基酸残基中与人可变区相应的氨基酸残基改为人源的,就可以使可变区表面人源化,消除了异源性而不影响可变区的整体空间构象。目前已有报道利用此方法成功地将鼠单抗人源化,且保留了亲本鼠单抗的特异性和亲和力。

上面两种方法中,前者最大限度地减少了鼠源序列,可能影响抗体的结合性能;后者最大限度地保留了鼠源序列,可能会更好。

3. 小分子抗体

小分子抗体包括以下几种抗体。

(1)Fab 片段　Fab 片段由重链(H 链)V 区及 CH1 与一条完整的轻链(L 链)组成,二者通过一个链间二硫键连接,形成异二聚体,是完整抗体的 1/3,仅一个抗原结合位点,具有与亲本抗体相同的抗原特异性。Fab 片段可通过木瓜蛋白酶分解抗体后分离、纯化得到,优点是理化性质较稳定,且分子量小,穿透力强,免疫原性低,可与多种药物及放射性同位素耦联,多用作导向药物的载体。应用 Fab 片段对肿瘤进行成像诊断,阳性率最高可达 95%。但也存在一些问题,如主要在原核细胞内表达,其折叠性有待解决;仅一个抗原结合位点与抗原亲和力低,现在有被单链抗体替代的趋势。

(2)Fv　Fv 由重链(H 链)V 区与轻链(L 链)V 区通过非共价键结合在一起,是抗体中具有完整抗原结合活性的最小功能片段。无法通过酶解完整抗体得到,目前只能利用基因工程方法构建。由于 Fv 中 VH 和 VL 是通过非共价键结合的,因此容易发生解离,不稳定。

(3)单链抗体　单链抗体是把抗体重链可变区(VH)与轻链可变区(VL)通过一段约 15～25 个氨基酸残基构成的弹性短肽(Linker)相连而成。这种连接可以是 VH-Linker-VL,也可以是 VL-Linker-VH。单链抗体是保持了亲代抗体全部特异性和结合能力的小抗体片段。它具有许多优点:①分子量小,仅为完整抗体的 1/6,免疫原性低,应用于人体不易产生抗异种蛋白抗体;②对肿瘤的穿透力强、容易进入实体瘤周围的微循环;③体内半衰期短、血液清除率快,肾脏蓄积少;④无 Fc 段,不易与具有 Fc 受体的非靶细胞结合;⑤可在原核细胞系统表达,易于进行基因工程操作和改造。近年来,国外学者在 ScFv 的基础上又发展了多价、多效能、高亲和力的 ScFv 多聚体,使 ScFv 的应用更加广泛。

单链抗体基因的构建一般采用从杂交瘤细胞、免疫小鼠脾细胞或直接从外周血淋巴细胞提取 mRNA,反转录成 cDNA,用抗体重链、轻链可变区引物通过 PCR 扩增出抗体重链可变区和轻链可变区基因,经测序确认后,用人工合成的一条寡核苷酸序列(Linker)基因,将 VL 的 C 端与 VH 的 N 端或 VH 的 C 端与 VL 的 N 端相连,即构建成单链抗体基因。一般认为 Linker 的长度以 14～25 个氨基酸残基为宜。在构建单链抗体基因时,可引入 c-myc 尾、组氨酸尾、脂类标签等,使表达产物更易于检测和纯化。单链抗体基因与其他基因(如蛋白 A、蛋白激酶、毒素等基因)相连接构建具有新功能的杂合抗体基因,即可用基因工程技术廉价生产供免疫分析、影像诊断及肿瘤治疗等的单链抗体制剂。

(4)单域抗体 人们发现有些抗体的重链可变区也可以结合抗原,从而提出分子量更小的单域抗体(single domain antibody,VH)。单域抗体的优越性在于分子量进一步减小。有利于小分子抗体的应用,且操作简便,较为稳定。在自然界中,骆驼体内有相当一部分抗体没有轻链,由 VH 结合抗原,这为单域抗体的构建提供了线索。根据骆驼 VH 抗体的序列来改造人抗体的 VH,构建骆驼化的人单域抗体噬菌体抗体库,筛选到了针对半抗原、短肽及蛋白质抗原的单域抗体,其亲和力在 $10^6 \sim 10^8$ mol/L,显示对这一体系进一步改良,有可能获得高亲和力的单域抗体。

(5)最小识别单位 抗体与抗原结合的关键部位是 CDR,而 CDR 中以 CDR3 尤其重链 CDR3 最为关键。基于这一事实有人用来自 CDR 的短肽模拟了亲本抗体的特异结合活性,证实 CDR 是特异结合抗原的最小分子,被称为最小识别单位。

4. 双特异性抗体

利用人为操作使一个抗体分子具有两种不同的特异性,可同时结合两个不同的抗原或抗原决定簇,这种抗体称为双特异性抗体或双功能抗体。双特异性抗体可通过化学交联法、细胞杂交瘤技术以及基因工程方法构建。

化学交联法制备的双特异性抗体的异源性、批与批之间不稳定性,以及抗体特异性易受某些修饰或不当连接而改变等特性,限制了其在体内的应用。杂交瘤技术生产的双特异性抗体来源可靠,但轻、重链之间随机配对产生的多种可能抗体形成,使得双特异性抗体生产、纯化变得非常困难。随着基因抗体技术研究的深入,尤其是单链抗体的出现,为利用基因工程方法研制双特异性抗体即双链抗体奠定了基础。以下主要介绍双链抗体的构建。

当单链抗体 VH 和 VL 之间的连接肽(Linker)太短(3~12 个氨基酸残基)时,同一分子 VH 和 VL 就不能折叠,从而无法配对形成抗原结合位点,转而与另一分子的 VH 和 VL 配对,这样形成的分子称为双链抗体。其载体的构建方式为将两个不同抗体(A 和 B)的 VH 和 VL 用 5 个氨基酸残基的 Linker 连接成两条不同的单链(VHA-VLB 和 VHB-VLA)。它们共用一个启动子,但各自带自己的起始密码子和信号肽,在同一个细胞中共表达。由于短的 Linker 使得同一条链的 VH 和 VL 难以配对,而仅与另外一条链但实际上却是来源相同的 V 区相匹配,在周质腔中两条单链相互配对,折叠形成一个具有两个不同特异性的抗原结合位点的二聚体分子,即双链抗体。目前制备的双链抗体大多在大肠杆菌中以分泌形式表达。

双特异性抗体的突出特点是能同时结合两个不同特异性的抗原决定簇,由于这一特殊的作用机制是双特异性抗体成为引人注目的免疫治疗药物。目前主要应用于免疫诊断、肿瘤及感染性疾病的治疗，展示了诱人的前景。在治疗中，可将双特异性抗体的其中一个特异性指向体内的效应系统，它的抗原结合位点针对免疫活性细胞表面的特征性分子；另一个特异性指向靶细胞，抗原结合位点针对靶细胞表面抗原，将激活的效应细胞桥连于被攻击的靶细胞，达到治疗目的。

　　选择适当的效应细胞在双特异性抗体中至关重要。目前双特异性抗体的效应细胞多集中于 T 细胞、吞噬细胞及抗原提呈细胞，双特异性抗体的靶向分子则为表达于这些效应细胞上与激活有关的受体，如 TCR/CD3、CD2、FcγR I 等，见表15-1。

表 15-1　双特异性抗体的效应靶

效应细胞	靶分子	生物学效应
T 细胞	TCR/CD3、CD2	杀伤肿瘤细胞
NK 细胞	FcγRⅢα、 CD38、 CD44、 CD56、CD69	杀伤肿瘤细胞，杀伤病毒感染细胞
中性粒细胞	FcγR I 、FcαR I 、CR3	杀伤肿瘤细胞，杀伤病原微生物
单核-巨噬细胞	FcγR I 、FcαR I 、CR3	杀伤肿瘤细胞，杀伤病原微生物
树突状细胞	FcγR I	抗原呈递
红细胞	CR1	免疫黏附

5. 抗体库

　　抗体库技术就是用基因克隆技术克隆全套抗体的重链和轻链可变区基因，然后重组到特定的原核表达载体中，再转化大肠杆菌以表达有功能的抗体分子片段，并通过亲和筛选获得特异性抗体可变区基因的技术。利用抗体库技术筛选到的抗体基因可被用于构建和表达基因工程抗体。至今，抗体库技术发展已经历了组合抗体库、噬菌体抗体库、核糖体抗体库三个发展阶段。其中噬菌体抗体库将噬菌体展示技术应用到抗体的表达和克隆中，是迄今为止发展最成熟、应用最为广泛的抗体库技术。

　　噬菌体展示技术是将蛋白分子或肽段的基因克隆到丝状噬菌体的基因组DNA 中，与噬菌体的外壳蛋白形成融合蛋白，从而使该异源分子呈现于噬菌体表面。将多样性的抗体可变区基因组装到表达载体内，表达到噬菌体表面得到多样性噬菌体抗体的集合即噬菌体抗体库。通过"吸附→洗脱→扩增"的富集过程，可极为有效地从噬菌体抗体库中筛选出特异性抗体的可变区基因。噬菌体抗体将基因型和表型统一于一体，将选择能力与扩增能力耦联起来，具有强大的筛选能力。

抗体库技术具有许多杂交瘤技术难以比拟的优点：①它无需免疫动物，从理论上讲，$10^6 \sim 10^8$ 的库容就可能包容所有的抗体，利用抗原即可直接从非免疫动物抗体库中筛选出特异性抗体，并能筛选到针对该物种自身抗原的抗体；②从人的抗体库中可以得到完全人源化的 McAb，解决了杂交瘤技术无法获得完全人源化 McAb 的难题；③细菌增殖快，培养成本低廉，利于大量制备高纯度抗体。

第二节　单克隆抗体的临床应用

抗体用于疾病的治疗可追溯到 100 多年以前，然而单克隆抗体尤其是基因工程抗体的出现才使抗体在多种疾病的临床应用成为可能。抗体产生治疗效果的机制可能包括：阻断和中和作用；通过 Fc 段介导的 ADCC 和 CDC 杀伤靶细胞；信号转导；免疫调节和靶向作用。

一、肿瘤的诊断和治疗

1. 放射性导向诊断和治疗

将针对肿瘤相关抗原或肿瘤特异性抗原的抗体用放射性同位素标记并经一定途径注入体内，标记抗体可与肿瘤细胞相应的抗原结合，从而使肿瘤部位的放射性聚集，体外用 γ 相机或 ECT 系统采集病人的放射性信号，经图像处理后得到显示肿瘤病灶的部位、大小及范围的图像，是一种新型的肿瘤诊断方法。其中，单链抗体分子量较小，可以更快、更多地深入肿瘤内部，使肿瘤定位图像清晰，还可避免非特异性损伤。所产生的内照射效应还可以起到放射性免疫治疗的作用。

放射性导向治疗的目标是在短时间内高特异性地将治疗剂量的放射性核素输入肿瘤组织而不过多影响正常组织。另外，采用放射性核素标记抗肿瘤相关抗原或肿瘤特异性抗原的抗体还可进行放射性导向手术治疗，有助于肿瘤全切。通常在手术前数天，给患者注入 ^{125}I 标记的抗体，以使抗体充分与肿瘤结合并使游离抗体自体内排出。术前使用手提式 γ 探测仪检测原发肿瘤、淋巴结以及可疑肿瘤侵犯区的放射性以确定切除范围，术后再次检测瘤灶附近的放射性，以避免遗漏残存病灶。这一方法在结肠癌及卵巢癌的手术中都有成功的报道。

2. 恶性肿瘤的靶向治疗

将毒素、酶、细胞因子等生物活性物质与抗肿瘤相关抗原或肿瘤特异性抗原的抗体融合，将这些生物活性物质靶向到特定的肿瘤部位，能更有效地杀伤瘤细胞，减低毒副作用。

抗肿瘤相关抗原的抗体与毒素融合称为免疫毒素，这些毒素因毒性较大，且没有靶向选择性,一般不能直接应用于体内。通过与抗体结合,使其特异地定位于肿瘤,仅杀伤瘤细胞,可达到治疗作用。其抗体部分可使用 ScFv、dsFv、Fab 以及 diabody 等,所针对的抗原应是肿瘤细胞相对特异表达的膜分子,常用的毒素有绿脓杆菌外毒素和白喉毒素。

将抗体片段与细胞因子融合称为"免疫细胞因子"。许多淋巴因子具有激活免疫系统、诱发抗肿瘤免疫反应的活性,但全身应用时有明显的毒副作用,限制了其临床应用,如 IL-2、IL-12、TNF、IFN 等。将这些因子靶向到肿瘤局部,发挥其抗肿瘤效应而减少全身毒副作用,具有良好应用前景。另外,在肿瘤的靶向治疗中,也可将抗体基因与某些酶基因相连,用于抗体导向的酶-前药治疗。它通过抗体识别肿瘤表面的抗原,将特定的酶带到肿瘤局部,再给予无细胞毒活性的前药,然后利用酶的催化活性将前药转化为有细胞毒活性的抗肿瘤药物,从而特异性地杀伤肿瘤细胞。由于靶细胞治疗提高了化疗药物的选择性,可减少用药量,减轻由用药量过大所造成的副作用,因此具有极大的临床应用潜能。

3. 抗独特型疫苗

抗原刺激机体产生相应抗体(Ab1),Ab1 可变区除与抗原特异性结合外,也可作为一种独特型(idiotype,Id)抗原诱导机体产生抗独特型抗体。抗独特型抗体分为 α、β、γ、δ 四种亚型,其中 β 型 Ab2 能有效模拟外部抗原的三维结构,诱导产生类似外部抗原产生的特异性免疫反应,故可成为疫苗,即抗独特型疫苗。

Ab2 诱导的抗肿瘤免疫机制主要是:Ab2 模拟原始抗原,刺激其他淋巴细胞克隆产生抗抗独特型抗体(Ab3)。Ab3 可与抗原及 Ab2 特异性结合,调节 Ab2 的产生,间接调节 Ab1。其次,Ab2 还可作为独特型肽,经抗原提呈细胞加工后与 MHCⅡ类抗原形成复合物激活 T 细胞,后者分泌淋巴因子,调节免疫应答。因此,抗独特型抗体具有模拟抗原及免疫调节的双重作用。同时,抗独特型抗体还含有一些不曾为机体识别的蛋白组分,可以打破机体对肿瘤抗原的免疫耐受,从而直接或间接促进机体特异性抗肿瘤免疫。抗独特型疫苗的优点主要在于:①不含有病毒等传染性致癌性物质;②不与宿主组织发生交叉反应;③Ab2 是一种蛋白质,与减毒疫苗接种后易引起发热和感染相比,其危险性相对较小。因此,在如今肿瘤特异性抗原尚不十分明确的情况下,它不失为一种有效的治疗途径。

S. Reinartz 等将小鼠卵巢癌 Ab2 的轻重链可变区基因在体外利用基因工程技术将其连接成单链抗体基因,并重组至载体 pCATAB5E。用其重组载体免疫小鼠,并与完整的单克隆抗独特型抗体(mAbACA125)进行比较。结果发现,两组 Ab1 血清水平不同程度提高,且所有免疫小鼠血清中均出现 Ab3。竞争抑制实验发现,Ab3 与相应 Ab1 竞争结合靶抗原 CA125,说明 Ab3 与 Ab1 具有相同配位。

虽然 Ab2 的研究在动物实验中取得了较好的疗效,但该种抗体目前也存在不足之处。由于肿瘤抗原极其复杂,而 Ab2 仅能模拟小分子多肽抗原或复杂抗原的某一表位,难以精确反映大分子蛋白质抗原的决定簇。

4. 双特异性抗体的桥连作用

双特异性抗体可同时结合两个不同的抗原或抗原决定簇,因此可将效应细胞桥连于肿瘤细胞,介导效应细胞对肿瘤细胞的杀伤,从而发挥抗肿瘤作用。研究发现,用抗肿瘤相关抗原的特异性抗体与抗效应细胞(T 细胞、NK 细胞、LAK 细胞、CTL 细胞等)表面蛋白的抗体制备的双特异性抗体能有效地将效应细胞导向肿瘤细胞,产生杀伤作用,且这种靶向作用不受 MHC 限制。如可将双特异性抗体两条臂分别设计为抗 CD3 和抗癌胚抗原(CEA)或抗上皮细胞糖蛋白 2(EGP2),此抗体既能与表达 CEA 或 EGP2 的瘤细胞结合,也能与表达 CD3 的 T 细胞结合,体外可诱导 T 细胞的杀肿瘤作用。

5. 已批准上市用于肿瘤治疗的单抗

(1) Rituxan　Rituxan 是用于治疗 B 淋巴细胞淋巴瘤的 IgG1 人-鼠嵌合抗体,是美国 FDA 批准上市的第一个用于治疗肿瘤的单抗。Rituxan 靶向抗原是 CD20。CD20 表达于正常 B 细胞和恶性 B 细胞,在干细胞、浆细胞、T 细胞、单核细胞、树突状细胞上不表达。该抗体可通过 ADCC(抗体依赖细胞毒作用)及 CDC(补体介导溶细胞作用)杀伤 CD20 阳性细胞。此外,有证据表明 CD20 是钙离子通道受体,对于预防细胞凋亡有重要意义。抗体与 CD20 结合后可促进凋亡。Rituxan 在临床治疗中取得了较好的疗效。

Rituxan 的主要毒副作用是与循环中的 CD20 阳性细胞结合而出现的有关征候群:发烧、寒战、皮肤反应、恶心、喉部发紧、呼吸困难、低血压等。一般多是轻度到中度,常发生在连续 4 周给药的第 1 周。但要认识到这是抗原抗体特异性结合发生在循环中细胞上的反应,而不是抗体本身有什么问题。

(2)Herceptin　Herceptin 是用于治疗乳腺癌的人源化 IgG1 单抗,是 FDA 批准上市的第一个用于治疗实体瘤的单抗。它的靶向抗原是人类表皮生长因子受体-2(HER-2),属于表皮生长因子受体家族,是具有酪氨酸激酶活性的受体。HER-2 在信号转导中起重要作用,其激活可引起细胞的分裂增殖。ErbB2 原癌基因的过度表达导致在细胞膜表面过度表达 HER-2,多种上皮性肿瘤细胞表面均高表达 HER-2,包括 25%~35% 的乳腺癌,常伴随不良的预后。Herceptin 与 HER2 的胞外区高亲和力结合,其体内的抗肿瘤机制尚不完全确定,目前认为涉及 3 种作用:①通过 ADCC 或 CDC 所造成的直接杀伤;②与 HER-2 结合阻断上皮生长因子所诱导的细胞增殖;③通过对 HER-2 的结合和交联,激发信号转导,引起细胞凋亡。

Herceptin 的毒副作用与其他单抗相似,主要表现为发热、寒战、恶心、咳嗽、皮疹和感染等。由于在其他肿瘤如前列腺癌、卵巢癌、非小细胞肺癌中也都有 HER-2的过度表达,因此如何拓展 Herceptin 的临床应用范围,来进行这些肿瘤的治疗正在研究之中。

(3) Panorex Panorex 是德国政府批准的用于治疗结、直肠癌的鼠源性 IgG2a 单抗,靶向抗原是癌细胞膜表面的糖蛋白分子 17-1A。17-1A 属肿瘤相关抗原,广泛分布于上皮来源的恶性肿瘤细胞表面,在正常上皮细胞包括消化道、呼吸道、乳腺、胰腺及部分肝脏和肾脏的上皮细胞也有表达。其功能尚不明确,可能是一种黏附分子,与细胞间相互作用有关。Panorex 治疗肿瘤的机制可能涉及多方面,除 ADCC 及 CDC 效应外,它可诱发抗独特型反应,通过免疫网络激发机体抗 17-1A 抗原的体液免疫反应以至细胞免疫反应。此外由于 17-1A 可能具有黏附分子的功能,提示 Panorex 可通过抑制细胞之间的相互作用达到抑制肿瘤的可能。Panorex 治疗大肠癌的效果已得到确认,并未因其靶抗原在正常组织的分布而产生严重的毒副作用。

(4)Campath Campath 是用于治疗慢性淋巴细胞性白血病的人源化单抗,在美国和欧洲均被批准上市,其靶向抗原为 CD52。CD52 在正常和恶性成熟淋巴细胞(包括 T 细胞和 B 细胞)的膜表面都有高表达,而不表达于造血干细胞。其功能尚不明确。CD52 是一种不易调变的膜分子,当抗体与其结合后不会很快内化或脱落,有利于进行抗体介导的治疗。抗体与 CD52 结合后可以诱发 ADCC 和 CDC 作用。尽管 Campath 有较严重的副作用,但其为病人带来的受益远大于损害。目前估计 Campath 可能具有年销售额 1 亿美元的潜能。

(5)Mylotarg Mylotarg 用于治疗复发性急性髓样白血病的老年病人,是第一个被批准的抗体交联物,为人源化抗 CD33 单抗与化疗药物 Calicheamicin 的交联物。CD33 存在于成熟中的正常造血细胞和复发性急性髓样白血病细胞,在正常造血干细胞不表达。当抗体分子与膜表面 CD33 结合后,所形成的复合物迅速内化,为细胞毒药物靶向治疗提供了良好的条件。Calicheamicin 可结合于双链 DNA 分子的小沟,导致 DNA 双链断裂,具有极强的抗肿瘤活性。目前 Mylotarg 更为广泛的适应症正在试用探索中。

二、器官移植

器官移植是临床上治疗因组织、器官病变或功能缺损而导致危及生命疾病的一种有效手段,但器官移植后的移植排斥却是长期以来困扰医生和患者的难以解决的问题,成为器官移植成败的关键。移植排斥反应包括宿主抗移植物反应和移植物抗宿主反应两大类,均是同种免疫反应,其治疗原则是免疫抑制。传统的治疗以化学免疫抑制剂为主,但其副作用(合并感染)一直是临床治疗的难题。理想的免疫抑制剂应该只抑制对特定移植抗原刺激产生免疫应答的 T 细胞和 B 细胞克隆。针对免疫细胞或分子的单抗具有较明确的免疫抑制效果,并具有一定的选择性,副作用小,成为同种免疫抑制药物开发的活跃领域。

Muromonab-CD3(商品名 Orthoclone OKT3)是美国 FDA 批准上市的第一个治疗性鼠源性单抗,用于抑制肾移植后出现的急性同种移植物排斥反应,其针对的靶抗原是 T 细胞表面 CD3 分子。临床应用证实疗效确切,能降低移植排斥反应,提高移植物存活率。随后又研制了更具特异性的免疫抑制性单抗:人-鼠嵌合抗体 Basiliximab(商品名 Simulect)和人源化单抗 daclizumab(商品名 Zenapax),其靶抗原均为 IL-2 受体(CD25)。二者通过竞争性拮抗 IL-2 或消除被激活的 T 细胞从而发挥免疫抑制功效。研究显示其可明显降低急性异体排斥反应率。

三、自身免疫性疾病

类风湿性关节炎是一种病因不明的自身免疫病,主要表现为关节部位的慢性破坏性病理性炎症,缺乏有效治疗手段,常用激素及免疫抑制剂等副作用较大的药物控制症状,不能有效地阻止疾病发展,许多病人最终致残。炎症性肠炎是一种主要涉及胃肠道的炎症性疾病,目前也认为是一种自身免疫性疾病。研究表明多种免疫细胞及细胞因子在自身免疫性疾病病理过程中均发挥重要作用,因此针对多种细胞因子及免疫细胞具有免疫抑制和拮抗炎症作用的单抗就成为治疗自身免疫性疾病较为活跃的开发领域。TNF-α 是由活化的单核细胞和巨噬细胞产生的细胞因子,具有广泛的生物学活性,如诱导血管舒张,增加血管通透性,活化血小板,调控急性期蛋白及其他促炎因子和炎性介质的产生。在类风湿性关节炎和炎症性肠炎病变局部均可检测到 TNF-α 水平升高。

Remicade 是抗 TNF-α 人-鼠嵌合抗体,已批准用于类风湿性关节炎和炎症性肠炎的治疗。Remicade 能特异地与 TNF-α 结合并中和其活性,临床试用中显示了减轻病人症状的良好的效果,更为有意义的是还可预防病情的进展和致残,是其他类风湿性关节炎治疗药物所不可比拟的。除 TNF-α 外,IL-8、C5、CD4、以及 CD20 的单抗正在临床试用中,它们或通过清除激活的细胞而阻滞其功能,或通过将升高的促炎细胞因子水平降至正常而抑制过度的免疫病理反应。

四、变态反应性疾病

目前应用单抗治疗的变态反应性疾病主要为由 IgE 介导的 I 型超敏反应,最常见的是哮喘和过敏性鼻炎。I 型超敏反应由 IgE 介导,效应细胞为肥大细胞和嗜碱性粒细胞,多种生物活性介质、趋化因子及细胞因子参与其中。针对上述分子的单抗即可具有治疗变态反应性疾病的功能。目前用于过敏性疾病的治疗性单抗的靶向抗原主要为IgE、IL-5、IL-4、趋化因子eotaxin、及CD23分子。其中抗IgE人源化单抗研究进展最快,它以高亲和力结合于游离IgE和B细胞表达的膜IgE,但不识别与肥大细胞和嗜碱性粒细胞结合的IgE,这样它本身不会引起脱颗粒效应;该单抗与IgE形成的复合物失去与肥大细胞、嗜碱性粒细胞表面IgE Fc段结合的能力,但仍可结合相应的抗原(过敏原),起到清除过敏原的作用;在经过治疗的病人中发现其肥大细胞和嗜碱性粒细胞膜表面的FcεRⅠ明显减少,这可能是IgE-抗IgE复合物形成的间接效应,肥大细胞和嗜碱性粒细胞膜表面FcεRⅠ的表达需要一个依赖于游离IgE的上调过程,IgE-抗IgE的形成减少了血中的游离IgE,阻断了FcεRⅠ的上调过程。目前抗IgE单抗在临床试用中取得了良好的疗效。

五、心血管疾病

(1)心血管疾病的诊断　血小板在血栓形成,特别是在动脉血栓形成过程中起着重要的作用。GPⅡb/Ⅲa是血小板表面受体,介导血小板的激活和聚集,在活化的血小板表面表达增加,因此作用于GPⅡb/Ⅲa的抗体在血栓形成部位有较高的结合率,而与血循环中静止的血小板结合较少。GMP140是血小板膜表面血小板活化的标记,并且大量集中于血栓形成区域,可作为体内血栓定位的靶位。此外纤维蛋白是血栓凝块基质成分,抗纤维蛋白单抗可用于血栓研究的导向单抗。利用放射性同位素标记的抗GPⅡb/Ⅲa、GMP140和纤维蛋白单抗进行血栓显像诊断,可获得满意的显像效果,此方法以其客观、准确、简便易行且无创伤的优势引起了人们的广泛兴趣并取得了一系列的研究成果。

(2)心血管疾病的治疗　阿昔单抗(Reopro)是抗GPⅡb/Ⅲa人-鼠嵌合抗体的Fab片段,用于治疗急性冠状动脉综合征及经皮冠脉介入治疗后的并发症,可显著减少死亡、再次心梗以及需要紧急血管再通术等综合风险。另一个在临床试用显示确定疗效的是针对补体C5的人源化单链抗体5G1.1-ScFv,用于防治冠状动脉搭桥手术后的并发症,包括心肌损伤、脑部损伤和失血。单抗5G1.1可结合于C5,抑制其被裂解为炎症活性片段。最近又有学者发现补体激活在充血性心衰的发病中有重要作用,提示单抗5G1.1在充血性心衰治疗中的应用前景。另外还有报道用OKT3(抗CD3单抗)治疗儿童病毒性心肌炎,取得了较好疗效,现正在进一步扩大临床试用。

第十六章

免疫治疗及临床诊断新技术进展

第一节　免疫治疗

一、免疫抑制疗法

免疫抑制疗法是用人工方法减弱或抑制对机体不利的免疫应答,常用于自身免疫病和移植排斥反应的治疗。

(一)免疫抑制剂的分类

1. 根据来源分类

- 合成药物:如糖皮质激素类、烷化剂、抗代谢药物、抗生素类、抗炎药等。
- 微生物制剂:环孢素、他克莫司(FK506)、雷帕霉素、脱氧精瓜素、霉考酚酸等。
- 生物制剂:抗淋巴细胞血清、抗淋巴细胞单克隆抗体、核糖核酸酶等。
- 中草药:雷公藤多苷、冬虫夏草、青藤碱、苦参碱、秋水仙碱、长春碱等。

2. 根据作用机制分类

- 影响抗原识别、处理及提呈:抗淋巴细胞单克隆抗体、抗淋巴细胞球蛋白、糖皮质激素等。
- 影响细胞因子合成:环孢素 A、FK506 等。
- 影响细胞因子信号转导:西罗莫司、来氟米特(1eflunomide)等。
- 细胞毒药物:硫唑嘌呤、甲氨蝶呤、环磷酰胺等。

(二)常用的免疫抑制剂

1. 硫唑嘌呤

硫唑嘌呤(azathioprine,AZA)是由甲基咪唑取代 6 -巯基嘌呤(6 - MP)结构中的氢而形成的 6 - MP 衍生物,属于嘌呤类抗代谢药物。

(1)药理作用　AZA 为周期特异性细胞毒药物,干扰嘌呤代谢的所有环节,通过抑制嘌呤核苷的合成,进而抑制细胞 DNA、RNA 及蛋白质的合成。AZA 对 T 细胞介导的细胞免疫应答的抑制作用比对 B 细胞介导的体液免疫应答的抑制作用更强;能有效地减少外周血 NK 细胞的数量,抑制 NK 细胞与靶细胞的结合,并能降低 NK 细胞对干扰素的敏感性。

(2)临床应用　预防和治疗移植排斥反应,一般与糖皮质激素和环孢素 A 联合应用。治疗慢性移植物抗宿主反应和某些自身免疫病,如类风湿性关节炎、系统性红斑狼疮、自身免疫性血液病。可联合小剂量糖皮质激素治疗慢性活动性肝炎、胆汁淤滞性肝硬化等。

2. 甲氨蝶呤

甲氨蝶呤(methotrexate,MTX)即氨甲蝶呤(amethopterin),为叶酸合成对抗剂,是抗肿瘤化疗药之一,用于抗移植排斥反应和治疗自身免疫病。

(1)药理作用　MTX 对二氢叶酸还原酶具有很强的抑制作用,通过抑制二氢叶酸还原酶活性,使二氢叶酸不能转化为四氢叶酸,胸苷酸和嘌呤核苷酸合成受阻,从而有效地阻断了 DNA 及 RNA 的合成,导致细胞死亡。该药为周期特异性细胞毒药物,作用于细胞 S 期。

(2)临床应用　银屑病、类风湿性关节炎、同种异体骨髓移植(预防 GVHR 等)。

3. 环磷酰胺（cyclophosphamide，Cy）

(1)药理作用　Cy 本身无活性,但进入体内后可分解代谢为丙烯醛和磷酰胺氮芥。后者可与 DNA 发生烷化,影响 DNA 的复制和转录,从而抑制蛋白质的合成,并阻止细胞分裂。对 T 细胞和 B 细胞均有毒性,作用于细胞分裂周期的 G_2 期,B 细胞对环磷酰胺更敏感;因此,对体液免疫具有较强的抑制作用。

(2)临床应用　①自身免疫病:肾病综合征、系统性红斑狼疮、类风湿性关节炎、自身免疫溶血性贫血、血小板减少性紫癜等。②器官移植:常作为骨髓移植的准备用药,以预防 GVHR,不作为常规维持免疫抑制剂,用于对硫唑嘌呤治疗有禁忌,可作为替代药物。③皮肤病:银屑病和结节性动脉炎。

4. 环孢素 A(cyclosporin A，CsA)

CsA 是由真菌代谢产物中得到的含 11 个氨基酸的环状多肽,具有强烈的免疫抑制作用。广泛用于抗器官移植排斥反应,可显著提高移植物在宿主体内的存活率。

(1)药理作用　选择性地作用于 Th 细胞,抑制 IL-2 的合成,从而阻断依赖 Th

细胞的各种免疫应答。CsA 对 B 细胞、粒细胞及巨噬细胞的影响较小。

CsA 的作用机制主要是干扰 Th 细胞的信号转导过程，抑制 IL-2 的基因转录。此外，CsA 可以通过抑制 IL-2R 的表达而影响激活 T 细胞对 IL-2 的反应性。CsA 亦能抑制 IL-4、TNF-α 及 IFN-γ 等基因的转录活性。

(2)临床应用　用于器官移植及自身免疫病等，如银屑病、肾病综合征、类风湿性关节炎、系统性红斑狼疮。

5. 他克莫司（FK506）

FK506 是新的强效免疫抑制剂，效果与 CsA 一致，但用量小。

(1)药理作用　作用机制与 CsA 相似，抑制 T 细胞的激活和增殖；抑制 Th 细胞产生 IL-2、IL-3、IL-4、IFN-γ；抑制 IL-2R 和转铁蛋白受体的表达；抑制 Tc 细胞的产生；对 B 细胞和巨噬细胞的抑制作用较小。

(2)临床应用　抗排斥反应，提高移植物的存活率。与 CsA 或糖皮质激素联合用药可减少用药量，减轻不良反应。

6. 抗淋巴细胞抗体

抗淋巴细胞抗体分为多克隆抗体和单克隆抗体两类。

(1)抗淋巴细胞多克隆抗体　用人的淋巴细胞免疫动物获得。如胸腺细胞作为抗原则得到抗胸腺细胞血清（antithymocyte serum，ATS），分离纯化可得到抗胸腺细胞球蛋白（antithymocyte globulin，ATG）。能选择性地耗竭 T 细胞，用于防治器官移植排斥反应，可作为抗排斥反应常规疗法的辅助用药。

(2)抗淋巴细胞单克隆抗体（monoclonal antibody，McAb）　特异性、选择性抑制淋巴细胞亚群，不影响其他淋巴细胞或亚群，正式批准应用的 McAb 有 CD3 McAb、CD4 McAb、CD25 McAb，已进入Ⅱ期以上的临床试用。

1)药理作用：抗 CD3 单克隆抗体是针对 T 细胞表面 CD3 分子的 McAb，CD3 分子是成熟 T 细胞的共同分化抗原，激活的 T 细胞也大多表达 CD3 分子，通过抑制 T 细胞或阻断细胞免疫应答，可产生明显的免疫抑制效应。用 CD4 McAb 干扰 CD4$^+$ T 细胞的功能，亦可抑制免疫应答，达到抗排斥反应的目的。抗 CD25 单克隆抗体可阻碍 IL-2 与 IL-2R 的结合，可抑制 T 细胞活化、增殖，获得选择性免疫抑制。

2)临床应用：主要用于抗器官移植排斥反应，以 CD3 McAb 的应用最为广泛。

二、免疫调节治疗

免疫调节剂（immunomodulator）：指能调节、增强并恢复免疫功能的制剂，主要用于肿瘤辅助治疗，其研究多围绕肿瘤而进行。大致分五类：①微生物及其衍生物;②免疫系统来源的制剂;③细胞因子;④化学合成类制剂;⑤天然植物(中草药)提取制剂等。

(一) 微生物及其衍生物

1. BCG、MDP、RM

(1)卡介苗(BCG)　BCG 系减毒结核杆菌活菌苗,原用于预防结核病,后经研究而用于肿瘤的治疗。生物学活性:激活巨噬细胞、T 细胞、NK 细胞等,增强细胞产生抗体的能力,在一定的条件下能降低肿瘤的生长和肿瘤的转移。最近的动物实验研究还显示,BCG 能阻止糖尿病小鼠的自身免疫现象。不良反应:注射局部可有红斑硬结,还可出现寒颤、发热及全身不适等。反复注射偶见过敏性休克。

(2)胞壁酰二肽(muramyl dipeptide,MDP)　MDP 是分枝杆菌细胞壁中具有免疫活性的结构,化学结构为 N-乙酰胞壁酰-L-丙氨酰-D-异谷氨酰胺。生物学活性:巨噬细胞被认为是 MDP 发挥作用的主要靶细胞,通过对巨噬细胞的数量、功能和代谢多方面的影响而增强巨噬细胞的功能。提高辅助性 T 细胞的活性,增加抗体的产生。激活巨噬细胞,增强抗肿瘤作用。不良反应少,有中枢致热和催眠作用及胃肠道反应。

(3)罗莫肽　又称硬酯酰胞壁酰三肽(romurtide,RM),为 MDP 的衍生物,RM 化学结构为 N_2-[(N-乙酰胞壁酸)L-丙氨酸-D-异谷氨酰胺]-N_6-硬脂酰-L 赖氨酸,其化学性质稳定,比母体 MDP 有更高的活性,但致热原性和致炎性明显小于 MDP,临床应用效果较好。生物学活性:是细胞因子的强诱导剂,可诱导 IL-1、IL-6、CSF、TNF 和 IFN 的产生。刺激骨髓造血,升高白细胞,用于继发性骨髓抑制。不良反应很少。

2. 溶血性链球菌制剂(OK-432)

为 A 组溶血性链球菌(*Streptococcus pyogenes*)的低毒变异株制剂。局部应用治疗肿瘤有一定的临床疗效。生物学活性:抗肿瘤,对肉瘤、白血病、乳腺癌等有直接杀伤作用,诱导 IL-1β、CSF、IL-6 及 TNF 的产生,增强 NK 细胞的活力。临床应用治疗各种肿瘤,不良反应轻微,可见发热、食欲不振、全身不适、恶心等。局部注射处可有红、肿、痛。

3. 短小棒状杆菌菌苗(CP)

生物学活性:激活巨噬细胞、抗肿瘤等。临床用于治疗肺癌、黑色素瘤及卵巢癌等。不良反应有寒战、发热、头痛。

(二) 细胞因子

细胞因子于 20 世纪 60 年代被发现,80 年代细胞因子成为生物工程的主要产品,1990 年后 IFN、G-CSF、GM-CSF、EPO 及 IL-2 等相继被批准进入临床使用。已批准生产或临床试用的细胞因子见表 16-1。

表 16-1　已批准生产或临床试用的细胞因子及其适应症

细胞因子	适应症
IFN-α	白血病、Kaposi 肉瘤、病毒性肝炎、恶性肿瘤
IFN-γ	慢性肉芽肿、生殖器疣、恶性肿瘤、过敏性皮炎、感染性疾病
IL-2	恶性肿瘤、免疫缺陷病、疫苗佐剂
G-CSF、GM-CSF	自体骨髓移植、化疗导致的骨髓抑制、再生障碍性贫血、AIDS
EPO	肾性贫血、肿瘤或化疗导致的贫血、失血后贫血
IL-3	骨髓衰竭、血小板减少、骨髓移植
IL-6	血小板减少、肿瘤
CSF	骨髓移植、恶性肿瘤
SCF	骨髓衰竭
IL-1ra	败血性休克、类风湿性关节炎、自身免疫病
Pixykine(GM-CSF/IL-3)	骨髓衰竭、肿瘤

1. 干扰素(interferon,IFN)

病毒干扰现象发现于 1957 年,并确定被病毒感染的细胞能产生一种因子,可作用于其他细胞干扰病毒的复制,因而命名为干扰素。目前已知干扰素并不能直接杀伤病毒,而是诱导宿主细胞产生数种酶,干扰病毒的基因转录或病毒蛋白组分的翻译。根据其来源、理化性质和生物学活性的不同,将其分为 α-干扰素(interferon α,IFN-α)、β-干扰素(IFN-β)和 γ-干扰素(IFN-γ)。

(1)IFN-α/β 的生物学活性　①IFN-α/β 具有广谱的抗病毒作用,其作用机制是:通过抑制某些病毒的吸附、脱壳和最初的病毒核酸转录、病毒蛋白合成、成熟病毒的释放等不同环节以及活化 NK 细胞、巨噬细胞和 CTL 杀伤病毒感染靶细胞发挥抗病毒作用;②免疫调节作用:活化 NK 细胞和 CTL。

(2) IFN-γ 的生物学活性　①IFN-γ 主要由活化 T 细胞产生,与 IL-2 的产生相一致。目前认为巨噬细胞活化因子(MAF)的主要活性存在于 IFN-γ 中。此外,活化 NK 细胞也可产生 IFN-γ。②人和小鼠 IFN-γ 在 DNA 水平上约有 65％同源性,在氨基酸水平的同源性有 40％左右,其生物学作用有严格的种属特异性,人 IFN-γ 只作用于人或灵长类动物的细胞。③生物学活性:诱导单核细胞、巨噬细胞、树突状细胞等抗原呈递细胞 MHCⅡ类抗原的表达，参与抗原提呈和特异性免疫的识别过程，上调内皮细胞 ICAM-1（CD54）表达，促进巨噬细胞 FcγR 表达，协同诱导 TNF 并促进巨噬细胞杀伤病原微生物；协同 IL-2 诱导 LAK 活性，促进 T 细胞 IL-2R 表达；诱导急性期蛋白合成，诱导髓样细胞分化。

（3）临床应用与不良反应　　IFN 是第一个应用于临床的基因工程产品，目前 IFN-α、IFN-β、IFN-γ 都有基因工程产物，治疗 30 多种疾病。主要用于肿瘤、病毒性感染。无严重不良反应，可有发热、疲劳不适、食欲不佳、白细胞减少以及血压波动等，停药后很快消失。

2. 白细胞介素-2（interleukin-2，IL-2）

（1）生物学活性　　①在 T 细胞增殖的两个阶段中都起重要作用：第一个阶段是对抗原的识别过程，这个过程中抗原的主要作用是使静止的 T 细胞表达 IL-2 的受体，获得对 IL-2 的反应性，并且促进辅助性 T 细胞产生和释放 IL-2；第二个阶段则是 IL-2 与 T 细胞表面的高亲和力受体结合，促使 T 细胞增殖，进入 S 时相，最后发生细胞分裂。②诱导多种细胞因子的产生，如 IFN、B 细胞生长因子、B 细胞分化因子及造血生长因子等，增强 T 细胞及 B 细胞介导的免疫应答效应。③促进 NK 细胞活性，IL-2 浓度较高时，可刺激 B 细胞增殖及抗体产生。④抗肿瘤效应，刺激 TIL、LAK 细胞并增强其抗肿瘤活性。

临床上单独应用 IL-2 治疗肿瘤，疗效并不显著。20 世纪 80 年代初，S. A. Rosenberg 等首创了用 IL-2 和 LAK 细胞治疗晚期肿瘤的过继免疫疗法（adoptive immunotherpy）。通过大量实验研究证明，单独应用 IL-2 及 LAK 细胞对肿瘤转移均有一定的抑制作用，若两者联合应用，其疗效优于任何一种单用。美国 FDA 于 1991 年批准生产 IL-2，1992 年批准 rIL-2 用于治疗肾癌。此后 IL-2 及 LAK 细胞进入了临床试用阶段。肾细胞癌是对 rIL-2 最敏感的肿瘤。IL-2 单独或与 LAK 细胞联合还可以用于黑色素瘤、结肠癌及直肠癌等肿瘤患者。

（2）不良反应　　发热、乏力、肌痛；心绞痛、心肌梗死、心律失常、水肿等；肝功能异常、恶心、呕吐、腹痛、腹泻；此外，还可出现呼吸窘迫、肺水肿、皮肤红斑、贫血、昏迷、急性肾功能衰竭、钠水潴留综合征等。

3. 集落刺激因子（CSF）

CSF 主要有粒细胞集落刺激因子（G-CSF）、粒细胞-单核巨噬细胞集落刺激因子（GM-CSF）、巨噬细胞集落刺激因子（M-CSF），此外具有集落刺激作用的还有多细胞集落刺激因子（mult-CSF），即 IL-3。另外还有 SCF、EPO 等。目前均可用 DNA 重组技术生产。

（1）G-CSF　　内毒素、IFN-α 和 IFN-γ 可活化单核细胞和巨噬细胞产生

G-CSF。人和小鼠 G-CSF 在氨基酸水平上有 73％同源性，并具有相互交叉的生物学活性。

生物学作用：刺激中性粒细胞系造血细胞的增殖、分化和活化。单独 G-CSF 可促进多能造血干细胞的增殖、干细胞母细胞集落形成。肿瘤患者注射 G-CSF 后可提高血循环中中性粒细胞的水平，能使因使用各种抗癌药后减少的中性粒细胞数很快恢复。较高浓度的 G-CSF 可使造血干细胞增加。

临床应用：降低肿瘤化学治疗及放射治疗所致的造血系统损害；治疗中性粒细胞减少症、骨髓增生异常综合征、再生障碍性贫血等；通过刺激粒细胞及巨噬细胞的活性，产生抗肿瘤作用的因子，故可用于治疗肿瘤。

（2）GM-CSF

生物学作用：刺激骨髓祖细胞分化增殖为粒细胞、单核细胞等。对白细胞有双相反应的作用，若持续给予 GM-CSF，最初 5 天粒细胞升高，以后又有一暂时下降，然后再升高。这种反应开始是粒细胞自骨髓中释放增加，以后则是真正的骨髓细胞产生粒细胞增加。

临床应用：①先天性慢性中性粒细胞减少：该病患者其骨髓细胞发育常停滞在早幼粒细胞阶段，用 GM-CSF 治疗后白细胞数明显上升，感染得以控制。如用 GM-CSF 效果不佳者，改用 G-CSF 仍可获得疗效。②获得性中性粒细胞减少及再生障碍性贫血：大多数病人用药后白细胞及骨髓细胞数增加，但是效果一般不持久，停药后白细胞数又回落至基线。③对髓细胞的作用：肿瘤的化学治疗常引起髓细胞抑制，病人常有发热、感染、脓毒血症等，使用 GM-CSF 可改善髓细胞抑制及临床表现。对于使用 CSF 后是否可以使化疗剂量减少以达相同的抗肿瘤效果，尚需进一步探讨。④在自体骨髓移植中的作用：长期随访 GM-CSF 用于自体骨髓移植者显示，无晚期的移植物衰竭。

（3）SCF

生物学作用：促进 IL-3 依赖的早期造血前体细胞的增殖和分化，与 IL-3、G-CSF、GM-CSF 和 EPO 等有协同作用，促进肥大细胞增殖。

临床应用：在骨髓移植、造血功能障碍以及干细胞基因治疗中有潜在的应用价值。

（4）EPO

红细胞生成素（erythropoietin，EPO）是一种刺激红细胞产生的糖蛋白，肾脏是 EPO 产生的主要来源。生物学作用：特异地作用于红细胞样前体，刺激红细胞生成。主要用于肾功能衰竭有关的贫血，还可用于类风湿性关节炎、多发性骨髓瘤、化疗等原因引起的贫血。

4. 肿瘤坏死因子（TNF）

1975 年，E. A. Carswell 等人发现接种 BCG 的小鼠注射 LPS 后，血清中含有一种能杀伤某些肿瘤细胞或使体内肿瘤组织发生出血坏死的因子，称为肿瘤坏死因子（tumor necrosis factor，TNF）。随后把巨噬细胞产生的 TNF 命名为 TNF-α，把 T 淋巴细胞产生的淋巴毒素（1ymphotoxin，LT）命名为 TNF-β。

（1）TNF 的生物学活性　TNF 的生物学活性包括以下几方面。

1）杀伤或抑制肿瘤细胞　TNF 在体内、体外均能杀死或抑制某些肿瘤细胞。直接杀伤或抑制作用：TNF 与相应受体结合后移入细胞内，被靶细胞溶酶体摄取导致溶酶体稳定性降低，各种酶外泄，引起细胞溶解；TNF 可改变靶细胞糖代谢，使细胞内 pH 降低，导致细胞死亡。对机体免疫功能的调节作用：TNF 促进 T 细胞及其他杀伤细胞对肿瘤细胞的杀伤；作用于血管内皮细胞，损伤内皮细胞或导致血管功能紊乱，使血管损伤和血栓形成，造成肿瘤组织的局部血流阻断而发生出血、缺氧坏死。

2）提高中性粒细胞的吞噬能力　增加过氧化物阴离子产生，增强 ADCC 功能，刺激细胞脱颗粒和分泌过氧化物酶。诱导内皮细胞 ICAM-1 的表达及 IL-1、GM-CSF 等细胞因子的分泌，促进中性粒细胞黏附到内皮细胞上，从而刺激机体局部炎症反应。

3）抗感染　抑制疟原虫生长，抑制病毒复制（如腺病毒Ⅱ型、疱疹病毒Ⅱ型），抑制病毒蛋白合成、病毒颗粒的产生和感染性，并可杀伤病毒感染细胞，但其抗病毒机制不十分清楚。

4）促进髓样白血病细胞向巨噬细胞分化　如促进髓样白血病细胞 ML-1、单核细胞白血病细胞 U937、早幼粒白血病细胞 HL60 的分化，机制不清楚。

5）调节免疫应答效应　促进 T 细胞 MHCⅠ类抗原表达与巨噬细胞 MHCⅡ类抗原的表达，增强 IL-2 依赖的胸腺细胞、T 细胞增殖能力，促进细胞及体液免疫应答效应。IL-1、IFN 和 GM-CSF 对 TNF 的生物学作用有明显的增强作用，可能与增加细胞 TNF 受体的表达有关。

（2）临床应用　TNF 在治疗肿瘤等方面已开始临床Ⅱ期试验。目前认为全身用药的疗效不及局部用药，后者如病灶内注射，局部浓度高且不良反应也较轻。

（三）化学药物

1. 左旋咪唑

（1）免疫调节作用　左旋咪唑可使异常的细胞免疫功能恢复正常，T 细胞的增殖、淋巴因子的产生及抗体形成能力都可恢复。能使功能低下的巨噬细胞和粒细胞的吞噬、趋化等功能恢复。

　　(2)抗癌作用　　不能单独用于治疗肿瘤,可作为抗癌的辅助用药。

　　(3)作用机制　　通过咪唑环影响 cAMP/cGMP 的比值、代谢产物 OMPI,清除自由基,保护微管蛋白的完整性和功能。

　　(4)临床应用　　慢性炎症、肿瘤治疗。须与手术、化疗和放疗结合使用。治疗慢性感染效果较好,如用于唇疱疹、生殖器瘤、鹅口疮及泌尿道感染等。一般无严重不良反应。

2.其他化学合成的免疫药物

　　包括二乙巯基氨基甲酸钠(DTC)、异丙酯肌苷(1PI)、聚腺尿苷酸(poly:U)、聚肌胞苷酸(poly:C)等。

(四)植物及提取物

1.氨基酸和蛋白质

　　氨基酸是许多生物碱的前体物质。含有氨基酸的免疫类中草药有以下几种:

　　• 增强单核-巨噬细胞系统(MPS)功能:黄芪、党参、人参、当归、灵芝、冬虫夏草等。

　　• 增强细胞免疫、促进淋巴细胞转化:黄芪、人参、灵芝、当归、冬虫夏草等。

　　• 增强体液免疫功能:黄芪、人参、党参、香菇、天冬等。

　　• 诱生干扰素:黄芪、灵芝、人参、香菇、商陆及山药等。

2.生物碱

　　生物碱由不同种类的氨基酸或生物胺衍化而来,种类繁多。具有免疫功能的含有生物碱的中草药,报道较多的有:

　　• 增强 MPS 功能:苦参、黄柏、蒲黄、马兜铃、党参、穿心莲、茶、洋金花、石榴皮等。

　　• 增强细胞免疫、促进淋巴细胞转化:山豆根、王不留行、黄柏等。

　　• 调节体液免疫功能:附子、党参、雷公藤等。

3.糖类

　　糖类成分有如香菇多糖、茯苓多糖、灵芝多糖、虫草多糖、银耳多糖等。糖类成分是植物体主要的基本成分之一。近 20 年来,发现许多多糖的化学结构与抗肿瘤的作用十分密切。多糖基本上无毒性,是理想的天然药物。多糖类药物能增强体液免疫、激活巨噬细胞和 T 细胞、诱生干扰素(抗病毒)、抑制 HIV 反转录酶,具有抗 AIDS 的效应及抗癌活性。可应用于治疗肿瘤、AIDS 及抗衰老等。

（五）免疫系统来源的免疫调节剂

1. 胸腺素（thymosin）

胸腺素是来源于胸腺的一种免疫调节剂。1961 年,J. F. Miller 及 R. A. Good 等发现新生小鼠切去胸腺可导致小鼠的淋巴细胞耗竭,并可引起严重的免疫缺陷,认为胸腺对于维持与发展正常的免疫应答是非常必要的。以后学者们开始致力于对胸腺素的分离、纯化及生物活性的研究。从 1966 年至 1977 年,人们先后从动物的胸腺中分离出了胸腺素、胸腺生成素(thymopoietin)等。

（1）主要生物学活性　诱导 T 细胞分化、促进淋巴细胞的成熟和功能的增强、促进细胞因子的产生,如巨噬细胞移动抑制因子、淋巴毒素、干扰素等。对巨噬细胞、NK 细胞也有调节作用,并且与许多内分泌激素间存在重要的反馈性制约的调控机制。

（2）主要用途　①治疗免疫缺陷:对细胞免疫缺陷的治疗效果优于体液免疫缺陷。魏-阿综合征系因胸腺功能障碍而发病,其患者血小板减少,容易感染,肿瘤发病率高,用胸腺素治疗可显著改善其免疫功能低下的情况。干燥综合征的患儿亦有胸腺缺损或功能低下,对病毒、真菌容易感染,患儿血中没有胸腺素的活性,给予胸腺素治疗可使其免疫功能提高,临床症状也有明显改善。②自身免疫病的治疗:出生后切除胸腺的动物容易引起自身免疫病,表明自身免疫反应的出现与胸腺素水平密切相关。胸腺素没有严重不良反应,可用于治疗自身免疫病。③肿瘤的治疗:治疗肿瘤的机制可能是通过提高 T 细胞功能,增强机体抗肿瘤的能力,提高患者的抗感染能力。

（3）不良反应　偶见发热与皮疹等。

2. 转移因子

转移因子(transfer factor,TF)亦称白细胞透析物,是一种细胞免疫调节剂,是机体的淋巴细胞或脾脏等组织提取物透析后获得的一种可溶性低分子多肽和低分子多核苷酸混合物。TF 能将供体的细胞免疫信息传递给受体,使受体淋巴细胞获得特异性细胞免疫或细胞免疫功能增强。

作用机制可能包括:①传递特异免疫信息,致敏受体淋巴细胞;②促进受体单核-巨噬细胞功能加强;③促进干扰素释放;④刺激 T 细胞增殖并产生各种介导细胞免疫的介质。

TF 的作用特点:反应速度快、维持时间长、生物效应大、能够转移特异性的细胞免疫并能非特异增强受体淋巴细胞功能。同时转移因子没有抗原性,反复注射也不会引起受体的过敏反应。近几年一系列研究证明转移因子的作用无种属特异性,可以用动物细胞或组织代替人的组织加以制备,而且低温保存数年不失活性,所以转移因子是一种安全可靠的生物制剂。

转移因子作为一种特异性过继免疫治疗可应用于各种先天性或获得性免疫缺陷病、某些自身免疫病以及病毒、真菌感染和肿瘤。

3. 免疫核糖核酸

免疫核糖核酸(immune RNA, iRNA)是用人肿瘤细胞或病原微生物等抗原免疫动物后,分离致敏淋巴细胞所提取的核糖核酸。有报道认为,免疫核糖核酸既能传递细胞免疫又可传递体液免疫,是一种免疫触发剂。可使机体正常的淋巴细胞转化成致敏状态和介导淋巴细胞对肿瘤细胞特异细胞毒作用。虽然 iRNA 已用于临床,但目前对理论上存在的问题及调节免疫反应的机制尚无定论。

第二节　免疫预防

机体受病原体感染后,能产生特异性抗体和效应 T 细胞,提高对该病原体的免疫力。根据这一基本原理,可采用人工方法使机体获得特异性免疫力,达到预防疾病的目的。

一、人工免疫

特异性免疫的获得方式有自然免疫和人工免疫两种。自然免疫主要指机体感染病原体后建立的特异性免疫,也包括胎儿或新生儿经胎盘或乳汁从母体获得抗体。人工免疫则是人为地使机体获得特异性免疫,包括人工主动免疫和人工被动免疫。

(一)人工主动免疫

人工主动免疫(artificial active immunization)是用疫苗 vaccine(抗原性物质)接种机体,使之产生特异性免疫,从而预防感染的措施。

1、灭活疫苗

灭活疫苗(inactivated vaccine)是选用免疫原性强的病原体,经人工大量培养后,用理化方法灭活制成,可诱导特异抗体的产生,为维持血清抗体水平,需多次接种,反应较重。由于灭活的病原体不能进入宿主细胞内增殖,难以通过内源性抗原加工提呈,诱导出 $CD8^+$ 的 CTL,故细胞免疫弱,免疫效果有一定局限性。

2. 减毒活疫苗

减毒活疫苗(live-attenuated vaccine)是用减毒或无毒力的活病原微生物制成。例如,用牛型结核杆菌在人工培养基上多次传代后制成卡介苗,用脊髓灰质炎病毒在猴肾细胞中反复传代后制成活疫苗。活疫苗接种类似隐性感染或轻症感染,减毒病原体在体内有一定的生长繁殖能力,一般接种一次,多数活疫苗的免疫效果良好、持久,除诱导机体产生体液免疫外,还可产生细胞免疫,经自然感染途径接种还有黏膜局部免疫形成。免疫缺陷者和孕妇一般不宜接受活疫苗接种。

3.类毒素

类毒素(toxoid)用细菌的外毒素经 0.3%～0.4%甲醛处理制成,失去外毒素的毒性,但保留免疫原性,接种后能诱导机体产生抗毒素。

(二)人工被动免疫

人工被动免疫(artificial passive immunization)指注射含特异性抗体的免疫血清或细胞因子制剂,治疗或紧急预防感染。这些免疫物质并非由宿主自己产生,缺乏主动补充的来源,易被清除,维持时间短暂,约 2～3 周。

1.抗毒素

抗毒素(antitoxin)是用细菌外毒素或类毒素免疫动物制备的免疫血清,具有中和外毒素毒性的作用,常用的有破伤风抗毒素及白喉抗毒素等。

2.人免疫球蛋白制剂

人免疫球蛋白制剂是从大量混合血浆或胎盘血中分离制成的免疫球蛋白浓缩剂。该制剂中所含的抗体(即人群中含有的抗体)因不同地区和人群的免疫状况不同,而不完全一样,用于原发性和继发性免疫缺陷病的治疗。特异性免疫球蛋白则是由对某种病原微生物具有高效价抗体的血浆制备,用于特定病原微生物感染的预防,如抗乙型肝炎病毒免疫球蛋白。

3.细胞因子制剂

细胞因子制剂是近年来研制的新型免疫制剂,主要有 IFN-γ、IFN-α、G-CSF、GM-CSF 和 IL-2 等,可望成为治疗肿瘤、艾滋病等的有效手段。

4.单克隆抗体制剂

用基因工程及现代生物技术生产的人源单克隆抗体为免疫治疗开辟了广阔前景,用毒素、放射性核素、抗癌药物等连接单抗的肿瘤导向治疗正在应用及开发之中。

二、新型疫苗的发展简介

近 30 年来,随着免疫学、生物化学、分子生物技术的发展,疫苗的研制进入新的阶段。由于活疫苗的效果一般优于死疫苗,使活疫苗的研制成为重要发展方向。以往死疫苗和活疫苗的制作均采用了完整的病原体,故称全细胞疫苗。全细胞疫苗中含有很多与保护性免疫无关的成分,去除这些成分而保留有效免疫原,是亚单位疫苗的发展方向。基因工程疫苗是现代生物技术的热点,虽然获准生产的基因工程疫苗仅有少数几种,但它能够解决常规疫苗不能解决的难题,在简化免疫程序的多价疫苗制作方面具有显著优势。

(一)疫苗的基本要求

(1)安全　疫苗是用于健康人群,其质量的优劣关系到千百万人的健康和生命安全,在制作中应特别注意质量管理,灭活疫苗菌毒种为致病性强的微生物,应彻底灭活;活疫苗的菌种要求遗传性状稳定,无返祖,无致癌性;减少接种后的副作用,提倡口服疫苗或尽量减少注射次数。

(2)有效　疫苗接种后能在大多数人中引起保护性免疫,群体的抗感染能力增强,理想的疫苗接种后既能引起体液免疫,又能引起细胞免疫,而且维持时间很长;疫苗能否提供 T 细胞识别的表位,直接影响疫苗的效果。例如,用细菌的多糖成分免疫婴幼儿,18 个月龄以下者几乎都不产生抗体,但将细菌多糖连接于白喉类毒素后再免疫,效果十分显著,这是由于白喉类毒素提供了 T 细胞识别的表位,使 T 细胞活化,于是将细菌多糖引起的 T 细胞非依赖性抗体应答转变为 T 细胞依赖性抗体应答。

(3)实用　简化接种程序,如口服疫苗、多价疫苗,无不适反应,易于保存运输,价格低廉。

(二)新型疫苗的研制

近年来新发展的疫苗主要有以下几类。

1. 亚单位疫苗

亚单位疫苗(subunit vaccine)是去除病原体中与激发保护性免疫无关的甚至有害的成分,保留有效免疫原成分制作的疫苗。例如,提取百日咳杆菌的丝状血凝素(FHA)等保护性抗原成分制成无细胞百日咳疫苗,其内毒素含量仅为全菌体疫苗的 1/2000,副作用明显减少而保护效果相同。

2. 结合疫苗

细菌荚膜多糖具有抗吞噬作用,可保护细菌免受机体吞噬细胞的吞噬。提取细菌荚膜多糖制作的多糖疫苗早已应用。荚膜多糖属 T 细胞非依赖性抗原,不需 T 细胞辅助而直接刺激 B 细胞产生 IgM 类抗体,不产生记忆细胞,也无 Ig 的类别转换,对婴幼儿的免疫效果差。近年来发展的结合疫苗(conjugate vaccine)是将细菌荚膜多糖的水解物化学连接于白喉类毒素,为细菌荚膜多糖提供蛋白质载体,使其成为 T 细胞依赖性抗原。结合疫苗能引起 T 细胞、B 细胞的联合识别,B 细胞产生 IgG 类抗体,获得了良好的免疫效果。

3. 合成肽疫苗

合成肽疫苗(synthetic peptide vaccine)是根据有效免疫原的氨基酸序列,设计和合成的免疫原性多肽,以最小的免疫原性肽来激发有效的特异性免疫应答,如果合成的多肽上既有 B 细胞识别的表位,又有 Th、CTL 识别的表位,它就能诱导特异性体液免疫和细胞免疫。合成肽分子小,免疫原性弱,需交联载体才能诱导免疫应答。常用的载体是脂质体,它可将合成肽分子运送至 APC 的胞浆中,使其与MHC I 类分子结合,诱导特异性 CTL 应答,细菌毒素、HIV 和肿瘤等的合成肽疫苗正在研制中。

4. 基因工程疫苗

(1)重组抗原疫苗　重组抗原疫苗(recombinant antigen vaccine)是利用 DNA重组技术制备的只含保护性抗原的纯化疫苗。首先选定病原体编码有效免疫原的基因片段,将该基因片段引入细菌、酵母或能连续传代的哺乳动物细胞基因组内,通过大量繁殖这些细菌或细胞,使目的基因的产物增多,从细菌或细胞培养物中收集、提取、纯化所需的抗原。重组抗原疫苗不含活的病原体和病毒核酸,安全有效,成本低廉。目前使用的有乙型肝炎疫苗、口蹄疫疫苗等。

(2)重组载体疫苗　重组载体疫苗(recombinant vector vaccine)是将编码病原体有效免疫原的基因插入载体(减毒的病毒或细菌疫苗株)基因组中,接种后目的基因随疫苗株在体内增殖,使所需的抗原得以表达。如果将多种病原体的有关基因插入载体,则成为可表达多种保护性抗原的多价疫苗。目前使用最广的载体是痘苗病毒,用其表达的外源基因很多,已用于甲型和乙型肝炎、麻疹、单纯性疱疹等疫苗的研究。

(3)DNA 疫苗　DNA 疫苗(DNA vaccine)是用编码病原体有效免疫原的基因与细菌质粒构建的重组体直接免疫机体,使宿主细胞表达保护性抗原,从而诱导机体产生特异性免疫的疫苗。1992 年以来,应用该技术已成功地在小鼠、黑猩猩等动物中诱导抗流感病毒等多种病原体的特异性免疫,新近已有 HIV、疟疾 DNA疫苗在志愿者中奏效的报道,很多 DNA 疫苗正在研制中。DNA 疫苗在体内可持续表达,免疫效果好,维持时间长。其机制和安全性尚不完全清楚,一些问题有待解决,例如外源 DNA 是否与宿主细胞基因组整合,是否诱导自身抗 DNA 抗体的产生等。

(4)转基因植物疫苗　用转基因方法,将编码有效免疫原的基因导入可食用植物细胞的基因组中,免疫原即可在植物的可食用部分稳定地表达和积累,人类和动物通过摄食达到免疫接种的目的。常用的植物有蕃茄、马铃薯、香蕉等。如用马铃薯表达乙型肝炎病毒表面抗原已在动物试验中获得成功。这类疫苗尚在初期研制阶段,它具有可口服、易被儿童接受、价廉等优点。

三、疫苗的应用

1. 抗感染

抗感染仍是未来疫苗的首要任务。尽管疫苗是有效预防传染病的工具,但是传染病仍然是人类健康的严重威胁,其死亡人数在发展中国家居各类疾病之首。全世界每年死于感染性疾病的人至少有 1700 万。对不少传染病仍缺乏有效疫苗,如疟疾、结核病、呼吸道感染、腹泻等,发病和死亡人数居高不下。同时,新发现的传染病又不断增多,如艾滋病、丙型肝炎、埃博拉出血热等。由此可见,传染病的控制依然任重而道远。

某些病原体感染后,体内产生的免疫应答不能彻底清除病原体,导致持续性感染,例如乙型肝炎病毒、丙型肝炎病毒、疱疹病毒等。使用治疗性疫苗或细胞因子有可能通过调整免疫系统的功能彻底清除感染。

2. 抗肿瘤

一些病毒的感染与肿瘤的发生密切相关,这些病毒的疫苗可被看作是肿瘤疫苗。例如,EB 病毒疫苗可预防鼻咽癌,人乳头瘤病毒疫苗可预防宫颈癌。非病毒病因的肿瘤疫苗属治疗性疫苗。例如,用肿瘤细胞制作肿瘤抗原疫苗作主动免疫治疗,目前仍在临床试验中。近年来,这些疫苗的研制主要是根据肿瘤免疫的理论,利用基因工程手段,用某些免疫增强基因体外修饰肿瘤细胞,再回输患者体内,以增强肿瘤的免疫原性和机体的抗肿瘤免疫应答,达到治疗肿瘤的目的。

3. 计划生育

避孕疫苗也是近年来活跃的研究领域,目前正在研制中的几种疫苗均有一定的抗生育效果。人促绒毛膜性腺激素(HCG)是维持早期妊娠的激素,用 HCG 免疫人体,产生的抗 HCG 可切断黄体营养而终止妊娠。

4. 防止免疫病理损伤

某些慢性感染导致的免疫病理损伤与免疫应答的类型有关,通过调整免疫功能有可能防止或减轻病理损伤。动物实验观察到血吸虫感染以 Th2 应答为主,常伴有肝的纤维化和结节形成。联合使用虫卵和 IL-12,诱导 Th1 应答,虽不能保护动物免受感染,但减轻了肝的损伤。这一结果提示联合抗原与 IL-12 的免疫接种有减轻免疫损伤的可能性。使用人工合成的变应原肽段可特异性封闭 IgE,阻止肥大细胞脱颗粒,从而防止 I 型超敏反应的发生。

第三节 临床免疫诊断与研究新方法

临床免疫诊断与研究的方法近年来发展十分迅速,向单细胞、多基因、功能化、微量化等方向发展,本节依据现代分子生物学技术、细胞生物学技术和分子免疫技术的发展现状,从 DNA 水平、RNA 水平、蛋白质水平和细胞水平等多层次介绍临床免疫诊断和研究的一些新技术。

一、DNA 水平的研究技术

(一)定量 PCR 技术

无论是单基因研究还是基因组研究,DNA 的检测与分析至关重要,常用技术为 PCR 反应,在病原微生物检测、癌基因检测、人类基因组研究中得到广泛应用。近几年经不断改进,建立了许多新方法如实时荧光定量 PCR 技术,以及连接酶链反应技术等,已得到广泛的应用。

1. 实时荧光定量 PCR 技术

实时荧光 PCR 定量检测是在普通 PCR 扩增系统中,加入一个与靶基因序列特异互补的双荧光标记探针,其 5′端标记荧光发射基团,3′端标记荧光淬灭基团,当探针完整时,后者抑制前者而不发光,有靶基因存在时,在 PCR 复性阶段,探针与靶基因互补,PCR 延伸时,由于 Taq 酶有 5′→3′的外切酶活性,引物模板延伸至标记探针结合处,将 5′端报告基因切下,产生荧光,其强度与 PCR 产物量成正比关系。荧光光谱分析仪可测得定量结果,由此可给原始模板定量。

2. 连接酶链反应

连接酶链反应(LCR)属于一种探针扩增技术,是依赖靶核苷酸序列的寡核苷酸探针的连接技术,这种方法应用 4 种寡核苷酸探针(即两对互补的引物),当它们在体外结合到靶序列上以后,用耐热 DNA 连接酶将它们连接起来,两条探针被连接上以后又可以作为新的模板,由于使用两对引物,LCR 比 PCR 具有更高的敏感性和特异性,目前已用于检测沙眼衣原体、淋球菌、人乳头瘤病毒及 HIV 的定量研究,美国 FDA 已批准部分试剂上市使用。

3. PCR-ELISA 技术

PCR-ELISA 技术是将 PCR 扩增产物通过 ELISA 方法来检测的一种技术。在 PCR 扩增体系中加入生物素(B)标记的引物,其扩增产物同时被标记上生物素,该产物被转移到酶标反应孔内时,会被固定在孔内的探针捕获,当加入辣根过氧化物酶-亲和素复合物(HRP-A)时,亲和素再与生物素结合,从而把 HRP 固定在孔内,可通过相应底物显色,如同时作标准品检测,可根据颜色深浅进行定量。

(二)核酸杂交技术

核酸杂交技术(nucleic acid hybridization technique)是分子生物学研究的重要方法之一,根据核酸碱基互补的原则,用特定已知顺序的核酸片段(DNA 或 RNA)作为探针,经特殊标记后,与提纯的核酸或组织细胞中的靶核酸进行杂交,对其进行检测。杂交时先将被检测核酸经过电泳分离后转移到固相介质上(主要为硝酸纤维素膜或尼龙膜),或将核酸直接点于膜上,甚至直接应用组织切片、细胞涂片,与特殊标记之核酸探针杂交对特异核酸片段进行检测。

1. 核酸杂交的类型

根据被测核酸与探针的类型,核酸杂交可分为 DNA-DNA、DNA-RNA 和 RNA-RNA 杂交。通常将 DNA 电泳分离后转移至滤膜上再与探针所进行的杂交称之为 Southern 转印(Southern blot)杂交。将 RNA 电泳后转移至滤膜上再进行的杂交称之为 Northern 转印(Northern blot)杂交。将 DNA 或 RNA 用斑点固定于滤膜上的杂交称之为斑点印迹(dot blot)杂交。原位杂交(in situ hybridization)则是指探针与组织中核酸进行杂交的方法,因该法与前述几种方法不同,不需经过对组织细胞内核酸进行抽提处理,直接在细胞内核酸原有位置杂交,因而称之为核酸的原位杂交。

2. 核酸杂交的探针

核酸杂交中所应用的探针有许多种,可以是双链基因组 DNA(genomic DNA)、互补 DNA(complementary DNA,cDNA)、RNA 或人工合成之寡核苷酸。用来检测基因表达时以 cDNA 探针为佳,应用较多的探针为人工合成之寡核苷酸探针,由于其片段长短常为 20~30 个碱基,分子量很小,在组织中的穿透能力很强,与基因组 DNA、cDNA 相比,在同样浓度含量下其摩尔浓度却很高,特别在没有 cDNA 的情况下,可以根据已知的蛋白质分子中的氨基酸顺序,按照密码子的排列规则进行人工合成,因此应用时极为方便。

3. 探针的标记

探针的标记物有放射性核素及非放射性核素两大类。所用的同位素有 ^{32}P、^{14}C、^{35}S、^{125}I 及 ^{3}H 等。在原位杂交中多用非放射性核素标记,其中常用的有生物素、地高辛、荧光素等。非放射性核素标记操作方便,标记好的探针可以长期保存,随时应用,并且所用于实验中的时间短(一般从杂交到取得结果为 1~2 天时间),可以在显微镜下监测显色效果,无放射性损害,对环境污染小等,近年来得到大力发展,目前许多原位杂交试剂盒多为生物素或地高辛标记,为原位杂交的推广应用创造了条件。探针的标记方法根据所用探针不同而有极大区别。基因组 DNA、cDNA可用缺口翻译(nick translation)标记法或随机引物标记法。寡核苷酸探针则用 5′末端标记或 3′末端标记,必要时为增强敏感性可行双末端标记。

4. 核酸杂交的应用

近年来核酸杂交技术有了广泛的应用,其中包括检测肿瘤组织中癌基因、抗癌基因的表达以判定其预后;检测胚胎组织中特异基因的表达以分析对组织发育的影响;以特异的病原微生物核酸片段为探针检测其相应顺序在某些疾病中作用机制,如宫颈癌、尖锐湿疣及组织中人乳头瘤病毒(HPV)的研究,淋巴瘤组织中 EB 病毒,肝炎、肝癌中乙型肝炎病毒的研究等,为分子病理学研究开辟了新的途径。

(三) DNA 测序技术

DNA 测序技术是 DNA 研究的一种好方法,由于方法本身能够自动化,许多公司又开展 DNA 测序服务,能在较短时间内获得结果,PCR 产物的直接测序,能准确获得基因序列或突变位点。

1. PCR 产物直接测序

如果 PCR 产物比较纯,没有杂带,可以用低熔点琼脂糖法将目的片段回收,然后直接送检测序,送检时应提供扩增该产物时所用的上下游引物。

2. 通过 T-A 克隆测序

T-A 克隆系统由 Invitrogen 公司(San Diego,CA)发展而来的商业性试剂盒,可用于 PCR 产物的克隆和测序,国内也有同样的试剂盒出售。T-A 克隆是一种快速地、一步到位地把 PCR 产物直接插入到质粒载体的方法。通常 Taq DNA 聚合酶能使 PCR 产物的 3′末端加上一个腺苷酸(A),这个 3′A 突出端被用于把 PCR 产物插入到在插入位点有一个 3′T 突出端的载体。制备 T 载体时,先将 PUC-18 或类似载体用 *Sma* I 切成平端,用 Klenow 酶加上 T,即为制备好的 T 载体,其关键部分是带有 3′T 突出端的线状分子。用 T4 DNA 连接酶将 PCR 产物与 T 载体直接连接,转化感受态细菌,通过筛选获得阳性克隆,即说明将 PCR 产物插入到 T 载体,可直接用于测序。

(四)基因芯片技术

基因芯片技术或称 DNA 微阵技术,能同时从复杂的核酸标本中鉴定和定量分析多种特异性 DNA 序列,在基因组研究、突变分析、药物发现和基因表达等方面得到广泛应用。通常采用一些特殊工艺,在一块很小的基板上定位合成所有可能的寡核苷酸(ODT)探针,形成一个高密、微化的寡核苷酸阵列,对于阵列上的任一 ODT,其位置和序列都是已知的,当加入经 PCR 扩增的、限制性内切酶处理和荧光素标记的单链靶 DNA 后,依据碱基互补配对原则,与芯片上所有互补的 ODT 探针杂交,所有这些杂交构成一个"杂交模式",经计算机分析可获得待测 DNA 序列。DNA 芯片领域的一个重要进展是将 ODT 变成人类 cDNA 文库中的一条条已知单链的 cDNA,作为探针可与待测 DNA 或 RNA 杂交,该方法对定量研究一定条件下细胞基因的表达及其变化具有重要意义。

二、RNA 水平的研究技术

mRNA 的转录通常早于蛋白质的合成,是基因表达的早期行为。研究mRNA 的表达状况能更确切地反应基因的变化,常用的技术如 RT-PCR 技术、差异显示技术及多探针 RNA 酶切保护技术亦广泛地得到应用。

(一)RT-PCR 技术

RT-PCR 技术可用来扩增从 RNA 分子中得到的一段特异序列。首先将 mRNA反转录为 cDNA,用目的基因的上下游引物扩增 cDNA 模板,得到的阳性 PCR 产物,说明存在特异的 RNA 序列。该法简便快速,为研究 mRNA 表达的优选方法。实验首先要保证提取完整的总 RNA,其次应选择合适的扩增引物,引物长度一般为 18~25 个核苷酸,扩增长度 300~1000bp,最好跨两个外显子,以避免 DNA 的干扰。竞争性 RT-PCR 和一步 RT-PCR 是一些改良技术,可使方法本身定量或更为快捷。用该法可检测 IL-1β、IL-2、IL-3、IL-4、IL-6、IL-10、IL-12、IL-13、IL-15、IL-16、IL-18、TNF-α、TNF-β、IFN-γ、G-CSF、GM-CSF、TGF- β 等多种细胞因子,为肿瘤、自身免疫病的诊断和治疗提供较好的参考依据。用 RT-PCR 检测细胞因子至少有两个优点:一是在 mRNA 水平显示细胞因子表达的变化,早于蛋白水平的改变;二是可以确定细胞因子的组织或细胞来源,与病理变化直接相关。

(二)mRNA 差异展示技术

mRNA 差异展示技术可用来鉴别和分离那些在各种不同细胞类别中或在变化的条件下表达的不同基因。该法涉及 mRNA 的反转录,其转录引物 oligodT 固定在 poly(A)尾的开始部分进行 PCR 扩增,在 DNA 测序凝胶上可以区分出 mRNA 3′末端扩增的 cDNA 亚群,与对照相比,能发现待测细胞中的基因是增加还是减少,回收扩增片段进行 DNA 测序,可得知异常基因片段的序列。与传统的建立减数文库再杂交筛选的方法相比,该法更快速有效,但由于对细胞全体 mRNA均作放大,工作针对性不强,容易出现假阳性。随后,N. Listsyu 对其进行改进,建立差异显示分析(RDA)技术,该法保持了快速有效的特点,同时通过特异放大分化基因片段,解决了传统方法杂交不完全的弊病。由于在实验组文库的 DNA 5′末端连上设计的寡核苷酸接头(adaptor),与过量的对照组 DNA 混合,经变性后再复性,只有来自实验组的自我复性差异分子双链 5′端均含相应接头,通过同样寡核苷酸引物经 PCR 扩增,能将占优势的差异分子显示出来。

(三)多探针核糖核酸酶切保护法

多探针核糖核酸酶切保护法分析系统(RPA)是高灵敏度和高特异性的分析方法,可用于检测和定量分析各种 mRNA。该法得以成为可能,是因为从噬菌体 SP$_6$、T$_7$ 及 T$_3$ 中发现了依赖于 DNA 的 RNA 聚合酶,这些聚合酶高度忠实于它们的启动子,以极高的速率合成 RNA。当把所需的 cDNA 片段亚克隆入带有噬菌体启动子的载体时,带有该 cDNA 片段的载体可作为合成放射性标记的反义 RNA 探针的模板。RPA 技术系用一系列这样的模板,依据生物学相关性组合成各种组别(如 hck-1 组包括 IL-4、IL-5、IL-10、IL-15、IL-9、IL-2、IL-13、IFN-γ、L32、GAPDH 等),使用时依此合成以 T$_7$ 聚合酶介导的高度特异性的 ^{32}P 标记的反义 RNA 探针组。在溶液中,过量的探针组与目的 RNA 杂交,随后,未杂交上的探针及其他单链 RNA 被核糖核酸酶消化,留下来的即是核糖核酸酶切保护了的探针,经纯化后,在变性聚丙烯酰胺凝胶电泳中分离开来,以放射自显影定量分析,待测样品中每种目的 RNA 的量可以根据相应大小的被保护探针片段的显色强度来分析。PharMingen 公司推出的 Riboquant 多探针核糖核酸酶切保护试剂盒,可用于新鲜组织、冰冻组织和培养细胞中多种组分的检测,使标本内部不同种类的 mRNA 之间变得可以相互比较,不同标本之间也可通过看家基因探针作为参照物,使标本之间的同样 mRNA 在转录水平也可进行定量比较。

三、蛋白质水平的研究技术

蛋白质分子分析包括胞外蛋白质分子和胞内蛋白质分子的检测,前者可用 RIA、定量 ELISA 等方法检测;后者可通过直接法和间接法检测,即直接定位测定胞内的蛋白质分子,或是将细胞裂解后间接测定裂解物中的蛋白质分子。

(一)ELISA 技术

ELISA 技术是将抗原抗体反应的特异性与酶催化放大作用相结合的一种微量检测技术。酶标记抗体或抗原后,既不影响抗体或抗原免疫反应的特异性,也不影响酶本身的活性。ELISA 系统中,免疫反应进行后,酶催化相应的底物水解呈色,根据颜色的深浅可进行定量分析。常用的 ELISA 方法有直接 ELISA 和间接 ELISA 两种。

直接 ELISA 是使用酶标记抗体和固相抗体测定抗原。首先使过量的固相抗体与样本中的被测抗原结合,洗去未结合的其他物质后,加入酶标记抗体,后者即结合到已与固相抗体结合的抗原上,洗去多余的酶标记抗体后,加入底物,测固相上结合的酶活性,其活性的强弱与被测抗原的浓度成正比。

间接 ELISA 的方法是将酶标记在抗免疫球蛋白的抗体上,即二抗上,用来检测抗原或抗体。检测抗原时,酶标二抗在使用两个夹心抗体后加入,并结合在已与抗原连接的非固相抗体上,再加入底物检测酶活性。检测抗体时,要求用抗原作固相,先将样品中的抗体与固相抗原结合,洗涤后再加入酶标二抗,再次洗涤后,测酶的活性,其强弱与样本中抗体的含量成正比。

用于 ELISA 的常用酶是辣根过氧化物酶和碱性磷酸酶。辣根过氧化物酶(HRP)来源于植物辣根中,常用的底物有邻苯二胺(OPD)和四甲基联苯胺(TMB)。OPD 与酶反应呈橙黄色,终止反应后呈棕黄色,最大吸收峰在 492nm。TMB 与酶反应后呈蓝色,终止反应后呈黄色,最大吸收峰在 450nm。碱性磷酸酶(AP)可从小牛肠黏膜或大肠杆菌中提取,常用的底物是对硝基酚磷酸盐溶液(p-NPP),终止反应后最大吸收峰为 405nm。

(二)放射免疫技术

放射免疫测定(radioimmunoassay, RIA)是将同位素分析技术与抗原抗体反应方法结合起来的一种实验技术。其优点是灵敏度高、特异性强、精确性好、样品用量少、测定方法易规范和自动化,而且操作简便,可应用于测定多种抗原和抗体,包括对各种蛋白、酶、半抗原和药物等的测定。其缺点是需要特殊的仪器设备和一定的防护条件。

(三)化学发光免疫分析技术

化学发光免疫分析(chemiluminescence immunoassay,CLIA)是将化学发光分析和免疫反应相结合而建立的一种新型超微量分析技术。其检测原理与 RIA 和酶免疫分析法(EIA)相似,以发光物质代替放射性核素或酶作为标记物,以其发光强度直接进行测定。化学发光免疫分析具有灵敏度高、特异性强、无放射性危害等优点。

(1)化学发光免疫分析　以化学发光物质标记抗原或抗体,免疫反应后,直接引发化学发光反应进行检测。

(2)化学发光酶免疫分析　用参与某一发光反应的酶来标记抗原或抗体。免疫反应后,加入发光试剂,测定发光体系的发光强度进行抗原或抗体测定。

(四)胞内细胞因子检测技术

用流式细胞仪及单克隆抗体检测细胞内细胞因子的方法是直接的和半定量的方法,可用来研究异质群体中的单一细胞,也可用来筛选激活细胞以作细胞因子染色。可用 PHA、SEB、抗 CD3 单抗、PMA 与 ionomycin 同时刺激待测细胞,以胞内转移阻断剂 monensin 阻止细胞因子向胞外分泌,固定细胞和根据需要以不同单抗进行染色,可用酶标记技术直接显色,也可通过 FACS 检测。

(五)ELISPOT 技术

ELISPOT 技术是近期较为流行的检测细胞因子的一种方法。虽然我们可以通过定量 ELISA 技术检测体液中的细胞因子水平,但是许多细胞因子只是在分泌细胞的微环境中才会被发现,因此,在单个细胞水平上监测细胞因子的产生有更重要的生物学意义。ELISPOT 技术采用酶免法进行抗体分泌细胞的计数,以检测单细胞水平的细胞因子的产生,实验时将单细胞悬液加入到已包被细胞因子抗体的反应孔内,用相应刺激剂刺激细胞分泌细胞因子,移去细胞,被捕获的细胞因子可以用已结合生物素的二抗进行显色反应,为防止颜色扩散,显色反应可在覆盖的琼脂凝胶(或 PVDF 膜)下进行,之后用显微镜计数斑点。ELISPOT 可在与体内环境非常相近的条件下跟踪细胞因子的产生,进而跟踪疾病进展情况,调整治疗方案,防止病情恶化,受到广大临床工作者的关注。

(六)蛋白印迹技术

蛋白印迹技术也是检测细胞内蛋白表达的一种重要方法,将细胞裂解物经 SDS-PAGE 电泳后,转至硝酸纤维素膜上进行免疫显色。1995 年,PIERCE 公司将化学发光底物(ECL)用于免疫印迹技术,由于采用独特的增强剂,ECL 达到极高的发光强度、长久的信号持续时间和 $10^{-15} \sim 10^{-12} \, \text{g}$ 的灵敏度。

另一种检测细胞内微量蛋白表达的技术是 EMSA(电泳迁移率偏移试验),该法将提取的胞内蛋白与 ^{32}P 标记的特异寡核苷酸探针结合,电泳时迁移率发生改变,通过同位素自显影可确定待测蛋白的位置和含量。

四、细胞水平的研究技术

细胞水平的研究包括细胞的分离纯化、体外扩增、表型鉴定和功能研究。

(一)细胞的分离纯化

细胞的分离纯化是细胞水平研究的基本要求,获得相对纯度的细胞才能对其进行深入的研究,包括对 T 细胞、B 细胞、$CD4^+$ T 细胞、$CD8^+$ T 细胞、$CD34^+$ T 细胞及 NK 细胞等多种细胞的分离纯化。

磁性细胞分离系统(MACS)应用较为广泛,有各种结合人细胞表面标志的磁珠、结合二抗的磁珠以及各种用于分子生物学目的的磁珠等。

亲和层析细胞分离柱是另一项用于细胞分离的体系,被选细胞与生物素化的相应抗体结合,在通过结合有亲和素的凝胶时被吸附,非目的细胞流过凝胶层析柱而被去除,改换洗脱液后可收获目的细胞。

（二）细胞的体外扩增

将分离纯化的细胞进行体外扩增，可获取大量目的细胞。20 世纪 80 年代，LAK 细胞、TIL 细胞的扩增都已形成一定规模。最近，对骨髓造血干细胞进行体外扩增也取得较好结果，经 SCF、IL-1β、IL-3、GM-CSF、IL-6 等多种细胞因子作用后，可使干细胞扩增 50 倍左右，即 10mL 的骨髓干细胞经扩增后可达到 500mL 骨髓干细胞的数量，对骨髓移植、再生障碍性贫血以及放疗、化疗后骨髓功能重建有重要意义。

（三）细胞的表型鉴定和功能研究

各种细胞的表型鉴定主要通过 CD 抗原来进行，CD3$^+$ T 细胞、CD4$^+$ T 细胞、CD8$^+$ T 细胞、CD56$^+$ NK 细胞、CDla$^+$、CD83$^+$ 成熟 DC、CD34$^+$ 造血干细胞都能够被各种实验方法鉴别，如流式细胞术、免疫荧光技术、免疫组化技术等。

细胞功能研究较为复杂，不同细胞有不同的生物学功能，常规检测的主要是增殖功能和杀伤功能，^{3}HTdR 掺入技术和 MTT 比色法为常用方法。

参考文献

［1］ 林文堂,朱平. 临床免疫学［M］.西安：第四军医大学出版社,2002.

［2］ 陈慰峰. 医学免疫学［M］. 第 4 版. 北京：人民卫生出版社,2004.

［3］ 龚非力. 医学免疫学［M］. 北京：科学出版社,2003.

［4］ 杨贵贞. 医学免疫学［M］. 第 5 版. 长春：高等教育出版社,2003.

［5］ 周光炎. 免疫学原理［M］. 上海：上海科学技术文献出版社，2000.

［6］ 杨贵贞. 边缘免疫学［M］. 北京：科学出版社,2002.

［7］ 沈关心. 微生物学与免疫学［M］.第 6 版.北京：人民卫生出版社,2007.

［8］ 何维. 医学免疫学［M］. 第 2 版. 北京：人民卫生出版社，2006.

［9］ 高晓明. 免疫学教程［M］.第 2 版.北京：教育出版社，2006.

［10］ 谭锦泉,邓涛.临床免疫学［M］.北京：科学出版社，2004.

［11］ Roitt I, Brostoff J, Male D. Immunology［M］. 6th ed. ［s. l.］Harcourt Asia Pte Ltd,2001.

［12］ Abbas A K, Lichtman A H. Cellular and Molecular Immunology［M］. 5th ed. Singapore：Elsevier Pte. Ltd, 2004.

［13］ Fisson S, Darrasse J G, Litvinova E, et al. Continuous activation of auto-reactive CD4+ CD25+ regulatory T cells in the steady state［J］. J Exp Med, 2003,198(5)：737-746.

［14］ Suvas S, Kumaraguru U, Pack C D, et al. CD4+ CD25+ T cells regulate virus specific primary and memory CD8+ T cell responses［J］. J Exp Med, 2003,198(6)：889-901.

［15］ Young K J, Dutemple B, Zhang Z, et al. CD4− CD8− regulatory T cells implicated in preventing graft-versus-host and promoting graft-versus-leu-kemia responses［J］. Transplant Proc, 2001 ,33(1-2)：1762-1763.

［16］ Lieberman J. The ABCs of granule-mediated cytotoxicity：new weapons in the arsenal［J］. Nat Rev Immunol, 2003,3(5)：361-370.

［17］ Ruland J, Mak T W. Transducing signals from antigen receptors to nucle-ar factor kappaB［J］. Immunol Rev,2003,193(1)：93-100.

［18］ Coyle A J,Lehar S,Lloyd C. ICOS is essential for effective T-helper cell responses［J］. Nature, 2001,409：102-105.

[19] Khan A I, Lselectin K P. An emerging player in chemokine function[J]. Microcirculation, 2003,10(3-4):351-358.

[20] Tesarova P, Kvasnicka J, Umlaufova A,et al. Soluble adhesion molecules in female patients with breast carcinoma[J]. Cas Lek Cesk, 2003,142(5): 292-299.

[21] Wassmer S C, Combes V, Grau G E. Pathophysiology of cerebral malaria: role of host cells in the modulation of cytoadhesion[J]. Ann N Y Acad Sci, 2003,992:30-38.

[22] Abbas A K, Lichtman A H. Cellular and molecular immunology[M]. 5th ed. Peking: Peking University Medical Press, 2004.

[23] Goldsby R A, Kindt T J, Kuby O. Immunology[M]. 4th ed. New York: WH Freeman and Company,2004.

[24] Pistoia V. Production of cytokines by human B cells in health and disease [J]. Immunol Today, 1997, 18:344-350.

英汉名词术语对照

A

acquired immunodeficiency syndrome,AIDS	获得性免疫缺陷综合征
acrodermatitis continua	连续性肢端皮炎
acute leukemia，AL	急性白血病
acute nephritic syndrome	急性肾病综合征
acute lymphocytic leukemia，ALL	急性淋巴细胞性白血病
acute myeloblast leukemia，AML	急性粒细胞性白血病
adaptive immunity	适应性免疫
adenosine deaminase,ADA	腺苷脱氨酶
adoptive immunotherapy	过继免疫疗法
adrenocorticotropic hormone，ACTH	促肾上腺皮质激素
agranulocysis	粒细胞缺乏症
allergic purpura	过敏性紫癜
alpha-fetoprotein，AFP	甲胎蛋白
antibody,Ab	抗体
anti-GBM antibody nephritis	抗肾小球基底膜抗体性肾炎
antigen modulation	抗原调变
antigen presenting cell，APC	抗原提呈细胞
antigenicity	抗原性
antigen,Ag	抗原
antithymocyte globulin,ATG	抗胸腺细胞球蛋白
antithymocyte serum,ATS	抗胸腺细胞血清
antitoxin	抗毒素
aphthous ulceration	疼痛性口腔溃疡
artificial active immunization	人工主动免疫
artificial passive immunization	人工被动免疫
ataxia telangiectasia syndrome,AT	毛细血管扩张性共济失调综合征
autoimmune hemolytic anemia ,AIHA	自身免疫性溶血性贫血

autoimmune thyroid disease，AITD　　　　　自身免疫性甲状腺病

B

Behcet's disease,BD　　　　　　　　　　白塞病
blocking antibody　　　　　　　　　　　　封闭抗体
blocking factor　　　　　　　　　　　　　封闭因子
bone marrow dependent lymphocyte,B cell　骨髓依赖性淋巴细胞,B细胞
bone marrow transplantation，BMT　　　　骨髓移植

C

cachectin　　　　　　　　　　　　　　　恶液质素
carcinoembryonic antigen，CEA　　　　　　癌胚抗原
cell adhesion molecule,CAM　　　　　　　细胞黏附分子
cellular immunity　　　　　　　　　　　细胞免疫
central immune organ　　　　　　　　　中枢免疫器官
chemiluminescence immunoassay,CLIA　　化学发光免疫分析
chemokine　　　　　　　　　　　　　　趋化性细胞因子
chronic granulomatous disease,CGD　　　慢性肉芽肿病
chronic myeloblast leukemia，CML　　　　慢性粒细胞白血病
chronic nephritic syndrome　　　　　　　慢性肾病综合征
cluster of differentiation,CD　　　　　　分化群
colony forming unit-culture，CFU-C　　　体外培养集落形成单位
colony stimulating factor,CSF　　　　　集落刺激因子
combined immunodeficiencies　　　　　联合免疫缺陷
committed stem cell　　　　　　　　　定向干细胞
complement dependent cytotoxicity,CDC　补体依赖的细胞毒效应
congenital thymicaplasia　　　　　　　先天性胸腺发育不全
contact-dermatitis　　　　　　　　　　接触性皮炎
corticotropin releasing hormone，CRH　　促肾上腺皮质激素释放激素
co-stimulatory signal　　　　　　　　　协同刺激信号
cytokine，CK　　　　　　　　　　　　细胞因子
cytotoxic T lymphocyte,CTL　　　　　　毒性T淋巴细胞

D

dendritic cell, DC	树突状细胞
dermatitis repens	匐行性皮炎
diabetes mellitus, DM	糖尿病
diffuse scleroderma	弥漫性硬皮病
DNA vaccine	DNA 疫苗

E

enhancing antibody	增强抗体
erythropoietin, EPO	红细胞生成素
ezyme linked immunosorbent assay, ELISA	酶联免疫吸附试验

G

| growth factor, GF | 生长因子 |
| Guillain-Barre syndrome | 格林-巴利综合征 |

H

hashimoto thyroiditis, HT	桥本甲状腺炎
hemopoittic stem cell, HSC	造血干细胞
hemopoietic stem cell transplantntion, HSCT	造血干细胞移植
high endothelial venule, HEV	高内皮细胞小静脉
human immunodeficiency virus, HIV	人类免疫缺陷病病毒
human T-lymphotrophic virus Ⅲ, HTLV-Ⅲ	嗜人 T 淋巴细胞Ⅲ型病毒
humoral immunity	体液免疫
X-linked hyper-IgM syndrome, HIGM	X-性连锁高 IgM 综合征

I

idiopathic thrombocytopenic purpura, ITP	原发性血小板减少性紫癜
IgA nephropathy	IgA 肾病
immune defense	免疫防御
immune homeostasis	免疫自稳
immune RNA, iRNA	免疫核糖核酸
immune surveillance	免疫监视

immune system	免疫系统
immunodeficiency disease, IDD	免疫缺陷病
immunogenicity	免疫原性
immunoglobulin, Ig	免疫球蛋白
immunology	免疫学
immunoreactivity	免疫反应性
immunostimulation	免疫刺激
in overlap syndrome	重叠综合征
inactivated vaccine	灭活疫苗
innate immunity	固有性免疫
insulin-dependent diabetes mellitus, IDDM	胰岛素依赖糖尿病
intercelular adhesion molecular-1, ICAM-1	细胞间黏附分子-1
interferon, IFN	干扰素
interleukin, IL	白细胞介素
International Bone Marrow Transplantation Center, IBMTC	国际骨髓移植中心
interstitial pneumonitis, Ipn	间质性肺炎

K

killer activating receptor, KAR	杀伤细胞活化受体
killer inhibitory receptor , KIR	杀伤细胞抑制受体

L

live-attenuated vaccine	减毒活疫苗
latent nephritic syndrome	隐匿性肾炎综合征
leucopenia	白细胞减少症
leukocyte adhesion deficiency, LAD	白细胞黏附缺陷
leukocyte differentiation antigen, LDA	白细胞分化抗原
limited scleroderma	局限性硬皮病
lymphaenopathy associated virus, LAV	淋巴腺病相关病毒
lymphoid progenitor	淋巴祖细胞
lymphoid stem cell, LSC	淋巴样干细胞
lymphokine	淋巴因子
lymphokine-activated killer cell, LAK	淋巴因子激活的杀伤细胞

lymphotoxin,LT	淋巴毒素

M

macroglobulinemia	巨球蛋白血症
macrophage，Mφ	巨噬细胞
major histocompatibility antigen,MHA	主要组织相容性抗原
major histocompatibility complex，MHC	主要组织相容性复合体
membrane attack complex，MAC	膜攻击复合物
membrane Ig,mIg	免疫球蛋白膜型
memory cell	记忆细胞
minoc histocompatibility antigen,mHag	次要的组织相容性抗原
monoclonal antibody,McAb	单克隆抗体
monocyte	单核细胞
monokine	单核因子
mucosa-associated lymphoid tissue,MALT	黏膜相关淋巴组织
mucosal immune system,MIS	黏膜免疫系统
multiple sclerosis,MS	多发性硬化症
myasthenia gravis,MG	重症肌无力
myeloid progenitor	髓样祖细胞
myeloid stem cell	髓样干细胞

N

natural killer cell，NK cell	自然杀伤细胞
negative selection	阴性选择
nephrotic syndrome	肾病综合征
nucleic acid hybridization technique	核酸杂交技术

P

peripheral blood stem cell transplantation，PBSCT	外周血干细胞移植
peripheral immune organ	外周免疫器官
Peyer's patch	派氏集合淋巴结
phagocyte	吞噬细胞
positive selection	阳性选择

primary glomerualr disease	原发性肾小球疾病
primary immunodeficiency disease，PIDD	原发性(先天性)免疫缺陷病
purine nucleoside phosphorylase，PNP	嘌呤核苷酸磷酸化酶

R

radioimmunoassay	放射免疫测定
rapidly progressive nephritic syndrome	急进性肾炎综合征
recombinant antigen vaccine	重组抗原疫苗
recombinant vector vaccine	重组载体疫苗
reshaped antibody	改型抗体
rheumatic disease	风湿性疾病
rheumatoid arthritis，RA	类风湿性关节炎

S

secondary immunodeficiency disease，SIDD	继发性(获得性)免疫缺陷病
secretcd Ig，SIg	免疫球蛋白分泌型
selective IgA deficiency	选择性 IgA 缺陷
severe combined immunodeficiency disease，SCID	重症联合免疫缺陷病
sine scleroderma	无皮肤硬化的硬皮病
single domain antibody	单域抗体
sneaking through	漏逸
soluble cytokine receptor，sCKR	可溶性细胞因子受体
stander β cell	旁观者 β 细胞
stem cell factor，SCF	干细胞因子
strip immunoblot assay，SIA	条带免疫印迹法
subunit vaccine	亚单位疫苗
synthetic peptide vaccine	合成肽疫苗
systemic lupus erythematosus，SLE	系统性红斑狼疮
systemic sclerosis	系统性硬化症

T

T help cell，Th	辅助性 T 细胞
thrombopoietin，TPO	血小板生成素

thymopoietin	胸腺生成素
thymosin	胸腺素
thymus	胸腺
thymus dependent lymphocyte, T cell	胸腺依赖性淋巴细胞
toxoid	类毒素
transfer factor, TF	转移因子
transforming growth factor-β, TGF-β	转化生长因子-β
tumor associated antigen, TAA	肿瘤相关抗原
tumor immunology	肿瘤免疫学
tumor infiltrating lymphocyte, TIL	肿瘤浸润的淋巴细胞
tumor necrosis factor, TNF	肿瘤坏死因子
tumor rejection antigen, TRA	肿瘤排斥抗原
tumor specific antigen, TSA	肿瘤特异性抗原
tumor specific transplantation antigen, TSTA	肿瘤特异性移植抗原
tumor-infiltrating lymphocyte, TIL	肿瘤浸润性淋巴细胞

U

| undifferentiated connective tissue disease | 未分化结缔组织病 |

V

| vitiligo | 白癜风 |

W

| Western blotting, WB | 免疫印迹法 |

X

| X-linked agammaglobulinemia, XLA | X-性连锁无丙种球蛋白血症 |
| X-linked severe combined immunodeficiency disease, X-SCID | X-性连锁重症联合免疫缺陷症 |